BIBLIOTHÈQUE SCIENTIFIQUE CONTEMPORAINE

LE LAIT

ÉTUDES CHIMIQUES ET MICROBIOLOGIQUES

ÉMILE COLIN — IMPRIMERIE DE LAGN.

LE LAIT

ÉTUDES

CHIMIQUES ET MICROBIOLOGIQUES

PAR

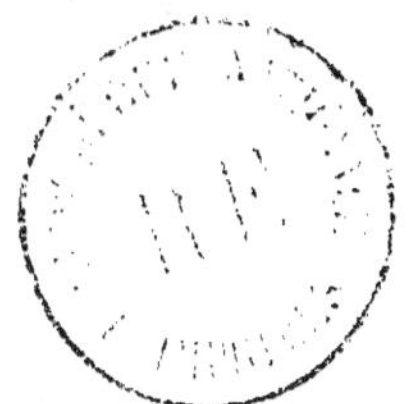

E. DUCLAUX

Membre de l'Académie des Sciences
Professeur à la Faculté des Sciences et à l'Institut agronomique

DEUXIÈME TIRAGE AUGMENTÉ

De notes sur le rôle des Microbes et sur les phosphates du lait.

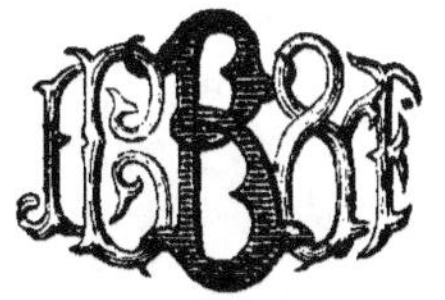

PARIS

LIBRAIRIE J.-B. BAILLIÈRE ET FILS

19, RUE HAUTEFEUILLE, près du boulevard Saint-Germain

—

1894

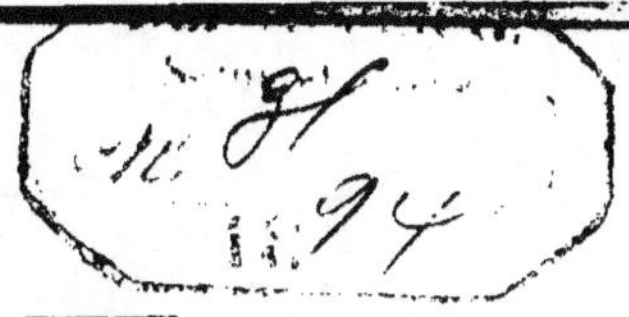

LE LAIT

ÉTUDES CHIMIQUES ET MICROBIOLOGIQUES

L'imperfection de nos connaissances actuelles sur le lait tient en grande partie à ce que ce liquide, comme du reste la plupart des autres liquides organiques, est en voie de mutation continue dès qu'il arrive au contact de l'air, et cela par le fait de l'oxygène et par celui des microbes qu'il recèle dès l'origine. Ces derniers sont de beaucoup les agents les plus actifs de transformation. Une expérience très simple révèle leur présence, lorsqu'ils sont encore trop peu nombreux pour qu'on puisse les apercevoir facilement au microscope.

Si dans un lait quelconque, vieux seulement de quelques heures, on ajoute une ou deux gouttes de carmin d'indigo de façon à le colorer en bleu pâle, et si on le met à l'étuve après l'avoir enfermé dans un tube à essai qu'il remplit complètement, on verra au bout d'un temps variable ce lait reprendre sa teinte blanche, pour bleuir de nouveau si on le transvase dans un verre avec assez de lenteur et en assez mince filet pour qu'il puisse s'aérer pendant l'opération. Le carmin d'indigo a été réduit et ramené à être incolore par les ferments du lait, qui ont besoin d'oxygène pour vivre. Il se réoxyde au contact de l'air, pour être décoloré de nouveau plus rapidement que la première fois, à cause de la multiplication des microbes, survenue dans l'intervalle ; et on peut ainsi produire cinq ou six fois cette décoloration et ce bleuissement de la masse, avant qu'aucun phénomène extérieur, tel que la coagulation, avant même qu'un examen microscopique superficiel avertisse de l'existence des ferments dans le liquide.

Aussi, quand on veut étudier la constitution physique et chimique du lait, est-il nécessaire de le recueillir dans des conditions telles qu'il ne puisse pas être envahi par les ferments. On peut pour cela l'introduire à l'état frais dans des vases de verre scellés, que l'on chauffe ensuite à une température de 115 degrés, pour tuer tout ce qu'il pourrait contenir de germes vivants. Mais comme on a le droit de croire *a priori* que ce chauffage ne laisse pas intactes toutes les qualités du lait, il faut pouvoir conserver ce liquide dans l'état même où il sort du pis de la vache. Il y a plusieurs procédés pour cela.

Le plus simple de tous, et le plus facile à mettre en œuvre partout, consiste à prendre des tubes à essai, fermés par un bout. On en obstrue l'ouverture à l'aide d'un tampon de coton, médiocrement serré, dont la partie libre forme champignon au-dessus des bords du tube. Ce tube, fermé par son bouchon poreux, est d'abord chauffé à 120 ou 130 degrés dans un fourneau à gaz, de façon à détruire tout ce qu'il pourrait y

avoir de vivant sur les parois ou dans l'air intérieur. Pour y introduire du lait, on lave bien le
pis de la vache, et quand les premiers mouvements de mulsion ont bien nettoyé les parois du
canal, on enlève doucement avec une pince le
bouchon de coton qui ferme le tube, et l'on dirige
dans l'intérieur le liquide qui s'écoule, en ayant
soin de tenir le tube tout près de la mamelle sans
pourtant la toucher. On ne peut éviter qu'une
portion du lait ne coule à l'extérieur du tube; cela
est sans importance, et il vaut mieux le perdre
que de chercher à le recueillir. On remet le bouchon qu'un aide a gardé à l'extrémité de la pince,
et on reporte le tout au laboratoire.

On doit préparer ainsi plusieurs tubes; quelques-uns s'altèrent, cela est inévitable avec une
manipulation aussi délicate, mais il y en a toujours un plus grand nombre qui restent inaltérés,
si on a bien opéré, et ce sont ceux-là qui vont
nous servir à observer les phénomènes qui surviennent dans le lait, abandonné à lui-même
plusieurs jours et même plusieurs semaines à
l'abri des microbes.

L'aspect que prend ce lait, au bout de quelques
semaines de repos absolu, mérite d'être signalé.

Tout à fait au fond du vase, on peut voir un
dépôt très peu abondant d'une substance solide
qui tranche par sa blancheur mate sur le reste du
liquide. C'est du phosphate de chaux tribasique.
Examiné au microscope, il se présente comme
une poussière dont les éléments ont moins de
1/2000 de millimètre, et sont par conséquent de
la plus grande ténuité.

Au-dessus, le liquide est troublé par un autre
dépôt, beaucoup plus abondant, qui reste en suspension continue, et dont la précipitation com-

plète semble gênée par l'état muqueux et élastique des éléments qui le composent. Son épaisseur est variable suivant des conditions que nous apprendrons bientôt à connaître. Dans un tube cylindrique, il n'occupe quelquefois pas plus du dixième de la hauteur totale, quelquefois il en constitue, au contraire, les neuf dixièmes. Ce dépôt est formé de caséum solide, et visible au microscope comme un très fin précipité granuleux, tapissant le champ de la vision d'un pointillé presque imperceptible.

Au-dessus de ce liquide, que le dépôt de caséum rend plus ou moins trouble, existe un liquide translucide, bien qu'opalescent, laissant passer une lumière un peu rougeâtre, mais assez débarrassé d'éléments solides pour permettre, sous une épaisseur de deux à trois centimètres, de lire des caractères d'imprimerie. Ce liquide, siphonné avec soin, précipité en blanc par les acides, se prend en masse opaque et porcelanique sous l'influence de la présure. Il renferme évidemment de la caséine en solution plus complète que l'autre. Il y a donc, dans le lait, de la caséine dissoute et de la caséine en suspension.

Enfin, à la surface de notre lait s'est rassemblée la matière grasse. Elle forme une couche plus ou moins épaisse, suivant les laits, plus ou moins résistante, suivant qu'il y a eu plus ou moins d'évaporation superficielle. Mais les globules gras ont conservé leur forme et leurs dimensions, et restent à l'état d'émulsion persistante.

Etudions ces diverses parties du liquide dans l'ordre où elles se présentent, et commençons par la matière grasse.

PREMIÈRE PARTIE

ÉTUDE DU BEURRE

CHAPITRE PREMIER

LES GLOBULES GRAS DU LAIT — BARATTAGE

En examinant au microscope une gouttelette de lait ou de la couche de crème que nous avons vue se former à sa surface, on y voit les globules gras sous la forme de sphérules ronds, à contours nets et épais, entourés d'un liséré fin et brillant à propos duquel s'est élevée une longue contestation. Quelques savants n'ont voulu y voir qu'un phénomène de diffraction ordinaire, devenant plus manifeste dans ce cas par suite de la grande différence entre les indices de réfraction du sérum et de la matière grasse. D'autres savants, plus nombreux, ont préféré en faire une membrane entourant le globule à la façon d'une paroi cellulaire. Pour ces derniers, la production des globules gras devenait assimilable à celle des autres cellules de l'organisme.

Vainement on leur objectait que ces autres cellules, celles du sang, par exemple, avec lesquelles l'assimilation était la plus naturelle, présentaient dans une même espèce animale une constance de dimension que les globules gras ne possèdent pas, car leurs dimensions varient d'un centième à un millième de millimètre. Ils arguaient du résultat, si net en apparence, de l'examen microscopique, et de quelques observations, restées assez confuses, sur la résistance des globules du lait à l'action des dissolvants des matières grasses.

Ces observations se résument en ceci :

Le lait qui, agité avec de l'éther, ne lui abandonne pas sa matière grasse, la lui cède lorsqu'il a été additionné au préalable de quelques gouttes d'une solution de soude caustique. On admet, sans démonstration autre que le résultat de l'expérience, que l'alcali ajouté a dissous l'enveloppe extérieure des globules gras, et leur a permis d'arriver ainsi en contact avec l'éther. Mais en étudiant de près ce qui se passe, on voit qu'on n'a pas besoin de la pellicule pour tout expliquer. L'éther qu'on ajoute dans du lait pur précipite le caséum et forme avec le tout une masse pâteuse où il entre en émulsion lui-même. Ce n'est que peu à peu, quelquefois après un an, qu'il remonte à la surface, et on trouve alors qu'il a dissous autant de matière grasse qu'on peut raisonnablement le demander après un contact, en somme, si peu intime. Quand on ajoute de la soude, le caséum, modifié, ne précipite plus par l'éther, l'émulsion produite est beaucoup plus instable à cause de la moindre viscosité du liquide, le contact de l'éther et de la matière grasse plus intime, l'ascension plus rapide et la dissolution plus parfaite ; mais c'est là la seule différence.

On peut d'ailleurs, en favorisant par l'addition préalable d'alcool le contact intime de l'éther et du lait, retirer de celui-ci la presque totalité de sa matière grasse. Ira-t-on dire que l'alcool joue dans cette expérience le rôle de dissolvant de l'enveloppe extérieure des globules gras?

Un autre argument en faveur de l'existence de cette enveloppe était l'appui qu'elle prêtait à l'explication des phénomènes du barattage du lait ou de la crème.

On sait que les globules gras restant isolés dans le lait, restent isolés aussi, lorsqu'après être montés à la surface en vertu de leur plus faible densité, ils y forment une couche épaisse et assez résistante de crème. Pour arriver à les souder et à en faire du beurre, il faut battre la crème soit à la main, soit dans une baratte, c'est-à-dire soumettre le liquide à des chocs multipliés. Cela même ne suffit pas. Il faut en outre, et M. Boussingault l'a montré le premier, que la température de la masse atteigne et ne dépasse pas un certain niveau. Au-dessus, le barattage est interminable ; au-dessous, il ne commence à aboutir que lorsque l'agitation communiquée au liquide et les frottements qui en sont la conséquence en ont ramené la température au degré voulu. Même en se mettant dans les conditions les plus favorables, il faut encore d'un quart d'heure à vingt minutes de chocs brusques et multipliés pour souder les globules gras, et transformer plus ou moins complètement la crème en beurre.

Toutes ces particularités si curieuses du barattage concordent assez bien avec l'hypothèse de la membrane dont nous parlions tout à l'heure. Les chocs ont pour effet de la rompre. La chaleur la distend et la prépare à la rupture. C'est pour cela que le liquide ne doit pas être trop froid. On comprendra aussi qu'il ne doit pas être trop chaud, si on veut bien admettre, en même temps, que les globules ne peuvent se souder qu'au moment où leur enveloppe se rompt, et que, quelques instants après, il serait trop tard. Tel est le mélange de faits et d'hypothèses que l'on faisait tour à tour servir à démontrer l'existence d'une enveloppe pour les globules gras, et à rendre compte des phénomènes du barattage. L'argument pouvait être retourné et valait tout autant dans un sens que dans l'autre.

Toute cette complication est absolument inutile. Si les globules gras sont isolés dans le lait et n'arrivent pas à se souder d'eux-mêmes dans la crème, c'est que le lait est une véritable émulsion et, comme tel, doit obéir aux lois de la stabilité des émulsions que j'ai établies en 1870 (1).

Lorsqu'une petite quantité de matière grasse, de beurre, se trouve noyée, comme cela a lieu pour le lait, dans un grand excès de sérum, la première condition, pour que les globules puissent se souder, est évidemment qu'ils viennent au contact, en remontant à la surface du liquide par suite de leur différence de densité. Pour une même valeur de cette différence, le mouvement est d'autant plus lent que les globules sont plus petits et se meuvent dans un milieu plus résistant. Dans le lait, les plus gros globules, ceux qui ont un centième de millimètre de diamètre, ne disposent pas d'une force de beaucoup supérieure à un dix millionième de milligramme pour s'élever à la surface d'un liquide visqueux, renfermant en suspension de la caséine à l'état muqueux. Aussi ne

(1) *Annales de chimie et de physique,* tome XXI.

faut-il pas s'étonner que l'ascension soit lente, et que les plus fins globules s'arrêtent en route, retenus par les mailles du filet qu'ils ont à traverser. Après deux ans de repos, le sérum n'est pas encore complètement écrémé. Voilà donc, en action dans le lait, deux causes puissantes de stabilité de l'émulsion.

Mais il ne suffit pas que les globules arrivent au contact à la surface pour se souder les uns aux autres. Une première résistance leur vient des lamelles de sérum emprisonnées entre les globules. Ces lamelles sont assez difficiles à rompre, ainsi qu'en témoigne la mousse dont le lait se recouvre par l'agitation. Si les bulles d'air ne réussissent pas à les briser, malgré la grande différence de densité, elles doivent résister encore plus efficacement à la pression des globules gras. Le caractère mousseux du lait est donc une cause de plus de stabilité pour l'émulsion.

Mais voici la plus puissante. C'est l'intervention des forces capillaires. La forme ronde des globules est due à l'existence, sur leur surface extérieure, d'une force purement physique, donnant à la couche superficielle une sorte d'élasticité comparable à celle du caoutchouc. Les sphérules de beurre, les gouttelettes de mercure, les gouttes d'eau sont arrondies, par un mécanisme analogue à celui des ballons rouges des enfants, par l'action d'une membrane qui tend toujours à donner au volume qu'elle enserre la surface minima, c'est-à-dire la forme sphérique.

Il semble que nous revenions par un détour à l'idée mentionnée plus haut d'une membrane enveloppante, mais il n'en est rien. Celle dont la physique nous amène à concevoir l'existence n'est en rien distincte, comme substance, de la matière du globule; elle a la même constitution chimique, elle n'est modifiée qu'au point de vue physique, et c'est le jeu des forces moléculaires qui la rend élastique, extensible et contractile à la façon d'une lame de caoutchouc. Si sur une lame de cette substance on fait, à l'aide d'un canif, une boutonnière de 1 millimètre de largeur, il faudra, pour rapprocher les deux lèvres formées, leur appliquer une certaine force qui mesurera le degré de tension de la lame. De même, la couche superficielle d'un liquide est le siège d'une tension évaluable qui, pour l'eau, est de $7^{mg},5$ par millimètre de largeur de la boutonnière, de $3^{mg},5$ pour l'huile et le beurre. La seule différence avec le caoutchouc, c'est que ce corps peut être plus ou moins tendu, tandis que la tension superficielle des liquides au repos est constante pour un même liquide, si elle est variable d'un liquide à l'autre.

C'est à la force que nous venons de définir que revient le principal rôle dans la soudure de deux globules. Amenons deux gouttelettes de mercure au contact. Là où leur distance sera comparable au rayon d'action des forces moléculaires, il n'y aura plus de surface libre, et la tension des autres régions, s'exerçant seule, tendra à donner à la masse totale sa surface minima, c'est-à-dire, comme nous l'avons vu plus haut, une forme sphérique; elle produira d'autant plus facilement et plus sûrement cet effet qu'elle sera plus grande, et, toutes choses égales d'ailleurs, deux globules tendront d'autant moins à se souder qu'ils auront des tensions superficielles plus faibles.

Or, si la tension superficielle est constante pour un liquide isolé, il y a pourtant un moyen de la diminuer, c'est de mettre ce liquide au contact d'un autre. Ici, comme tout à l'heure sur la surface commune, les deux tensions superficielles des deux liquides se diminuent l'une l'autre, et leur résultante est d'autant plus faible qu'elles sont plus près d'être égales. Deux globules de beurre en émulsion dans du sérum et amenés au contact ne seront donc sollicités à se réunir que par une force très faible, si la tension superficielle du sérum est voisine de celle des corps gras; c'est, en effet, ce qui a lieu, et voilà en action, dans le lait, la cause la plus puissante de stabilité de l'émulsion.

Quelques expériences peuvent servir à *illustrer* ces conclusions. Voici de l'eau surnagée par une couche d'huile. J'agite fortement; je n'arrive qu'avec peine à réduire l'huile en fines gouttelettes. Les tensions superficielles des liquides étant très différentes, il reste, à la surface des globules gras noyés dans l'eau, une force figuratrice qui s'oppose à leur subdivision indéfinie. Ces globules, restés assez gros, remontent rapidement à la surface. Là, la même tension superficielle qui les a protégés contre la pulvérisation les soude à nouveau et en forme bientôt une masse homogène, surnageant un liquide que troublent seulement un petit nombre de globules fins, restés en suspension.

Prenons maintenant un liquide mousseux, mais sans viscosité, comme une décoction de bois de Panama. La tension superficielle étant plus voisine de celle des matières grasses, l'huile se divisera en gouttelettes plus fines, dont l'ascension à la surface sera plus lente. Quand elle sera accomplie, il y aura encore à surmonter la résistance des lamelles du liquide mousseux. La soudure en une masse unique sera donc beaucoup plus longue que tout à l'heure.

Ajoutons un obstacle nouveau. Prenons une solution de savon à 1 pour 100, mousseuse comme le bois de Panama, plus visqueuse que lui, ayant aussi une tension superficielle plus voisine de celle des matières grasses. Ici, il suffit d'agiter trois ou quatre fois avec de l'huile pour avoir une émulsion très blanche, parce que les globules d'huile y sont très fins, et très persistante, parce que toutes les conditions de stabilité sont réunies. J'ai employé l'huile, j'aurais pu employer le beurre : il suffit de le fondre et de l'agiter avec de l'eau de savon chauffée à la même température : on obtient un liquide laiteux, dans lequel la crème monte lentement à la surface et y forme une masse demi-solide, comme dans le lait naturel. On peut même se dispenser de préparer à l'avance l'eau de savon. Reprenons le mélange d'eau et d'huile que nous avons agité tout à l'heure, et qui se dissocie presque aussitôt ; ajoutons-y une ou deux gouttes de solution de potasse pour produire un commencement de saponification, et retournons le vase à deux ou trois reprises. Nous obtenons sans effort une émulsion très fine et très persistante, ressemblant tout à fait à du lait, où nous trouverions au microscope des globules de même grosseur et de même aspect que ceux de la crème, entourés, comme eux, de la fine auréole dont on a voulu faire une pellicule. Comme il ne peut être question de rien de pareil dans notre expérience, il faut bien admettre que celle qu'on a cru voir autour des globules butyreux n'existe pas. Ces globules n'ont pas besoin d'être ainsi entourés pour rester indépendants les uns des autres. Les forces qui les maintiennent isolés sont les actions purement physiques que nous venons d'apprendre à connaitre.

Pour arriver à les souder, il faut remplacer par une force extérieure les forces intérieures devenues trop faibles et impuissantes. C'est à quoi sert la baratte, dont tous les modèles un peu perfectionnés sont munis de batteurs et de contre-batteurs destinés à donner au liquide des mouvements contrariés, et à soumettre ainsi les globules butyreux à des chocs multipliés. Ces chocs rompent la résistance des lamelles du sérum et soudent les globules, à la condition qu'ils ne soient pas trop durs et aient conservé un peu de plasticité. Ceci revient à dire que la température ne doit pas être trop basse. Il faut aussi que la matière grasse ne soit pas trop liquide, pour que, une fois agglomérée, elle ne se sépare pas à nouveau, et qu'un nouveau tour de la baratte ne défasse pas ce qu'a fait le précédent. Ceci revient à dire que la température ne doit pas non plus être trop élevée; il y a une température moyenne où tout s'équilibre. Cette température varie avec la baratte employée, avec ses dimensions, avec le degré et je dirais presque la forme de l'agitation qu'elle communique au liquide, c'est-à-dire avec sa forme ou celle de ses palettes, avec la vitesse qu'on lui imprime. Elle varie aussi, comme je le montrerai plus tard, et comme on a le droit de s'y attendre en partant de l'explication qui précède, suivant la nature du lait, sa provenance, son état de neutralité ou d'acidité, etc.

Mais pour faire court, je n'insisterai pas davantage pour le moment, et je passe de suite à l'étude du beurre.

CHAPITRE II

MÉTHODE GÉNÉRALE D'ANALYSE DES BEURRES

Le beurre fourni par la baratte, et amené, au prix de soins sur lesquels nous n'avons pas à insister ici, à un état convenable pour la vente, est encore un mélange fort complexe, dont l'étude est à peine ébauchée, bien qu'elle ait été abordée dans plusieurs directions. La plus droite et la plus sûre est encore l'analyse chimique.

Les éléments que doit rechercher toute analyse de beurres, et qui peuvent servir à porter un jugement sur la valeur du produit, sont d'abord les proportions d'eau, de matières grasses, de sel marin, et de ce que le beurre contient d'impuretés sous forme de caséine, de sucre de lait et d'autres matériaux normaux ou anormaux. Ce sont les éléments donnés jusqu'ici par toutes les analyses, mais ils ne suffisent pas. La matière grasse peut fournir d'autres documents précieux, et il faut savoir ce qu'elle contient. Depuis le travail de MM. Hehner et Angell, on s'est beaucoup attaché à l'étude de sa teneur en acides fixes ; il serait important de faire un pas de plus et d'être en outre renseigné sur la nature de ces acides. En attendant ce nouveau progrès, nous essaierons de déterminer la proportion et la nature de ses acides volatils. Ce n'est pas tout. Le beurre, au moment où on l'examine, est plus ou moins rance, contient plus ou moins de glycérides saponifiés et d'acides libres. Il faut encore l'étudier sous ce point de vue. Je me borne à ces questions, les seules que je me sois posées, et j'entre dans l'exposé des moyens qui m'ont permis d'y répondre.

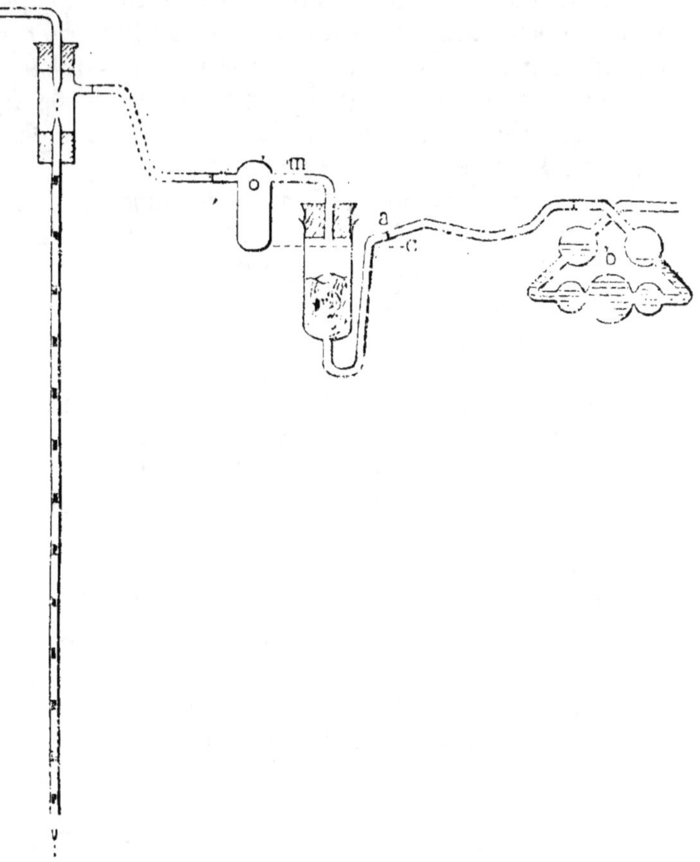

Fig. 1.—Appareil pour doser l'eau dans le lait, le beurre et le fromage.

I. *Dosage de l'eau.* — Le procédé le plus recommandé consiste à mettre un poids déterminé de beurre dans une capsule qu'on chauffe au bain-marie jusqu'à ce qu'elle ne pe le plus de poids. La durée de la dessiccation est longue. L'eau, en général salée, et tombée au fond de la capsule, est protégée contre l'évaporation par le beurre fondu qui la surnage, et, même en faisant flotter la capsule sur un bain de chlorure de calcium qu'on chauffe entre 105° et 106°, des phénomènes de surfusion, analogues à ceux qui ont été étudiés par Dufour, retiennent longtemps des gouttelettes d'eau au fond du vase.

J'ai trouvé plus court d'avoir recours au procédé que voici. Je place au fond du tube à deux branches *a* de la fig. (1) un petit fil de platine façonné en forme d'épingle, qui obstrue presque complètement l'effilure inférieure. Au-dessus, je pousse un fragment d'éponge, taillé de façon à épouser à peu près le contour hémisphérique du fond. En introduisant le fragment encore un peu humide, on assure son contact parfait avec les parois. Par-dessus ce morceau, j'en place un autre taillé en forme de disque plat formant bouchon, et enfoncé jusqu'à moitié hauteur du tube. L'ensemble est introduit dans un bain d'eau bouillante et desséché au moyen d'un courant d'air, appelé par un aspirateur à gouttes, et qu'on a fait barboter dans l'acide sulfurique. Une heure de chauffage suffit à enlever toute l'eau et à assurer la constance du poids du tube, qu'on détermine par double pesée.

On enlève alors rapidement, au moyen d'une pince, le bouchon d'éponge supérieur, on glisse dans le tube un fragment de beurre de 2 ou 3 grammes, on replace l'éponge, on essuie les bords du tube, si c'est nécessaire, et on reporte sur la balance pour avoir le poids du beurre employé On rapporte le tout dans le bain-marie. Le beurre fond, se répartit dans la masse de l'éponge par suite du barbotage de l'air, et, présentant ainsi une large surface à l'évaporation, se dessèche rapidement. Voici un exemple de ce qu'on gagne comme rapidité par cette pratique :

Du beurre d'Isigny, ne renfermant que 1.70 pour 100 de sel, desséché par la méthode ordinaire dans une capsule de platine flottant sur un bain de chlorure de calcium chauffé à 105°, a dû subir quatre heures de chauffage pour être amené à l'état de siccité. Il n'en a fallu que deux quand on l'a desséché dans un tube à éponge plongé dans un bain à 95°. Quand on porte à 100° la température du bain, deux heures suffisent à dessécher un beurre quelconque, si salé qu'il soit.

Les proportions d'eau trouvées dans divers échantillons d'un même beurre ne sont pas toujours identiques. La cause en est dans l'inégale distribution de l'eau dans la masse butyreuse, où elle remplit des poches plus ou moins volumineuses. Il ne faut ni oublier ce fait, ni y attacher trop d'importance.

II. *Dosage de la matière grasse.* — Le beurre desséché, on y dissout la matière grasse par l'éther ou le sulfure de carbone. Avec l'éther, il est commode de le faire arriver goutte à goutte, au moyen d'un vase de Mariotte, à la surface de l'éponge, en le maintenant à ce niveau au moyen d'un tube de caoutchouc formant siphon, adapté à la tubulure latérale. On peut encore, ce qui est plus simple et plus court, humecter à diverses reprises l'éponge d'éther, laisser deux à trois minutes de repos, faire écouler le liquide non absorbé et essorer le reste, en maintenant, au moyen de l'index, les éponges en place, et secouant le tube comme un panier à salade, doucement d'abord, plus fort ensuite. Si les morceaux d'éponge sont poreux et bien taillés, ils retiennent très bien les fragments de sel et les pellicules de caséine.

Avec le sulfure de carbone, qui, en dissolvant le beurre, diminue de densité, il faut au contraire faire arriver le dissolvant en mince filet par la tubulure latérale, et le recueillir en haut du tube au moyen d'un tube recourbé fixé dans un bouchon. Tant qu'il y a du beurre à dissoudre, on voit s'élever dans le sulfure du tube des stries correspondant à l'ascension d'un liquide plus léger. On peut aussi employer l'essorage. Dans tous les cas, quand une dizaine de centimètres cubes de liquide de lavage, évaporés dans une capsule de platine, ne laissent plus de résidu, on reporte le tube au bain-marie pour le dessécher à nouveau. Il faut moins de temps pour cela avec le sulfure de carbone, qui est anhydre, qu'avec l'éther, qui est souvent aqueux. Une nouvelle pesée donne le poids de la matière grasse.

III. *Dosage du sel marin.* — Le sel est en général aussi inégalement réparti que l'eau dans la masse butyreuse. Soit qu'il n'ait pas été égrugé assez fin, soit que le mélange n'ait pas été assez intime, on ne trouve que bien rarement la même proportion de sel dans les deux moitiés d'un même morceau de beurre. Il faut donc doser le sel marin dans l'échantillon analysé, et non dans un échantillon voisin qui donnerait un chiffre inexact, dont l'erreur se retrouverait en sens inverse dans le chiffre des matériaux dosés par différence. On prend pour cela les éponges restées dans le tube. Après les avoir humectées d'eau tiède, on les comprime entre les doigts, et on les lave ainsi à plusieurs reprises au moyen d'une pissette. Le liquide de lavage est trouble, à cause des pellicules de caséine et des autres impuretés qu'il contient, mais il se prête très bien quand même au dosage du sel marin par le chromate de potasse et une solution titrée d'azotate d'argent.

Le poids de sel ainsi déterminé, la différence à 100 des nombres trouvés pour l'eau, la matière grasse et le sel marin correspond à ce que le beurre renferme de caséine, de sucre de lait, de cendres minérales, et dans quelques cas, de matières étrangères au beurre, telles que borax, acide borique, sucre, nitre, etc. Toutes ces substances, dont les unes sont sans grand intérêt pour le consommateur, dont d'autres peuvent lui être nuisibles, intéressent le chimiste et doivent être dosées. Mais comme elles sont en faible quantité, et en général très inégalement réparties dans la masse, il faut, pour les étudier, opérer sur un poids de beurre plus considérable que celui qui nous a servi jusqu'ici.

Je prends pour cela entre 50 et 100 grammes de beurre, que je fais chauffer très doucement au bain-marie avec 50 centimètres cubes d'eau. Le beurre se réunit à la surface en couche limpide et homogène; on laisse alors refroidir en mettant dans le vase deux baguettes de verre, dont une dressée verticalement contre la paroi. Quand le beurre est devenu bien solide, on enlève ces deux baguettes, et on fait couler le liquide blanchâtre qu'on trouve en dessous. Puis on recommence une seconde fois avec une quantité d'eau égale.

On obtient ainsi 100 centimètres cubes environ d'un liquide laiteux, renfermant les éléments solubles dans l'eau et les éléments en suspension du beurre primitif. Ce liquide sert aux déterminations suivantes.

IV. *Dosage des acides volatils libres et à l'état de sels.* — Le beurre renferme toujours une certaine quantité d'acides volatils libres ou combinés avec de l'ammoniaque. On les détermine en amenant à 110 centimètres cubes le liquide de lavage, acidulé avec une goutte ou deux d'acide sulfurique, et en le soumettant à la distillation fractionnée, suivant les règles qu'on trouvera plus loin. On y trouvera aussi la manière d'interpréter les résultats.

V. *Dosage du sucre de lait.* — Le liquide réduit par la distillation ci-dessus au volume de 30 centimètres cubes est évaporé à 20^{cc}, saturé par une goutte de solution de potasse concentrée, filtré si cela est nécessaire, et étudié au moyen de la liqueur de Fehling.

Le sucre de lait provient du lait resté dans la masse du beurre malgré les lavages, lavages qu'il ne faut, du reste, pas pousser trop loin, on le sait, sous peine de nuire à la saveur délicate du produit. En fait, dans des beurres très bien faits et très bien lavés, on trouve encore du sucre de lait, à la condition qu'ils soient frais. Ce sucre de lait est associé dans le lait à de la caséine. On doit donc s'attendre à trouver de la caséine dans les beurres, en quantité correspondante à celles du sucre de lait. Tel est, en effet, le cas général. Tant que le poids total de la caséine, du sucre de lait, et des sels minéraux ne dépasse pas 2 à 3 p. 100, il n'y a pas à soupçonner le mélange de matières étrangères, et l'analyse est finie. On néglige les acides volatils libres, qui sont en général en quantité très faible et dont l'importance est ailleurs. De la différence à 100 des nombres fournis par la première analyse, on retranche la proportion de sucre de lait trouvée. Le reste est compté comme caséine, matières minérales et impuretés. On peut, du reste, si on veut, pousser l'étude plus loin en calcinant un nouvel échantillon de beurre, déterminant le poids total des cendres, et, dans ces cendres, dosant le sel marin par le nitrate d'argent. La différence donne le poids de matières minérales. Mais il n'y a rien d'intéressant à tirer de cette nouvelle étude quand ces matières minérales sont normales, et proviennent, soit des sels minéraux du lait, soit des matières en dissolution ou en suspension dans l'eau du lavage.

Quand, au contraire, l'eau, le sel et la matière grasse font moins de 97 p. 100 du poids du beurre, on a le droit de soupçonner une addition de matières étrangères, qu'on peut alors rechercher directement dans ce qui reste du liquide de lavage du beurre, après détermination du sucre de lait. On réussit en général assez bien à les déceler qualitativement dans ce liquide. Quant à leur recherche quantitative, elle sort de notre domaine et nous n'insisterons pas.

Nous arrivons à ce qui fait l'objet principal de notre étude, le dosage qualitatif et quantitatif des acides gras contenus dans le beurre à l'état de glycérides.

VI. *Dosage des acides gras à l'état de glycérides.* — Pour mettre en liberté ces acides, on saponifie le beurre par la potasse, comme dans le procédé d'Hehner et Angell. Mais il faut renoncer à l'emploi simultané de l'alcool, recommandé par ces chimistes pour rendre l'opération plus rapide. Il se forme et se perd toujours alors, par évaporation, de petites quantités d'éther butyrique, dont on a le droit de ne pas tenir compte quand on veut avoir seulement la proportion d'acides fixes, mais qu'on ne peut plus négliger dans la recherche des acides volatils. En l'absence d'alcool, la saponification est un peu plus pénible et plus longue. Voici pourtant comment on peut la conduire pour la faire le plus rapidement possible.

Dans un petit vase cylindrique de Bohême taré, et dont la tare devra être refaite chaque fois, à cause des pertes de substance qu'il subit pendant l'opération, on pèse une certaine quantité de beurre. L'analyse de plus haut donne ce que ce beurre représente de matière grasse. On peut aussi, si on veut éviter cette analyse préliminaire, fondre le beurre au bain-marie, sans agiter, le laisser fondu pendant quelques heures, et décanter ensuite le beurre surnageant sur un filtre placé dans un entonnoir à filtrations chaudes. Le beurre qui filtre contient souvent encore un peu d'eau, 0.1 ou 0.2 p. 100. Mais cette cause d'erreur est négligeable, et d'ailleurs on y est exposé aussi en opérant comme nous l'avons fait plus haut, sur du beurre analysé au préalable, car, à raison de l'inégale distribution de l'eau, on ne sait jamais à plus de 0.2 ou de 0.3 p. 100 près la teneur exacte en matière grasse de l'échantillon sur lequel on opère.

Le beurre pesé, en poids de 3 à 5 grammes, on ajoute une solution de potasse concentrée, de façon à introduire environ 1 gr. 5 de potasse caustique pour 5 grammes de beurre. On ajoute quelques fragments de pierre ponce en grains, pour régulariser l'ébullition, et on dispose le vase de Bohême sur un mince jet de gaz brûlant en veilleuse, de façon à évaporer en une demi-heure environ l'eau de dissolution de la potasse. Il se fait pendant ce temps un commencement de saponification. · Si l'on agite alors au moyen d'une spatule, on peut, grâce au savon formé, faire avec le beurre non décomposé et les dernières portions du liquide alcalin une émulsion solide qui répartit également la potasse dans la masse. On laisse le tout se dessécher et rester à une température voisine de 100°, en éloignant le vase de la flamme de façon à ce qu'il n'y ait pas de décomposition ignée. C'est dans ces conditions que la saponification est la plus rapide. Elle est terminée en une heure au plus, pendant laquelle on n'a d'autre souci que de rajouter de temps en temps quelques gouttes d'eau, pour éviter que le mélange ne se calcine par places. Mais il faut, avant d'aller plus loin, s'assurer si la saponification est complète.

On ajoute pour cela 10 à 15 centimètres cubes d'eau, qui se saturent de savon et laissent flotter à la surface une couche gélatineuse qu'on mélange avec soin pour la rendre homogène, en même temps qu'on ajoute de l'eau de façon à la ramener à un très petit volume, qui rassemble à la surface, sous forme d'émulsion, tout ce qu'il peut encore y avoir de globules gras non dissous. En relevant alors la petite spatule de platine qui a servi à brasser le mélange, elle doit emporter avec elle une couche glaireuse transparente et même brillante quand elle est chaude. Le moindre trouble, le moindre louche témoigne qu'il y a encore beaucoup de globules gras en suspension. Cette première épreuve ne suffit pas. Il peut y avoir encore des globules épars en trop petit nombre pour troubler sensiblement la transparence du mélange. On laisse refroidir la couche adhérente au platine, et on en détache un fragment, gros comme une petite tête d'épingle, qu'on porte sur la lame porte-objet d'un microscope avec une gouttelette d'eau. En chauffant sur le bec de gaz en veilleuse, on dissout le fragment de savon, on recouvre d'une lamelle, et on l'examine au microscope. Le liquide ne doit contenir aucun globule gras reconnaissable à sa forme sphérique et à son pouvoir réfringent. Les lamelles de savon mal dissoutes sont toujours faciles à distinguer, à cause de leur forme irrégulière et de leurs bords frangés.

Quand cette épreuve délicate a réussi, on ramène dans le vase de Bohême, à l'aide de quelques gouttes d'eau tiède, la parcelle de savon restée sur les verres de l'observation microscopique, et on ajoute la quantité d'eau suffisante pour dissoudre à chaud tout le savon.

On a taré, d'un autre côté, sur une balance ordinaire, avec 120 grammes, par exemple, une fiole en verre de Bohême de 250 centimètres cubes environ, dans laquelle on introduit par des lavages successifs tout le savon obtenu. On ajoute ce qu'il faut d'acide sulfurique pour saturer et même rendre un peu acide la quantité de potasse employée, et on complète à 110 centimètres cubes le volume du liquide, abstraction faite des acides gras qui viennent nager à la surface. On arrive à ce résultat grossièrement, mais d'une façon suffisante, en s'arrangeant de façon à ce que le poids total des matériaux contenus dans la fiole égale 110 grammes plus le poids total du beurre et du sulfate de potasse, atteigne, par exemple, 115 grammes, si on a opéré sur 3 gr. 5 de beurre. On peut alors admettre qu'il y aura dans le ballon 110 centimètres cubes de liquide tenant en dissolution les acides gras.

Ce chiffre de 110 centimètres cubes est arbitraire, mais il permet d'utiliser tels quels les résultats de mes travaux antérieurs sur la recherche et le dosage des acides gras volatils par distillation. Je rappelle brièvement le principe de la méthode que j'ai proposée.

Quand on fractionne en prises égales les produits de la distillation d'un acide volatil en solution étendue, il passe dans chacune de ces prises la même proportion de l'acide total introduit dans la cornue, de sorte que la marche de la distillation est toujours la même, et caractéristique de l'acide.

Lorsque deux acides sont dissous ensemble, toujours en solution étendue, et en proportion voisine de 1 pour 100, chacun d'eux se comporte comme s'il était seul, et la marche de la distillation, intermédiaire entre celles qui correspondent aux deux acides purs, renseigne d'une façon assez précise sur la nature et la proportion des corps mélangés.

Avec le beurre, il y a plus de deux acides. Outre les acides butyrique et caproïque qui sont prédominants, on trouve des acides caprylique et caprique. Tous ces acides passent plus rapidement que l'eau, à la distillation en solution étendue. Le liquide qui reste dans la cornue s'en appauvrit de plus en plus. Pour cette raison, aussi pour ne pas pousser trop loin la concentration de ce liquide et y éviter une action possible de l'acide sulfurique en excès sur les acides gras fixes ou sur la glycérine, on fait huit prises de 10 centimètres cubes chacune, que l'on saturera l'une après l'autre par l'eau de chaux. Des nombres obtenus, on déduira la proportion assez exacte et la composition approximative des acides volatils (1).

Maintenant que nous sommes en possession de ce moyen d'étude et de dosage des acides volatils, diverses questions se posent à nous. La proportion de ces acides volatils est-elle constante dans le beurre, comme pouvaient le faire présumer les premiers résultats de Hehner et Angell? Si la proportion varie, la composition du mélange est-elle constante, ou bien varie-t-elle suivant les lieux et suivant les saisons? Tous les globules butyreux d'un lait ont-ils la même constitution, ou bien le mélange des divers glycérides est-il variable de l'un à l'autre? Enfin, comment varie ce mélange, et que devient-il sous les diverses influences que subit à la fois un beurre qui vieillit, l'action du temps, celle de l'air, celle de l'eau qu'il contient, des microbes ou des végétations cryptogamiques qui peuvent s'y implanter? Les questions sont nombreuses, quelques-unes faciles à résoudre, d'autres des plus difficiles qu'on puisse se poser. Je ne les ai pas toutes résolues, mais je veux dire jusqu'où j'ai poussé la solution de celles que j'ai abordées.

(1) Il suffit pour cela de se rapporter aux tables qu'on trouvera à la fin du volume avec des détails expérimentaux qui, placés ici, auraient rompu la marche de notre exposé.

CHAPITRE III

ÉTUDE DES BEURRES

I. *Beurres frais.*

Demandons-nous d'abord si la proportion et la composition des glycérides à acides volatils sont les mêmes dans tous les beurres frais. Il n'y a pour cela qu'à analyser à ce point de vue des produits de provenance et de pureté authentiques. Je n'ai pas cru pouvoir trouver de meilleures garanties sous ces deux rapports qu'en m'adressant aux produits primés de l'exposition laitière qui se tient à Paris tous les ans. Il m'a semblé évident que les producteurs ne se hasarderaient pas à envoyer à un concours aussi important pour eux des beurres falsifiés, et il m'a paru aussi improbable que de pareils beurres, s'il en arrivait, aient trompé le goût des dégustateurs du jury au point de recevoir un prix.

On trouvera dans le tableau récapitulatif, placé à la fin du volume, sous les n°ˢ 1 à 8, les 8 échantillons de beurre d'Isigny primés au concours de 1886, sous le n° 9 un beurre de la Meuse, primé au même concours, sous les n°ˢ 10 à 13, 4 échantillons de beurres du Cantal préparés sous mes yeux, dont je puis garantir la provenance et la pureté, mais qui diffèrent des précédents en ce qu'ils ont été faits avec de la crème recueillie sur du lait bouilli.

Les beurres n°s 14 à 18 sont les cinq échantillons de beurres de Bretagne primés au concours de 1887, les n°s 19 à 21 les trois premiers médaillés parmi les beurres de Gournay. Tous les autres beurres ont été pris dans le commerce. La plupart sont des beurres d'exportation, fortement salés et enfermés hermétiquement dans des boîtes en fer blanc.

L'étude des nombres du tableau conduit aux conclusions suivantes :

1° Le rapport en équivalents de l'acide butyrique à l'acide caproïque est remarquablement constant dans les 8 beurres normands, constant aussi, mais différent dans les beurres du Cantal, constant aussi, mais différent encore, dans les beurres de Bretagne. Pour les beurres de Gournay, le premier, celui qui a eu la médaille d'or, se montre différent des deux autres, mais il avait une supériorité de goût si marquée sur tous les beurres de même provenance, à l'exposition, qu'il doit y avoir quelque chose de particulier dans son histoire.

Quoi qu'il en soit, on voit qu'à une même saison, les beurres de diverses provenances n'ont pas la même composition dans leurs glycérides à acides volatils. Il en est sans doute de même dans les glycérides à acides fixes, mais nous n'avons pas besoin de cette nouvelle différence pour dire que la fabrication du bon beurre n'est pas seulement affaire de soin, elle est affaire de constitution chimique.

2° La somme totale des poids des glycérides à acides volatils est sûrement variable, de beurre à beurre, dans une même région. Pour les quatre beurres du Cantal, la somme des acides a varié de 5,77 à 7,54. Le beurre qui en a donné le plus a été fait le 20 août 1885. Les deux autres étaient : le beurre n° 2, du 18 juin, le beurre n° 3, du 25 juin de la même année ; ils se ressemblent beaucoup. Le beurre n° 1 provenait d'un autre lot de vaches, il est du commencement de juin, et est moins riche que les autres. Ceci nous amène à soupçonner l'influence de la saison, dont il faudra bien aborder l'étude. Mais l'identité de saison et de race bovine laisse encore subsister quelques variations dans la quantité totale des acides volatils, variations qui, comme on le voit par les beurres 1 à 21, atteignent pour chaque provenance environ un demi pour 100 du poids du beurre, et 10 pour 100 du poids moyen des acides volatils.

3° La variation est donc faible, et ceci peut servir de criterium pour juger de la pureté et même de la provenance d'un beurre, mais avant d'appliquer à cette recherche les nombres moyens fournis par le tableau qui précède, il faudra chercher d'abord si ces nombres moyens sont vrais pour une autre saison, et ne se retrouvent pas les mêmes pour les autres sortes de beurre non encore étudiées. C'est là une question qui sera non pas difficile, mais assez longue à résoudre, et sur laquelle je compte revenir.

4° Enfin en comparant les nombres des premiers beurres du tableau à ceux des derniers, qui sont aussi des beurres d'Isigny, mais très vieux au moment de l'analyse, on voit encore qu'un long séjour dans des boîtes closes et deux traversées de plusieurs mois n'ont pas sensiblement affecté la composition des glycérides à acides volatils. Ce n'est donc pas dans cette direction qu'il faut chercher

la cause de l'explication du phénomène du rancis
sement, et comme cette question a une grande
importance, c'est d'elle que nous allons nous
occuper tout d'abord.

II. *Beurres rances.*

Les renseignements qu'on a jusqu'ici sur les
causes qui provoquent et les phénomènes qui caractérisent la rancissure du beurre se réduisent à
fort peu de chose. L'acidité du beurre augmente
un peu, et l'odeur et les réactifs témoignent de la
production d'acide butyrique. Mais d'où vient cet
acide? c'est ce qu'on ne sait pas bien. Une expérience séculaire dit bien que le phénomène est plus
rapide pendant l'été que pendant l'hiver. On est
donc fondé à attribuer quelque influence à la température. D'un autre côté une pratique assez générale apprend que le beurre se conserve mieux
sous une couche d'eau qu'à l'air. On est donc fondé
à accuser aussi l'influence de l'oxygène de l'air.
J'ai montré, d'un autre côté, que cette influence
de l'oxygène s'exalte presque toujours à la lumière ;
il y a donc lieu de rechercher aussi l'action de cet
agent. Enfin, sans qu'elle ait été notée expressément
jusqu'ici, il y a sûrement lieu de se préoccuper de
l'influence des microbes, et surtout des végétaux
cryptogamiques, qui souvent pénètrent la masse
du beurre de leurs filaments mycéliens, lorsque le
beurre est fait sans soin et provient de crème
aigrie. La conscience du danger auquel on est
exposé de ce côté, a poussé quelques auteurs à
attribuer l'acide butyrique du beurre rance à une

action des microbes sur le caséum ou le sucre de lait que les lavages les plus soigneux laissent persister dans le beurre. Mais cette opinion est inexacte, comme nous le verrons bientôt.

En somme, on ne sait rien de précis sur ce sujet, mais ce que nous venons de dire nous donne au moins une idée des influences à étudier. Pour le faire avec méthode, nous nous poserons la question suivante. Un beurre frais, mis à l'abri de toutes ces influences, c'est-à-dire conservé à l'obscurité, dans le vide ou dans un gaz inerte et à l'abri des microbes, se conserve-t-il frais?

J'ai commencé l'étude de cette question, et avec les documents que j'ai déjà, je crois pouvoir répondre par la négative. Mais je ne puis pas aller plus loin pour le moment. Le phénomène est en effet, dans ces conditions, d'une lenteur extrême. les expériences sont délicates, parce qu'il faut éliminer d'une façon absolue l'influence des agents très actifs dont on cherche à s'affranchir. Pour toutes ces raisons, je ne peux encore en citer aucune d'une durée assez longue pour être probante.

Heureusement la solution de cette question a une importance plutôt théorique que pratique. La rancissure dans ces conditions est tellement lente qu'on a le droit de la considérer comme nulle, et que la vraie question pratique est de savoir le mode d'action et le degré d'importance relative des trois influences maîtresses, *l'oxygène*, la *lumière* et les *microbes*.

Influence de l'oxygène. — Dans le tableau comparatif de la fin du volume se trouvent compris quelques beurres dits *d'exportation*, qu'on renferme, après les avoir bien tassés et additionnés de sel, dans des boîtes closes en métal et soudées à l'étain. Toutefois, la fermeture est rarement hermétique, il reste presque toujours quelque fissure par laquelle l'eau s'évapore et l'air peut pénétrer. Le beurre reste donc soumis à l'action lente et pénible de l'oxygène, et comme d'un autre côté il est dans l'obscurité, comme le sel qui l'imprègne le garantit des microbes et des végétations cryptogamiques, c'est à l'oxygène seul que nous devons attribuer les modifications qu'il nous présentera. Enfin quelques-unes de ces boîtes, les cinq dernières de la série, avaient été au Brésil, et en étaient revenues en plus ou moins en bon état. En quoi ces beurres, assez vieux au moment de l'analyse et dont quelques-uns avaient plus d'un an de date, diffèrent-ils des beurres frais de même provenance ?

Il y a pas de différences sensibles à nos méthodes d'analyse dans le rapport de la butyrine à la caproïne. Peut-être en aurait-on trouvé s'il avait été possible de comparer deux échantillons d'un même beurre, l'un analysé avant le départ, l'autre après le retour du Brésil. Les circonstances ne m'ont pas permis de faire cette étude. Mais nous pouvons trouver la solution ailleurs, dans l'étude de la quantité d'acides volatils libres ou combinés à des bases dans ces divers beurres. Le tableau nous donne, par kilogramme, ces quantités d'acide évaluées en acide butyrique, et déterminées par le procédé indiqué au chapitre précédent. L'acide butyrique n'est pas le seul acide libre. Il y a aussi de l'acide caproïque : nous verrons aussi qu'un nouvel acide est apparu, mais nous ne sommes pas encore prêts à étudier le détail, contentons-nous pour le moment d'une vue d'ensemble.

A ce point de vue, l'étude du tableau nous fournit des faits intéressants. Nous y voyons d'abord qu'il y a toujours des acides volatils libres dans le beurre très frais, et M. Chevreul avait déjà remarqué ce fait. Il sont toutefois en proportion faible, qui ne dépasse pas un à deux décigrammes par kilogramme. Il y en a moins dans les beurres primés (nos 1 à 9 et 14 à 21) que dans le beurre du Cantal fabriqué avec de la crème aigre (nos 10 à 13). Le beurre 22, très frais aussi, en renferme très peu. En somme il y en a d'autant moins que la crème était plus jeune au moment du barattage, mais il y en a toujours.

On voit aussi que la quantité en augmente dans le beurre, à mesure qu'il vieillit ; si on considère en effet les beurres retour du Brésil, on trouve que ce sont les plus riches en acides libres.

Enfin, les deux beurres en boîtes nos 29 et 30 conduisent à la même conclusion. Achetées ensemble, les deux boîtes ont été ouvertes et le contenu analysé à un an de distance, et le beurre n° 30 contient environ deux fois plus d'acides libres que le n° 29. Dans le beurre n° 36, qui présente un excédent notable, le beurre était revenu de son voyage en fort mauvais état, et l'addition de sucre qu'il avait subie semble avoir été plus nuisible qu'utile.

D'où proviennent les acides nouvellement formés ? Evidemment d'une saponification partielle de la matière grasse, et ici se présente la question intéressante de savoir si cette saponification atteint également tous les glycérides du beurre dans leur proportion normale, ou bien si elle porte de préférence sur les glycérides à acides volatils ou sur les autres.

Un moyen de résoudre cette question est de chercher ce qu'il y a de matière grasse saponifiée dans nos beurres. Le meilleur procédé pour cela est celui de Payen. Il consiste à laisser pendant vingt-quatre heures en contact, en agitant fréquemment, une solution éthérée de beurre avec de la chaux éteinte en poudre fine. On filtre alors pour séparer l'excédent de chaux et le savon calcaire insoluble formé aux dépens des acides gras, on enlève, au moyen de l'acide chlorhydrique, la chaux du mélange, et on pèse les acides gras.

Si, dans ces acides gras, il y en a de volatils, leurs sels de chaux se dissolvent plus ou moins dans les eaux de lavage et sont perdus. La méthode est donc moins bonne pour le beurre que pour les autres corps gras qui ne renferment guère d'acides odorants. Nous verrons en outre bientôt qu'elle ne s'applique plus, ou du moins qu'elle devient tout à fait inexacte pour un corps gras quelconque oxydé. Mais ici nous avons affaire à des beurres dont l'oxydation est à peine sensible, et on peut faire disparaître l'inconvénient relatif à la présence des acides volatils en opérant de la façon suivante :

Au moment d'introduire la chaux éteinte dans la solution éthérée, on prélève de celle-ci 10 centimètres cubes qu'on abandonne dans une capsule de platine. Au bout de vingt-quatre heures, quand la réaction de la chaux est terminée et que le liquide est redevenu limpide, on prélève à nouveau 10 centimètres cubes du même liquide qu'on met dans une autre capsule. Puis on chauffe les deux capsules au même bain-marie de chlorure de calcium, jusqu'à cessation de perte de poids. De la différence des poids on conclut la quantité totale de matière enlevée par la chaux, et par elle, la proportion du corps gras saponifié. Il est bon de s'assurer que la calcination de la seconde capsule n'y laisse aucune trace sensible de chaux reconnaissable à l'oxalate d'ammoniaque. Cela prouverait qu'il y a eu un savon de chaux restant en solution dans l'éther, et que la méthode ne s'applique plus.

Sur les beurres frais, les deux chiffres fournis par l'évaporation sont toujours identiques. Cela ne prouve pas qu'il n'y ait aucune trace de saponification dans la matière grasse de ces beurres. Cela prouve que la méthode ne peut pas en accuser de très minimes quantités. Je crois en effet qu'elle ne donne rien au-dessous de 1 p. 1,000 de matière saponifiée, mais cette précision est amplement suffisante pour l'objet que nous avons en vue.

J'ai étudié avec ce procédé les beurres n°s 32, 33, 34 et 36 choisis parmi ceux qui renfermaient le plus d'acides volatils. Je n'ai trouvé aucune trace de corps gras saponifié dans les beurres n°s 32 et 34. Ici, l'augmentation d'acides volatils s'était faite par une saponification qui avait surtout porté sur les glycérides à acides odorants. Il y avait au contraire 7/1000 de corps gras saponifiés dans le beurre n° 32, et 8/000 dans le beurre n° 36, tous les deux retour du Brésil, et très riches en acides gras volatils. La proportion d'acides gras fixes mise en liberté, est inférieure à ce qu'elle devrait être, s'ils étaient saponifiés en même proportion que les acides volatils, et il demeure acquis, tant par l'exemple de ces deux derniers beurres que par celui des deux premiers, que les glycérides à acides fixes résistent plus que les glycérides à acides volatils à la saponification sous l'action du temps.

CHAPITRE IV

ACTION DE LA LUMIÈRE ET DE L'OXYGÈNE

Une expérience très simple va nous donner des renseignements assez précieux sur l'action simultanée de ces deux agents. Coulons dans un tube à essai, fermé par un bout, du beurre très frais fondu et filtré, et abandonnons ce tube à la lumière diffuse. Voici ce que nous observerons.

Au bout de quelques jours, et quelquefois de 24 heures, les couches superficielles du beurre, dans une épaisseur de 1 à 2 millimètres, perdent leur saveur délicate de beurre frais, et prennent peu à peu une saveur suiffeuse qui va en s'accusant de plus en plus. Le premier effet de l'oxydation à la lumière est donc de détruire les matériaux fugaces qui constituent la saveur et l'odeur de beurre frais.

Elle s'attaque aussi simultanément à la matière colorante, naturelle ou artificielle. Le beurre blanchit par sa surface et graduellement dans la profondeur. Ceci témoigne que la lumière ne suffit pas, car au-dessous de la couche blanche, la teinte du beurre reste à peu près la même dans les couches extérieures en contact avec le verre, et dans les couches profondes protégées contre l'action de la lumière. De plus, ce phénomène de décoloration est très lent, et demande des mois pour gagner la partie inférieure du tube. Ceci prouve que l'oxygène ne pénètre pas facilement dans la masse, soit qu'il se dissolve difficilement, soit qu'il soit absorbé au passage dans les couches superficielles. La solubilité de l'oxygène dans le beurre, dans une substance aussi avide d'oxygène, serait un mot vide de sens, et je n'ai pas cherché à la déterminer.

Ceci nous apprend que si nous voulons étudier l'oxydation du beurre à la lumière diffuse, il faudra présenter à l'action de l'air du beurre à l'état de division extrême. Pour se mettre à ce point de vue, dans les meilleures conditions possibles, on imbibe de beurre frais et fondu de la pierre ponce ou une éponge sèche, qui servent ensuite de matières à expériences.

Etudions d'abord l'absorption de l'oxygène. Les nombreuses expériences que j'ai faites à ce sujet peuvent se résumer ainsi. Au commencement de l'oxydation, l'oxygène est absorbé et n'est remplacé que par une proportion très faible d'acide carbonique. Si on renouvelle l'air, la proportion de l'acide carbonique dégagé à l'oxygène absorbé va en croissant de plus en plus, et peut atteindre le quart, le tiers de l'oxygène consommé. La croissance est lente, et je n'ai pas encore d'expérience de durée assez longue pour que l'acide carbonique produit ait atteint la moitié de l'oxygène consommé. Mais on n'en est pas moins en droit de conclure que cette oxydation n'est pas toujours identique à elle-même et n'a pas toujours la même formule. C'est un phénomène compliqué qu'il s'agit de débrouiller.

Voyons d'abord ce que devient la matière grasse oxydée. J'ai pour cela imbibé une éponge de crème fraîche, et je l'ai exposée à l'ombre à l'action de l'air pendant l'été. L'éponge a été bientôt sèche, et dès le premier jour apparaissait l'odeur

suiffeuse, témoignage d'un commencement d'oxydation. On a laissé le phénomène se poursuivre un
mois, puis deux, et on a mesuré, à ces diverses
époques, la proportion des acides volatils. Dans
la crème il y avait 6,90 pour 100 de ces acides :
au bout d'un mois il n'en restait plus que 4,38
pour 100 : au bout de deux mois que 3,65 pour 100.

Je reviendrai tout à l'heure sur la différence de
composition de ces acides, à propos d'échantillons pour lesquels cette différence sera plus marquée. Nous voyons en ce moment que la moitié
des acides volatils environ a disparu. C'est ce qui
devait être s'il y a eu dédoublement. Les acides
butyrique et caproïque, exposés à l'air en grande
surface, ont subi l'évaporation.

Les glycérides à acides fixes ont-ils continué,
comme au chapitre précédent, à être atteints comme
les acides fixes, mais à être atteints en moindre
proportion ? Oui, car en cherchant ce qu'il y a
d'acides fixes libres, j'en trouve 25 pour 100 de la
masse totale, tandis que la proportion des acides
libres volatils mis en liberté, même sans compter
ceux qu'on pourrait trouver à l'état libre dans le
beurre oxydé, et en ne tenant compte que de ceux
qui ont disparu par évaporation, atteint 50 pour 100
environ. Si cette saponification s'est produite, une
nouvelle conséquence s'impose. Les acides et la
glycérine résultant de la saponification des corps
gras sont plus solubles dans l'alcool concentré
que les corps gras eux-mêmes. La solubilité de
notre beurre dans l'alcool doit donc avoir augmenté. Mais quelle est-elle à l'état normal ? Le
beurre ne ressemble pas aux autres matières
grasses, et renferme une assez forte proportion
de glycérides à acides volatils dont les lois de
solubilité sont peu connues. Avant de tirer quel-

que parti de cette action de l'alcool, il fallait donc l'étudier, et déterminer la quantité et la qualité de ce qu'il peut dissoudre.

I. *Action de l'alcool sur le beurre normal.*

La plupart des traités comptent l'insolubilité dans l'alcool comme faisant partie des propriétés des matières grasses, et cela est à peu près exact pour beaucoup de ces substances. Mais le beurre est partiellement soluble dans l'alcool. M. Chevreul a trouvé que 100 parties d'alcool bouillant, d'une densité de 0,822, dissolvaient 3,46 parties de beurre.

Cette solubilité décroît rapidement avec la température, et une solution faite à chaud se trouble abondamment par refroidissement. Mais le phénomène, envisagé en bloc, ne présente qu'un intérêt médiocre. Le beurre étant un mélange, ses divers éléments n'entrent pas en solution dans les mêmes proportions, et ce qu'il y a d'intéressant est de savoir quels sont ceux que l'alcool à divers degrés dissout de préférence.

Le premier pas a été fait dans cette voie, comme dans beaucoup d'autres, par M. Chevreul qui a montré que l'alcool dissout plus de butyrine que des autres matériaux du beurre, et qui a prouvé en outre que c'était à l'état de corps gras et non d'acides libres que l'on trouvait les éléments en solution.

J'avais besoin, pour mes expériences, de savoir la quantité et la nature des matériaux dissous dans le beurre par l'alcool à divers degrés. La quantité était facile à déterminer en faisant digérer longtemps la matière grasse et l'alcool à une température supérieure à celle qu'on visait, et en laissant ensuite refroidir le mélange à la température voulue, de façon à assurer la saturation de l'alcool. Quant à la composition au point de vue des acides volatils, on l'étudiait par la méthode indiquée plus haut.

Il y avait en outre une précaution à prendre. Il faut toujours mettre le beurre en grand excès, de façon à ce que la solution que fait l'alcool de certains de ses éléments ne change que très peu la composition de ce qui reste indissous. On n'est pas là en effet en présence d'un de ces phénomènes ordinaires de solubilité où on n'a à se préoccuper que d'introduire un léger excès de la substance à dissoudre ; il y a un phénomène d'équilibre moléculaire dont il faut tenir compte. La matière grasse non dissoute dispute à l'alcool la matière entrée en solution, et d'autant plus que l'alcool l'a appauvrie davantage. On ne peut pas éviter cette action antagoniste, mais on peut la rendre à peu près constante en laissant à peu près constante la composition du beurre non dissous, malgré la dissolution, ce qui est possible en en mettant un grand excès.

J'ai opéré avec du beurre de la Prévalaye fondu, que j'ai mis en digestion avec de l'alcool à 60°, 80°, 92° et avec de l'alcool absolu. Mais le chiffre obtenu dans ce dernier cas est approximatif, tant à cause de ce que le beurre retenait un peu d'eau, qui a hydraté légèrement l'alcool, qu'à cause de la solubilité assez grande du beurre dans ce liquide, d'où il est résulté que le beurre n'était pas en assez grand excès. Voici les quantités de ce beurre restées en solution dans les divers alcools ramenés à 15° :

Alcool absolu............ ...   6.54 p. 100.
—   à 92°.............. ...   0.53   —
—   à 80°. ....   0.10   —
—   à 60°. ....   0 03   —

On voit qu'elles décroissent rapidement à mesure que l'alcool se dilue, et que le beurre est pratiquement à peu près insoluble dans l'alcool à 60° et les alcools de degrés inférieurs. Voilà pour la quantité, mais la qualité n'est pas moins intéressante. Si on étudie les matières dissoutes au point de vue de leur richesse en acides volatils, on trouve qu'elles ont la composition suivante, où l'acide total est évalué en acide butyrique :

Alcool absolu............   6.1 p. 100.
—   à 92°.............   11.5   —
—   à 80°.............   12.5   —

La proportion de glycérides à acides volatils va donc en augmentant peu à peu dans les portions dissoutes. Enfin, la proportion de l'acide butyrique à l'acide caproïque change aussi et va en augmentant de l'alcool absolu à l'alcool à 80°, dans lequel il ne se dissout guère que de la butyrine.

Avec l'esprit de bois, on retrouve les mêmes phénomènes. De l'alcool méthylique, mis en digestion à 16° avec du beurre d'Isigny, en a dissous 0,27 pour 100, et la portion dissoute contenait 11 pour 100 d'acides volatils où il y avait environ deux équivalents d'acide butyrique contre un d'acide caproïque.

II. *Action de l'alcool sur le beurre oxydé.*

Revenons maintenant à notre beurre oxydé par exposition à l'air et à l'ombre, et cherchons ce qu'il cède à l'alcool à 90°. On trouve, après une digestion de quelques jours, que cet alcool en dissout 4,23 pour 100 à 15°, et que la partie dissoute est formée surtout des glycérides à acides volatils non encore atteints par la saponification et des acides fixes mis en liberté par cette saponification. Encore ici, il y a des traces d'un corps nouveau que nous retrouverons tout à l'heure, en étudiant des beurres plus profondément oxydés que celui que nous examinons en ce moment.

En résumé, l'action de la lumière diffuse sur du beurre exposé en large surface à l'air est de provoquer une oxydation plus rapide, à la suite de laquelle la matière grasse se saponifie peu à peu, en commençant par les glycérides à acides volatils, passant ensuite aux glycérides à acides fixes. Les acides volatils mis en liberté disparaissent peu à peu. Les autres se transforment en produits que nous allons apprendre à connaître en examinant l'influence qui en exagère la formation, celle du soleil.

III. *Action des rayons solaires.*

A l'intensité près, l'action des rayons solaires est en tous points semblable à celle de la lumière diffuse. Leur chaleur ne joue qu'un rôle secondaire. En quelques heures d'exposition au soleil, un beurre ou de la crème sont plus atteints qu'en un mois de séjour dans une étuve à 30°. C'est surtout l'influence actinique qui intervient, comme je l'ai montré dans un autre travail (1).

Pour étudier cette influence de la lumière, il faut renoncer à l'emploi de l'éponge et des corps absorbants dont nous nous sommes servis tout à l'heure. Il faut exposer le beurre au soleil en vases plats, de façon à favoriser la pénétration de l'oxygène que nous savons être difficile, et en vases transparents de façon à laisser entrer le plus possible de lumière. Quand on opère ainsi, il y a toute une moitié des phénomènes qui ressemble à ce que nous connaissons déjà, c'est l'absorption d'oxygène qui s'accomplit suivant la formule que nous avons donnée plus haut. Mais si la marche générale de l'oxydation est la même, il y a des différences dans le détail, car nous aboutissons ici à de tout autres résultats au point de vue des transformations subies par les glycérides à acides volatils.

Tout d'abord, cette absorption d'oxygène sans dégagement correspondant d'acide carbonique s'accompagne ici d'une augmentation de poids, qui était compensée tout à l'heure par une perte d'acides gras. Mais ici, dans nos capsules de verre cette perte est très réduite, et la balance constate une augmentation de poids rapide d'abord, plus lente ensuite, et qui est toujours voisine de 1,3 pour 100 de matière grasse.

Cette constance tient à deux causes : la première, c'est que la matière oxydable est toujours

(1) *Sur l'action chimique du soleil* (*Annales de l'Institut agronomique*, 1886).

la même, car quand on la remplace par de l'oléine,
l'augmentation de poids atteint 3,5 pour 100. Elle
est à peu près la même pour l'acide oléique. Elle
est en revanche à peu près nulle avec la stéarine.
Ceci nous prouve en passant que tous les éléments du beurre ne sont pas également oxy-
dables.

Une autre raison amène une certaine constance
dans l'augmentation de poids amenée par l'oxydation. C'est que nous laissons le beurre à la température ordinaire. En le chauffant, périodique-
ment ou d'une façon continue, nous verrions
apparaître les diminutions de poids que M. Cloez
a observées en pareille circonstance. Les vapeurs
qui se dégagent de ce beurre insolé et chauffé se
condensent en un liquide acide qui réduit le nitrate d'argent et le protochlorure de mercure
acide, c'est de l'acide formique. On en retire
aussi, et en plus grande abondance, de l'oléine
insolée et même de l'acide oléique, ce qui prouve
que cet acide formique ne vient pas seulement de
la glycérine mise en liberté par la saponification.
Toutefois cette glycérine insolée donne aussi de
l'acide formique.

Tout ceci témoigne que l'augmentation de poids
que nous observons au soleil provient d'un équilibre entre deux phénomènes inverses, d'un côté
l'absorption d'oxygène et la formation de corps
oxydés à peu près fixes à la température ordinaire, comme l'acide formique, ou tout à fait
fixes comme un autre acide que nous allons rencontrer tout à l'heure. De l'autre côté : un dégagement d'acide carbonique croissant avec le
temps, et, éventuellement, si les circonstances
sont favorables, une perte par évaporation d'a-
cides volatils comme les acides butyrique et

caproïque. De ces deux phénomènes le premier peut dépasser le second, ou le second le premier suivant les cas. C'est à eux qu'il faut nous attaquer, sans nous préoccuper davantage de leur résultante.

IV. *Étude des acides volatils du beurre insolé.*

Les faits précédents nous ayant montré la production d'un acide volatil nouveau, occupons-nous d'abord des glycérides à acides volatils du beurre insolé, qui sont en ce moment ceux que nous savons le mieux analyser.

J'ai étudié avec le plus grand soin, à ce point de vue, quatre échantillons de beurre insolé provenant tous du beurre n° 3o qui nous a déjà servi d'exemple. L'un de ces échantillons, n° 1, avait été conservé au soleil tel quel, dans une capsule de platine. Les échantillons n⁰ˢ 2 et 3 avaient été conservés côte à côte du premier, le n° 2 avec un peu de carbonate de chaux, l'autre avec un peu de magnésie. Enfin un troisième échantillon, n° 4, avait été conservé au soleil après avoir été broyé avec un peu de carbonate d'ammoniaque. Il avait d'abord blanchi comme les autres, puis il a noirci légèrement dans toute la masse, mais l'alcalinité disparaissant peu à peu, il s'est décoloré à nouveau et a repris la teinte blanche des beurres ordinaires.

La saponification de ces beurres ne ressemble pas à celle des beurres frais. Elle est beaucoup plus rapide quand on l'envisage en masse. Les gouttelettes huileuses nageant à la surface de la dissolution de potasse sont dissoutes et disparaissent en peu de temps, mais il reste obstinément en suspension dans le liquide, limpide d'ailleurs, des gouttelettes fines, visibles seulement au microscope, d'une substance qui n'est pas de la matière grasse, elle n'en a pas la réfringence, et ces globules, au lieu d'être homogènes et pleins comme des globules de beurre, sont creusés de vacuoles comme les résines qui se précipitent de leur solution par l'affusion de l'eau. Nous aurons à rappeler bientôt cette observation.

Revenons à l'étude des acides volatils. Le beurre initial en renfermait en tout 5,56 pour 100. L'échantillon n° 1, après trois mois d'insolation, en contenait 6,59 pour 100 en les évaluant avec la même unité. Il y a donc augmentation. Pour en être plus sûr, j'analyse au même moment un autre échantillon conservé exactement dans les mêmes conditions que 1. Deux analyses me donnent les chiffres 6,59 et 6,57 pour 100. L'augmentation n'est donc pas douteuse.

Voici, évaluées avec la même unité, les teneurs en acides volatils des échantillons spécifiés plus haut.

Beurre initial............	5.56 p. 100	
Après 3 mois d'insolation, sans addition...	6.59	—
—	—	avec CaO, CO² ..	6.57	—
—	—	avec MgO......	7.10	—
—	—	av. Az H⁴O, CO²	7.70	—

La présence du carbonate de chaux ne change donc rien au phénomène, mais l'augmentation d'acides volatils est plus sensible en présence de la magnésie, corps alcalin, et surtout en présence du carbonate d'ammoniaque.

Le fait ne doit pas nous surprendre. L'alcalinité

du liquide empêche la perte par évaporation des acides volatils; mais ce qui doit frapper notre attention, c'est l'augmentation de la proportion de ces acides mise en regard de la diminution que nous avons constatée au contact de l'air.

Y a-t-il contradiction entre les deux phénomènes? Nous pourrions dire de suite que non, en nous basant sur la production de cet acide formique que nous avons signalée dans les beurres insolés. Il s'en forme aussi dans les beurres oxydés à l'ombre, et nous y avons fait allusion plus haut, mais on n'en trouve alors que des quantités très faibles. Il y en a beaucoup plus au soleil, et la formation de cet acide suffit à expliquer l'augmentation dans la proportion d'acides volatils que nous venons de constater dans le beurre insolé.

Mais suffit-elle à l'expliquer toute, auquel cas les acides volatils existant originairement dans le beurre à l'état de glycérides resteraient intacts, ou bien la production d'acide formique est-elle supérieure à l'augmentation des acides volatils, auquel cas il y aurait ici, comme tout à l'heure, perte par évaporation d'une partie des acides butyrique et caproïque.

Il nous faut pour cela scruter de très près la composition des acides volatils du beurre insolé. Il y en a au moins trois principaux, les acides formique, butyrique et caproïque, et la méthode générale d'analyse ne s'applique plus dans ce cas. On en est averti parce que les nombres qu'elle donne pour le rapport de l'acide butyrique à l'acide caproïque sont très variables et vont en croissant quelquefois jusqu'à l'infini. Ceci tient aux particularités de la distillation de l'acide formique en solutions étendues. Au lieu d'aller rechercher et doser péniblement l'acide formique dans un pareil mélange, il est plus commode de chercher ce qu'il se produit de cet acide par l'insolation d'une huile originairement exempte d'acides volatils. J'ai choisi pour cela l'un des éléments principaux du beurre, l'oléine. Cette oléine a été exposée au soleil en même temps que les échantillons de beurre dont il a été question plus haut, mais a subi l'insolation pendant deux étés, après chacun desquels on a fait l'étude de ce qu'elle renfermait d'acides volatils.

Originairement elle renfermait 3 pour 100 de ces acides, évalués en acide butyrique. A la fin du premier été, elle en contenait 3,6 pour 100 et 5,8 pour 100, à la fin du second. Son augmentation totale de poids dans ces conditions avait été de 4,5 pour 100, avec des variations positives et négatives à la fin du second été, variations qui dépendaient de la puissance relative des deux phénomènes inverses dont l'accroissement du poids ne traduit que la résultante.

Pendant le même temps, un échantillon d'acide oléique, insolé à côté du premier, ne subissait qu'une augmentation de 1,2 pour 100 dans la proportion pondérale de ses acides volatils évalués en acide butyrique, et une augmentation de 3,5 pour 100 dans son poids total. Ceci témoigne que l'acide oléique peut aussi donner de l'acide formique, mais que dans l'oléine cet acide provient aussi de la glycérine mise en liberté par la saponification. J'ait dit plus haut et fait voir dans un autre travail que cette glycérine insolée donnait en effet de l'acide formique.

L'augmentation des acides volatils dans les corps gras insolés est donc considérable. Elle n'est pas moins considérable dans les beurres. Je m'en suis assuré par la méthode des distillations fractionnées, mais au prix d'opérations trop longues pour que j'en puisse donner le détail ici. De sorte qu'en résumé nous pouvons dire, pour répondre à la question posée plus haut, que l'insolation ressemble à l'oxydation à l'ombre en ce qu'il y a aussi saponification d'une partie des glycérides à acides volatils et évaporation partielle des acides formés, mais qu'elle en diffère en ce qu'il y a en outre oxydation beaucoup plus active des glycérides à acides fixes et de leurs produits de saponification, et production, de ce fait, de quantités beaucoup plus grandes d'acide formique.

V. *Étude des corps gras du beurre insolé.*

Après avoir étudié les modifications subies par les portions volatiles du beurre insolé, nous en arrivons à l'étude des modifications de ses éléments gras. Ici encore, comme dans le cas de l'oxydation à l'ombre, il y a saponification. On peut s'en assurer soit avec l'éther, soit en essayant la solubilité de ces corps insolés dans l'alcool. Reprenons par exemple les trois échantillons numéros 1. 3 et 4 du beurre de la Prévalaye dont il a été question plus haut, et comparons leur solubilité à celle du même beurre conservé dans l'obscurité, étudié au même moment et dans les mêmes conditions.

L'expérience a donné les résultats suivants, avec un poids d'alcool égal à cinq fois celui du beurre :

Beurre initial.....	0.53 p. 100 de mat. dissoute.	
Échantillon nº 1...	2.43 —	—
— nº 3...	2.20 —	—
— nº 4...	3.45 —	—

Ainsi la proportion de matière soluble dans l'alcool augmente un peu par le contact de l'air, beaucoup par l'action du soleil, encore plus si le beurre est rendu alcalin par une circonstance quelconque.

Reste à savoir à quoi est due cette augmentation, c'est-à-dire en quoi se résument, en dehors de la production d'acides volatils sur laquelle nous avons déjà insisté, les transformations subies par les corps gras fixes du beurre.

En songeant que les acides gras sont plus solubles dans l'alcool que les corps gras correspondants, et que nous sommes déjà assurés de la formation de ces acides gras, nous pouvons conclure qu'il y a là une cause d'augmentation de la solubilité; mais, à divers symptômes, on peut reconnaître qu'il y a autre chose, et qu'il y a eu dissolution dans l'alcool de corps intermédiaires entre l'acide oléique et l'acide formique.

Une solution alcoolique d'acide oléique, précipitée par l'eau, donne des flocons qui remontent rapidement à la surface en laissant le liquide à peu près limpide. La solution alcoolique de beurre insolé donne un louche persistant, formé d'éléments très fins, analogues à ceux qui accompagnent la précipitation par l'eau des résines en solution alcoolique.

Cette solution alcoolique de beurre insolé est très acide. Traitée par la soude étendue ou l'ammoniaque, elle donne facilement, au lieu du magma gélatineux qui fournit dans ces conditions l'acide oléique, un liquide transparent et très mousseux.

Cette solution ammoniacale, précipitée par le chlorure de baryum, laisse déposer des grumeaux d'un sel de baryte qui, lavé, séché et traité par l'alcool bouillant, y laisse dissoudre un sel qui, calciné, laisse 22,96 pour 100 de carbonate de baryte. L'oléate de baryte en laisse 25,10 pour 100, le trioxyoléate de baryte 22,11 pour 100. Il y a donc dans notre liquide, en dehors de l'acide oléique, de l'acide oxyoléique.

Cet acide oxyoléique, plus énergique que les acides gras, absorbe l'ammoniaque de l'air pour se combiner avec elle. Ses combinaisons alcalines ont une teinte noire très différente de celle des oléates purs. Nous avons déjà signalé cette teinte dans nos beurres insolés. Elle appartient à un sel alcalin, car notre échantillon n° 4, de la p. 50, insolé après avoir été mis en contact avec du carbonate d'ammoniaque, devenu noir les premiers jours, a blanchi aussitôt qu'il y a eu assez d'acide formique produit pour saturer l'alcali introduit, et a noirci à nouveau quand on l'a saponifié. C'est à ces oxyoléates qu'on doit attribuer la teinte noire de l'acide oléique commercial et aussi cette couleur grise d'abord, noire ensuite que prennent les fromages vieux dont la matière grasse s'est oxydée et combinée aux produits ammoniacaux de la destruction du caséum.

Ces oxyoléates sont solubles dans l'éther, l'alcool et même dans l'eau, à la faveur d'un excès d'alcali. Ils me paraissent entrer pour une partie dans la constitution de ce produit, présentant les réactions de la résine, et dont j'ai parlé plus haut. Mais ils sont intégralement solubles dans la potasse, et dès lors n'expliquent pas ce résidu diffi-

cile à saponifier dont j'ai parlé p. 49. Peut-être
les autres acides gras du beurre donnent-ils par
oxydation des produits analogues aux acides oxyo-
léiques. Mais c'est un sujet que je n'ai pas voulu
étudier. Il est difficile, à cause des relations
très étroites qui unissent les corps gras oxydés
aux résines, et de l'absence de réactions caractéristiques pour ces deux catégories de corps. Il est
d'ailleurs très éloigné de mon domaine, dans les
limites duquel nous savons à peu près tout ce
que nous voulions savoir, c'est-à-dire que très
lentement à l'obscurité, plus rapidement à la lumière diffuse et très rapidement au soleil, la matière grasse se saponifie sous l'influence de l'oxygène et se dédouble en éléments qui sont atteints
à leur tour et transformés en produits nouveaux,
tous plus oxydés, et allant de l'acide oxyoléique à
l'acide formique et à l'acide carbonique.

Il nous reste maintenant à étudier l'action des
microbes, qui vient, presque toujours dans les
beurres et toujours dans les fromages, se super-
poser à celle que nous venons d'étudier.

CHAPITRE V

ACTION DES MICROBES
SUR LA MATIÈRE GRASSE DU LAIT

Pour soumettre du beurre à l'action des microbes, le meilleur moyen est de fondre un beurre quelconque non salé, de préférence un beurre mal préparé, de décanter la plus grande partie de la matière grasse, et de n'en garder qu'une quantité à peu près égale au volume du liquide dont elle s'est séparée par fusion. En laissant refroidir et en saisissant le moment où le beurre devient pâteux, on l'agite avec le liquide sous-jacent, et on réussit facilement à en faire une émulsion fine dans laquelle les globules gras, noyés au milieu d'un liquide nutritif pour les microbes, se présentent en grande surface, soit à l'action de ces microbes, soit à celle de l'air.

Je vais prendre comme exemple des modifications qui surviennent dans ces conditions, un beurre de la Prévalaye, précisément celui dont on a étudié, page 45, la solution dans l'alcool. Ce beurre était de bonne qualité, mais assez mal lavé. Il est probable qu'il avait été additionné d'une matière grasse étrangère, car il ne contenait que 3,20 pour 100 d'acide butyrique et 1,60 pour 100 d'acide caproïque, en tout 4.80 pour 100. chiffre inférieur à ceux des autres beurres de la Prévalaye du tableau et même des beurres de toute autre provenance.

Je note, en passant, que ce beurre exposé au soleil d'hiver, du 15 novembre au 15 avril, a augmenté de poids dans la proportion déjà trouvée de 1,3 pour 100 et que la richesse en acides volatils a passé de 4,80 pour 100 à 5,48 pour 100.

L'émulsion fine, faite avec ce beurre et l'eau trouble qu'il a laissée se réunir au fond du vase, se couvre bientôt d'un beau pénicillium, dont le mycélium colore peu à peu la masse en jaune à mesure qu'il la pénètre. En même temps, le beurre émet une odeur marquée d'acide butyrique, ou plutôt de beurre rance. Le 10 janvier, après un mois et demi de séjour à la température ordinaire, le pénicillium a fructifié; on prélève alors environ la moitié de la masse, et on malaxe le reste de façon à noyer les spores et à provoquer, s'il est possible, une nouvelle végétation.

En traitant par l'éther la portion séparée, je ne trouve comme résidu que des débris informes de matières azotées provenant des pellicules de caséine laissées dans le beurre, et des filaments mycéliens et sporifères, feutrés de cristaux d'oxalate de chaux et de groupes aiguillés, insolubles dans l'éther, qui sont de la tyrosine. Ce résidu n'est plus que très faiblement acide. L'alcool n'en extrait que de la matière colorante jaune et un peu de sel marin. Je le rejette.

Le résidu de l'évaporation de quelques centimètres cubes de liquide éthéré est un peu acide. Il doit donc y avoir eu saponification. Je trouve qu'elle a atteint 2,1 pour 100 de la matière grasse.

Mais a-t-elle atteint également tous les éléments du beurre? Il n'y a, pour le savoir, qu'à rechercher ce que la portion de matière grasse séparée à l'état de savon de chaux renferme d'acides volatils. On

trouve qu'elle en contient, évalués en acide butyrique, 16 pour 100 de son poids. Le beurre
n'en contient que 5 pour 100 environ. La saponification a donc porté de préférence sur les glycérides à acides volatils. Mais elle n'a porté que sur
eux. On en a une autre preuve en constatant que
l'éther, par évaporation, abandonne tout d'abord
des aiguilles très reconnaissables d'acides gras.

La proportion de 16 pour 100 d'acides volatils
dans la partie saponifiée de la matière grasse correspond à une diminution de $16/100 \times 2,1/100$
$= 0,3/100$ dans la teneur en acides volatils de la
matière grasse après séparation des savons de
chaux. Elle en contenait 4,80 pour 100 à l'origine, et devrait par conséquent contenir encore
4.77 pour 100 d'acides volatils. Elle en contient
4,5 pour 100. Il y a donc diminution, tant par
évaporation lente d'acide butyrique que par l'action de la plante qui brûle facilement l'acide butyrique libre et les butyrates, et cette diminution
est plus rapide qu'après une exposition à l'air de
même durée.

Le résidu, réensemencé de spores de pénicillium, comme nous l'avons dit plus haut, ne
donne pas une végétation nouvelle. Il continue à
répandre l'odeur de l'acide butyrique, mais son
long séjour à l'air lui donne en outre une odeur
de suif. Le 22 avril, au bout de trois autres mois,
on cherche à nouveau ce qu'il contient d'acides
gras, et en agissant cette fois sur la matière grasse
entière, non traitée par la chaux, et en possession
de tous ses acides libres, on trouve par saponification qu'elle n'en contient plus que 2,5 pour 100,
l'évaluation toujours faite en acide butyrique.

L'action a donc marché dans le même sens, et
on peut dire que l'action des mucédinées provoque

une saponification qui porte d'abord de préférence sur les glycérides à acides volatils, et rend ainsi libres des corps odorants dont partie s'en va par évaporation, partie est brûlée par la plante. Cette acidité, une fois produite, accélère à son tour la saponification, comme je l'ai montré, et c'est ainsi que se trouve peu à peu amenée la disparition totale des acides volatils dans le beurre.

Nous n'en sommes pas encore arrivés à ce point, mais nous allons nous en rapprocher davantage en laissant vieillir l'échantillon. L'odeur forte d'acide butyrique qu'il continue à répandre, et l'acidité persistante dont témoigne cette odeur, arrêtent malheureusement ou rendent très faible l'action du pénicillium. Je me suis assuré par d'autres expériences que l'acide butyrique, au delà d'une certaine dose qui n'est pas très élevée, est un poison pour cette mucédinée et pour d'autres. Mais le 22 janvier 1886, après neuf autres mois, je juge que la transformation est assez avancée. Le beurre a pris par place une couleur bleu grisâtre. Il est d'ailleurs très peu homogène, et la couleur est beaucoup plus foncée là où les filaments mycéliens ont le mieux pénétré. Cette fois, je cherche la nature et la proportion des acides volatils contenus dans la matière grasse. Je trouve qu'elle renferme 1,16 pour 100 d'acide butyrique et 1,02 pour 100 d'acide caproïque. En tout, 2,18. La perte a donc été faible depuis la dernière fois, ce qu'il faut attribuer à la faiblesse de l'action physiologique de la plante. Mais ces nombres nous fournissent un autre enseignement. La proportion de l'acide butyrique à l'acide caproïque, en équivalents, n'est plus que de 1,5. Elle était de plus de 2 à l'origine. Ainsi, la butyrine se saponifie plus facilement que la caproïne, et ces deux glycérides plus facilement que les glycérides à acides gras proprement dits.

La saponification totale est plus avancée qu'en avril. Elle affecte 22 pour 100 de la matière grasse, au lieu de 2,1 pour 100. Enfin, les acides libres, séparés par la chaux, suivant la méthode de Payen, contiennent 5,3 pour 100 d'acides volatils formés presque uniquement d'acide butyrique.

On voit avec quelle lenteur s'accomplissent les transformations dans la matière grasse, même quand les circonstances semblent les plus favorables. Cette lenteur n'est pas une sauvegarde pour les beurres, aliments très délicats, que la plus petite proportion d'acide libre rend désagréables au goût et à l'odorat, mais elle en est une pour les fromages, avec lesquels l'ammoniaque. résultant de l'action des microbes sur la caséine. masque en partie la présence et l'odeur de l'acide butyrique et des autres acides odorants. L'étude que nous venons de faire peut donc nous servir à nous expliquer les transformations que la matière grasse subit dans le fromage. Mais pour pouvoir aller plus loin dans cette étude, il faudrait être plus au courant que nous ne le sommes encore des transformations chimiques qui accompagnent la maturation des fromages.

Il est en effet impossible de séparer l'étude des transformations subies par le beurre de celle des transformations subies par la caséine. Entre les unes et les autres, il y a corrélation et réaction mutuelle. Les microbes font de l'ammoniaque avec de la caséine et rendent la masse alcaline; une saponification s'ensuit, mettant en liberté de la glycérine que les microbes transforment. et des acides gras qui saturent l'ammoniaque au fur et à mesure, et permettent à l'action de continuer.

C'est le même mécanisme qui préside à la formation du gras de cadavre, formé uniquement d'un feutrage très peu dense de sels ammonicaux à acides gras, et de matière grasse non saponifiée qui reste blanche lorsqu'elle n'a pas le contact de l'air, mais qui, lorsque l'air est présent, subit des transformations dont le chapitre précédent a éclairé le mécanisme.

C'est une étude que nous sommes donc obligés de remettre au moment où nous aurons étudié les transformations de la pâte du fromage. Je n'en retiens ici que ceci :

La proportion d'acides gras de la matière grasse du fromage est toujours inférieure à ce qu'elle était originairement. Dans un fromage que j'avais laissé vieillir dans ce but, je n'ai trouvé, au bout de cinq ans, que 0,9 pour 100 d'acides gras dans la matière grasse pure extraite par l'éther, au lieu de 7 pour 100 environ qui y existaient à l'origine. Les acides disparus de la matière grasse étaient évaporés ou combinés avec l'ammoniaque.

Les parties fixes de la matière grasse extraite de ce fromage présentaient au plus haut degré le caractère des sels alcalins qu'on peut former aux dépens de la matière grasse insolée. C'est une masse noire dans laquelle on trouve des acides gras non transformés, c'est-à-dire à l'état de sels ammoniacaux. En les traitant par la soude d'abord, puis par l'éther ensuite, ils restent insolubles, et dans le liquide éthéré, on trouve de l'oxyoléate de soude et cette matière résineuse dont nous avons déjà parlé, ce qui revient à dire en résumé que les transformations que subit la matière grasse sous l'influence des microbes ne sont pas différentes de celles qu'elle subit sous l'influence de l'air et de la lumière.

DEUXIÈME PARTIE

ÉTUDE DE LA CASÉINE

CHAPITRE VI

RÉSUMÉ CRITIQUE DES CONNAISSANCES ACTUELLES

Je voudrais dans cette seconde partie prouver que le lait ne renferme, en dehors de la caséine, aucune des matière albuminoïdes déjà nombreuses dont on serait conduit à admettre la présence, si on acceptait sans discussion les résultats des travaux anciens et nouveaux publiés sur la matière.

A partir du moment où elle a été ébauchée, l'étude du lait a été en se compliquant de plus en plus, et les notions nouvelles apportées, au lieu d'éclairer les idées anciennes, les ont rendues de plus en plus confuses. A la caséine sont venues s'ajouter successivement dans le lait le serai (*Ziger* des Allemands), l'albumine, l'albuminose, la lactoprotéine, la protéine du sérum (*Molkenprotein*), les peptones. Puis, pendant que ces adjonctions nouvelles faisaient leur stage scientifique, est venu un travail de MM. Danilewski et Radenhausen qui les raye du tableau et prétend les remplacer par la caséoalbumine, la caséoprotalbine, l'orroprotéine, l'albumine du sérum, la lactosyntoprotalbine, le lactosyntogène, la lactopeptone vraie et la lacto-pseudopeptone. Et je ne cite que les travaux les plus importants et les plus consciencieux. Les autres nous conduiraient à allonger notablement cette liste.

Sans doute, toutes ces matières ne sont pas distinctes les unes des autres. Il y a quinze ou vingt noms, il n'y a pas quinze ou vingt substances différentes. Mais cela même ajoute à la confusion. Où doit-on s'arrêter dans cet émiettement et dans cet abus de la nomenclature? Telle est la question que l'on se pose nécessairement quand on fait l'étude du lait, et que j'ai dû pour ma part essayer de résoudre, avant de pousser plus loin mes recherches sur les transformations que la maturation amène dans les fromages.

Je vais essayer de montrer que la caséine du lait, la caséine authentique, possède dans les conditions ordinaires, ou peut acquérir sous l'action de l'eau et du temps, toutes les propriétés et toutes les réactions dont on a pu se faire un argument pour l'établissement d'espèces chimiques nouvelles : de sorte que, dans mon opinion, le lait ne renfermerait, en fait de matière albuminoïde, que de la caséine à divers degrés de solution.

Pour établir les raisons sur lesquelles cette opinion se fonde, il est nécessaire de passer en revue les caractères assignés aux diverses matières albuminoïdes que nous avons énumérées plus haut. C'est ce que nous allons faire en les prenant dans l'ordre de leur apparition dans la science. Cet ordre historique est beaucoup plus logique qu'on ne pourrait le croire au premier abord.

I. *Caséine.* — On s'accorde assez généralement à appeler de ce nom la matière albuminoïde que séparent du lait l'alcool, les acides minéraux, les acides organiques étendus, et l'action de la présure de l'estomac de veau. Il y a pourtant une remarque à faire sur l'ensemble de ces caractères distinctifs, c'est qu'ils n'ont rien de précis. Les quantités de matière que précipitent ces divers réactifs dans un même lait sont essentiellement variables d'un réactif à l'autre, et, pour un même réactif, varient suivant les conditions de l'expérience, la température, la dilution des liqueurs, la nature des matières en solution. Il en résulte que de la caséine peut exister dans un lait sans y présenter les caractères que nous venons de lui assigner. Voilà une conclusion qui n'est pas seulement importante pour la pratique, elle nous permet en effet d'affirmer en théorie que le mot caséine est jusqu'ici fort mal défini au point de vue chimique. Si donc nous rencontrons des raisons de nous faire une tout autre *idée* des propriétés de ce corps, nous serons en droit de lui conserver son ancien nom en le dotant de propriétés nouvelles, attribuées jusqu'ici à d'autres espèces chimiques que lui. En dernière analyse, nous trouverons que la meilleure définition à donner de la caséine est celle-ci : la caséine est la matière albuminoïde du lait.

II. *Serai* (1). — Lorsqu'on a séparé la caséine par les procédés usuels de la fabrication des fro-

(1) Schubler, *Untersuch. üb. d. Milch u. ihre Bestandth..* 1817. — Liberkuhn, *Ueber Albumin und Kasein.* (*Pogg, Ann.,* t, LXXXVI, 1852.) — Kemmerich, *Beitr. z. phys.*

mages, il reste en solution dans le sérum une matière qui ne se précipite pas par l'action·de la chaleur seule, ce qui prouve que ce n'est pas de l'albumine, mais qu'on peut séparer par l'action combinée de la chaleur et des acides. Dans la fabrication du gruyère, on l'obtient par l'ébullition du petit-lait additionné d'un peu de sérum aigri provenant d'une opération précédente. On la désigne sous le nom de *sérac* ou *sérai*. C'est ce mot que nous adopterons pour traduire le mot *Ziger* des traités allemands.

Pour la préparer, on précipite d'abord le lait à froid par un acide pour éliminer la caséine, on sépare le sérum par filtration, et on le chauffe. Le serai se précipite. Remarquons qu'il doit ainsi être mélangé d'albumine, s'il y en a dans le lait. D'un autre côté, il faut être bien convaincu que l'acide a précipité à froid toute la caséine pour croire qu'il n'en existe pas dans le serai ainsi obtenu. Il ne faut donc pas s'étonner si quelques savants refusent d'y voir une espèce chimique.

Pour d'autres savants qui en admettent l'existence, pour Zahn, par exemple, le serai ne préexiste pas dans le lait, mais y résulte, sinon en totalité, au moins en grande partie, de l'action de la présure ou des acides employés dans sa préparation.

III. *Albumine* (1). — Les anciennes analyses ne visent pas l'albumine dans le lait, ou n'en signa-

Chem. d. Milch. (Pflüger's Archiv, II, 1869) — Zahn *Unt. üb. d. Eiweiss-Koerper d. Milch. (Pflüger's Archiv,* II, 1869.)

(1) Bouchardat et Quévenne, *Du Lait,* Paris 1857. — Hoppe, *Untersuch. üb. die Bestandth. d. Milch. (Virchows, Archiv,* XVII, 1859.) — Zahn, *loc. cit.* — J. Lehmann,

lent que des traces, et la mentionnent comme un produit variable et anormal. C'est à Hoppe-Seyler qu'on en rapporte d'ordinaire la découverte. Il me semble qu'il faut remonter deux ans plus haut, jusqu'au travail de Bouchardat et Quévenne. Ces savants ont en effet montré qu'en filtrant du lait sur plusieurs doubles de papier, et en remettant les premières portions sur le filtre jusqu'à ce qu'elles passent claires, on finit par avoir un liquide limpide ou à peine opalescent, qui se trouble plus ou moins fortement sous l'action de la chaleur. Ce travail date de 1857.

C'est en 1859 seulement que parut le travail de M. Hoppe-Seyler, dans lequel la filtration du lait au travers du papier était remplacée par la transsudation du lait au travers des parois d'un uretère humain, bien lavé à l'eau et à l'alcool. M. Hoppe-Seyler montra qu'on obtenait ainsi un liquide faiblement opalescent, donnant, lorsqu'on le chauffait entre 70° et 75°, des flocons albumineux que le filtre arrêtait facilement en laissant passer un liquide limpide. Ce liquide précipitait encore par l'acide acétique ou le chlorure de calcium, il renfermait donc encore un peu de caséine. Enfin M. Hoppe-Seyler y signale aussi la présence, en faibles quantités, d'autres matières azotées que l'albumine et la caséine.

Les quelques difficultés d'interprétation que pouvait soulever l'emploi, dans cette expérience, d'une membrane organisée comme filtre, ont été levées lorsque Zahn, en 1869, la remplaça par un cylindre en terre poreuse au travers duquel il

Voriaeufige Mittheilung üb. d. Verhalten d. Milch aur Thonplalten, etc. (Bericht d. Koenigl. Baier. Akad. def Wissensch., 1877.)

faisait passer le lait sous pression. Dans le liquide limpide qu'il obtenait ainsi, il trouvait une substance se coagulant par la chaleur, même en solution alcaline, et se comportant vis-à-vis des réactifs comme l'albumine du sérum sanguin. La proportion de cette substance variait entre 0,108 et 1,450 pour 100. Quand on faisait filtrer du lait bouilli, on ne trouvait dans le liquide filtré, même sous l'action des acides acétique ou nitrique, que des traces d'une matière albuminoïde, ce qui s'explique si l'albumine du lait s'est coagulée pendant l'ébullition.

Nous verrons bientôt que ces derniers résultats sont inexacts. Mais il n'en est pas moins vrai que de l'ensemble de ces expériences paraît ressortir avec évidence l'existence dans le lait d'une substance analogue à l'albumine, ayant comme elle la propriété de se coaguler dans une liqueur neutre sous l'action de la chaleur.

Presque tous les chimistes ont adopté cette opinion. Malheureusement, chez beaucoup d'entre eux, cette notion, très nette en théorie, s'obscurcit singulièrement dans la pratique, et presque toutes les analyses de lait n'hésitent pas à compter comme albumine les flocons qui se précipitent, quand, après avoir séparé à froid la caséine du lait par l'action d'un acide, on fait bouillir le sérum obtenu. Ce qui se précipite alors, ce n'est pas l'albumine, c'est le sérai, ou bien, si on ne veut pas de ce mot, le mélange complexe d'albumine et de caséine que met en évidence l'expérience de Hoppe-Seyler dont les résultats sont indiqués plus haut. Les nombres qu'on obtient ainsi ne se rapportent à rien de précis, et ne valent pas la peine qu'on se donne pour les obtenir.

IV. *Albuminose* (1). — Nous avons vu Hoppe
Seyler signaler dans le lait filtré, débarrassé de sa
caséine et de son albumine, l'existence d'autres
substances azotées qu'il désigne sous le nom général de matières extractives, sans insister davantage sur leur nature.

Bouchardat et Quévenne avaient auparavant
reconnu aussi que le sérum ne donnant plus rien
par l'action combinée de la chaleur et des acides,
précipite encore par le tannin, ou lorsqu'on y
ajoute trois volumes et demi d'alcool à 90°. Ils
ont appelé *albuminose* le corps qu'on obtient
ainsi, et en ont trouvé 0,111 pour 100 dans un
lait de vache qui renfermait en tout 4,006 pour 100
de matières albuminoïdes.

Cette albuminose paraît à son tour identique
avec une matière décrite en 1854 par Morin, sous
le nom de *galactine*. Ni l'une ni l'autre n'ont
pénétré sérieusement dans la science, et nous ne
les signalons que comme un exemple nouveau de
cette tendance fâcheuse, si fréquente lorsqu'il
s'agit des matières albuminoïdes, d'imposer un
nom spécial aux substances précipitées par l'action
d'un réactif quelconque, sans se demander d'autres renseignements sur leur individualité.

Ajoutons que Morin signalait en outre, dans le
sérum débarrassé de galactine, une nouvelle substance azotée qu'il avait crue être de la gélatine,
mais qui était plus probablement identique avec
la suivante.

V. *Lactoprotéine* (2). — Dans le petit-lait sur
lequel on a épuisé l'action de la chaleur et des

(1) Morin, *Journal de phys. et de chim.*, t. XXV, 1854.
— Bouchardat et Quévenne, *loc. cit.*, 1857. — Hoppe,
loc. cit., 1859.
(2) Millon et Commaille, **Nouv. Subst. albumin. cont.**

acides, Millon et Commaille ont signalé une
substance que le bichlorure de mercure ne précipite pas, qui ne possède même plus, d'après
eux, la réaction caractéristique des matières albuminoïdes, de rougir par le nitrate acide de mercure, mais que le réactif de Millon précipite ne
flocons abondants, insolubles dans l'eau, l'alcool
et l'éther, solubles seulement dans un excès du
réactif. Ces savants l'ont nommée *lactoprotéine*,
ont même donné le moyen de la doser, et en ont
trouvé, dans le lait de vache, des quantités qui
ont varié entre 2 gr. 90 et 3 gr. 42 par litre.

Remarquons que cette lactoprotéine précipite,
comme l'albuminose de Bouchardat et Quévenne,
par le tannin et l'alcool; que l'albuminose, de son
côté, donne des flocons abondants avec le réactif
de Millon. Rien n'autorise donc à croire que ces
deux substances soient différentes, et de fait
Kirchner, qui les a comparées, trouve qu'elles
sont identiques. Nous avons vu tout à l'heure un
même nom donné à deux précipités différents,
l'albumine et le sérai. Voici le cas d'un même
précipité doté de deux noms différents, et même
de trois, car nous allons le voir porter encore
celui de *protéine du petit-lait.*

VI. *Protéine du petit-lait* (1). — Hammarsten
a appelé de ce nom (*Molkenprotein*) une substance
qu'on trouve dans le petit-lait, après l'avoir traité
successivement par la présure et par la chaleur

le lait, C. R., t. LIX, 1865. — Ssubotin, *Z. Frage d.
Anwesenheit d. Peptone im Blut-und Chylusserum. (Hen-
le's Zeitschr. f. rat. Mediz.,* t. XXXIII et XXXV, 1868 et
1869.) — Kirchner, *Beitr. z. Kenntniss d. Kuhmilch und
ihrer Bestandth.* Dresde, 1877.
(1) Hammarsten, *Milchzeitung,* 1875.

aidée des acides. Cette substance, qui n'est ni de la caséine ni de l'albumine, précipite comme l'albuminose et la lactoprotéine par le tannin, l'alcool et le réactif de Millon. Rien ne permet de l'en distinguer. Si M. Hammarsten a cru devoir lui donner un nom nouveau, c'est qu'il lui attribue une tout autre origine que Millon et Commaille. Ceux-ci croyaient qu'elle préexiste dans ce lait. Hammarsten la considère comme produite, pendant l'opération destinée à la fournir, par une sorte de dédoublement de la matière albuminoïde du lait. Sa façon de concevoir l'action de la présure est en effet la suivante. La caséine du lait, sous l'influence de la diastase ajoutée, et dans de certaines limites de température, se partage en deux nouvelles substances. La plus importante comme poids est insoluble en présence du phosphate de chaux dissous dans le lait, et se précipite à l'état de coagulum, en s'unissant à des quantités de ce sel variables suivant les circonstances. L'autre partie de la caséine reste en solution à l'état de protéine du petit-lait.

Le lait se coagule sans présure et sans acides, lorsqu'on le chauffe pendant quelque temps à 130° ou 140° en vases clos. Il n'est besoin que de le porter à 115° ou 120° lorsqu'on l'a d'abord saturé à froid d'acide carbonique, comme je l'ai montré. Dans le sérum de cette coagulation, Hammarsten a retrouvé sa protéine du petit-lait, et lui attribue la même origine, un dédoublement de la caséine sous l'influence de la chaleur. Nous aurons bientôt à juger cette théorie de la coagulation; il est bon de l'avoir rencontrée sur notre route.

VII. *Peptones* (1). — Les travaux que nous

(1) Hammarsten, *loc. cit.* — Kirchner, *loc. cit.*

venons de résumer ayant laissé assez confuse la question de la matière albuminoïde du lait, il eût été surprenant de ne pas voir apparaître, pour l'éclairer, la question encore plus confuse des peptones. Ce qu'on a étudié et cherché à caractériser jusqu'ici sous ce nom est en général un mélange de matières albuminoïdes intactes avec les produits de leur transformation, d'abord sous l'action des diverses diastases, ensuite et surtout sous l'action des microbes intervenus pendant l'opération. Certaines des réactions des peptones sont celles de la matière albuminoïde plus ou moins complexe qu'elles renferment toutes, certaines autres sont celles de ses produits de dédoublement.

Quoi qu'il en soit, Hammarsten trouve que sa protéine ressemble beaucoup aux peptones, mais est moins facilement précipitable qu'elles. Kirchner trouve qu'elle leur est tout à fait identique. Ceci l'amène à douter de l'opinion d'Hammarsten à son sujet. Sans doute, on sait que la chaleur seule peut produire des peptones. Il en est de même des acides, d'après les expériences de Ssubotin. Enfin, il n'est pas étonnant non plus de voir des peptones produites par la présure, que l'on confond encore si souvent avec la pepsine. Mais Kirchner retrouve de la caséine du petit-lait, et par suite des peptones, dans du lait traité par l'alcool jusqu'à élimination complète de la caséine et de l'albumine, filtré à ce moment, et traité à nouveau soit par un excès d'alcool, soit par le tannin. Dans ce cas, on n'a pourtant mis en jeu aucune influence formatrice de peptones. Kirchner conclut donc que les peptones préexistent dans le lait, qu'elles constituent l'élément important de sa valeur nutritive, et que les degrés divers de digestibilité des laits de diverses espèces, tels, par exemple, que celui de vache et celui de femme, sont précisément en rapport avec leur richesse normale en peptones.

On voit que la question de la nature de la matière albuminoïde du lait s'étend et prend de l'importance. Mais, avant de pénétrer plus avant dans son étude, nous devons remarquer le caractère essentiellement contingent de toutes les expériences que nous venons de passer en revue. Elles reviennent toutes plus ou moins à essayer sur le lait l'action d'un réactif convenable, et à donner un nom au produit qui en résulte, sans se demander si c'est une espèce chimique, si même la réaction qui le fournit le précipite en entier, et s'il ne reste pas par suite dans la liqueur une portion du même corps, qui, précipitée par l'action d'un réactif différent, sera aussi revêtue, elle, d'un nom spécifique. On n'arriverait à rien avec de pareils procédés dans la chimie minérale, où les réactions ont pourtant un caractère très marqué de netteté et de constance. Que peut-on en attendre dans l'étude des matières albuminoïdes, qui sont si instables, si mal définies, qui passent de l'une à l'autre par des transitions si insensibles, dans l'étude de cette caséine en particulier dont, après Mitscherlich, j'ai montré que les réactions les plus caractéristiques étaient une fonction si complexe de la nature des éléments minéraux présents avec elle dans la liqueur ?

Nous allons trouver un exemple plus remarquable de cette tendance à considérer comme une espèce chimique et à nommer d'un nom spécial les produits de l'action de divers réactifs sur le lait, en résumant le dernier mémoire publié sur la matière par MM. Danilewski et Radenhausen (1).

Pour ces savants, la caséine n'existe pas comme espèce distincte. Ce qu'on appelait jusqu'ici de ce nom, c'est-à-dire le produit bien lavé et dégraissé de l'action de l'acide chlorhydrique étendu sur le lait est pour eux un mélange de caséoalbumine et de protalbine, qu'on sépare l'une de l'autre par des traitements soigneux et répétés avec de l'alcool à 50°, dans lequel la caséoalbumine reste insoluble.

La *Caséoprotalbine* se précipite par le refroidissement des liquides alcooliques filtrés. Elle est tout à fait pure si l'alcool ne contenait pas d'ammoniaque et si la caséine a été bien débarrassée d'acide. Elle ne renferme pas de cendres, tandis que la caséoalbumine en contient 1,14 pour 100. Elle contient aussi environ 1,14 pour 100 de soufre. C'est un peu moins que la caséoalbumine, ce qui pourrait être un caractère intéressant, mais c'est aussi moins que la protalbine retirée par les mêmes procédés de l'albumine d'œuf. Il peut donc y avoir des protalbines renfermant des quantités différentes de soufre, et dès lors ce caractère est sans valeur, à moins qu'on ne veuille dire que la protalbine du lait est différente de la protalbine de l'œuf. Mais alors pourquoi leur donner le même nom? et, si on leur donne des noms différents, que devient la classification de M. Danilewski, et où s'arrêter dans cette création indéfinie d'espèces?

(1) A. Danilewiski, *Zur Kenntniss d. chem. Konstit. der Eiweisskoerper.* (*Ber. d. Petersburg. naturf. Gesellschaft,* 1879, et *Archives de Genève,* 1881.) — A. Danilewski et Radenhausen, *Untersuch. über d. Eiweisstoffe d. Milch. Petersen's Forschungen,* 1880.

Passons à *l'albumine des globules gras*. Les deux matières que nous venons de signaler sont les seules que contienne la caséine. Il y en a une autre dans les globules gras. Celle-ci renferme beaucoup de cendres (3,48 pour 100 dans un cas) et ces cendres contiennent du soufre, du calcium, du fer et de l'acide phosphorique.

Enfin dans le sérum séparé au moyen de l'acide phosphorique, MM. Danilewski et Radenhausen ont encore trouvé quatre matières albuminoïdes : *l'orroprotéine* soluble dans les solutions très étendues de soude, renfermant 1,02 pour 100 de soufre et 0, 89 pour 100 de cendres où on trouve du phosphate de chaux et du fer ; *l'albumine du sérum* qui se distingue de la caséoalbumine par son insolubilité dans les acides et les alcalis étendus et par sa richesse en fer ; la *lactosyntoprotalbine*, soluble dans les acides étendus. Enfin, le *lactosyntogène* soluble dans l'alcool à 40° chaud, et qui est un corps intermédiaire entre ceux qui précèdent et les peptones. Ce n'est pas tout, ces *peptones* existent aussi, précipitables par le sousacétate de plomb. On y trouve même une *peptone vraie*, une *pseudopeptone* et du *syntogène.*.

Au point de vue théorique, l'essence de ce travail, consciencieux du reste, se résume en ceci. On prend trois réactifs : deux à actions opposées, les acides et les alcalis étendus, qui servent, suivant les cas, à la précipitation ou à la redissolution ; un troisième, de caractère intermédiaire, l'alcool à 50°, qui peut servir à fractionner le produit des deux autres, et on soumet à leur action la substance qu'il s'agit d'étudier. Si ces réactifs sont convenablement choisis, et si on prend le parti d'appeler d'un nom particulier tout corps ou tout mélange qui se comporte différemment vis-à-vis d'eux, il est facile de voir qu'on peut, à leur aide, trouver dans le mélange auquel on les applique huit corps différents.

Soient en effet *a*, *b* et *c* ces trois réactifs. Marquons d'un trait horizontal la propriété de ne pas précipiter ou de se dissoudre dans l'un quelconque d'entre eux, d'un trait vertical la propriété inverse, nous pouvons, par la combinaison de ces traits, déterminer huit groupes différents représentés dans le tableau suivant.

	a	*b*	*c*
1	│	│	│
2	│	│	—
3	│	—	│
4	—	│	—
5	│	—	—
7	—	—	│
8	—	—	—

Il y a donc possibilité, si on le veut bien, de distinguer huit corps différents. Tous ne se trouveront pas d'ordinaire. Quand il s'agira des composés minéraux, il arrivera souvent qu'on n'en aura qu'un. Mais avec des réactifs peu énergiques et des substances aussi plastiques que les matières albuminoïdes, le nombre théorique pourra se réaliser ou à peu près, et il est remarquable que MM. Danilewski et Radenhausen s'en soient au moins beaucoup rapprochés.

Le côté défectueux de ce système de travail est facile à saisir. Prenons trois réactifs nouveaux, remplaçons les alcalis étendus de MM. Danilewski et Radenhausen par une solution de phosphate de soude, qui à beaucoup d'égards présente les mêmes propriétés vis-à-vis des matières albuminoïdes, remplaçons de même les acides par une dissolution de chlorure de calcium qui précipite aussi la caséine, enfin l'alcool à 5o° par de l'eau ordinaire. Les notions que nous avons déjà sur l'action de ces trois réactifs sur le lait nous permettent de prévoir que nous pourrons encore en séparer un certain nombre de corps, que nous aurons autant de droit que MM. Danilewski et Radenhausen à doter de noms spéciaux et de considérer comme entrant dans la constitution du lait.

A vrai dire, même, l'hypothèse que nous venons faire n'est pas seulement théorique. Nombreux sont les travaux dans lesquels cette méthode défectueuse a été mise en œuvre et où l'emploi de réactifs divers a conduit à proposer des classifications diverses, dans lesquelles ont naturellement trouvé place des noms spéciaux. Il y a en résumé dans cette méthode un leurre dont celui qui l'emploie est la première victime. Avant d'accorder le droit de cité aux divers produits de l'action des réactifs sur les matières albuminoïdes, il faut, par une étude attentive, se renseigner sur le caractère essentiel ou contingent de leurs propriétés. C'est ce que nous allons essayer de faire, et c'est ici que nous rencontrons une conclusion pratique que nous allons utiliser.

Cette conclusion, c'est que le travail de MM. Danilewski et Radenhausen n'ayant fait que proposer une autre classification des matériaux contenus dans le lait, les objections que nous aurons à faire à la classification ancienne auront une portée tout à fait générale. Si nous démontrons que la caséine authentique peut prendre les propriétés du sérai, de l'albumine, de la lactoprotéine, etc., il sera clair qu'elle présentera aussi les propriétés qui, si on les avait étudiées par les procédés de MM. Danilewski et Radenhausen, auraient pu y faire découvrir les diverses espèces que ces savants ont cherché à caractériser dans leur travail.

En prenant pour types de comparaison les types les plus anciens et les plus accrédités, nous y gagnons en outre que ces types sont moins nombreux et plus nets que les plus récents. En les envisageant en effet dans leur ensemble, et en laissant pour le moment de côté quelques contradictions qu'une étude soigneuse pourrait relever, nous nous trouvons conduits à admettre l'existence dans le lait de trois matières albuminoïdes différentes :

1° Une matière précipitant par la chaleur dans une liqueur neutre, et qu'on peut, à raison de ce fait, appeler albumine ;

2° Une matière, la caséine, qui se précipite à chaud ou à froid sous l'action des acides. Rien ne nous autorise, en effet, à séparer la portion de caséine qui se précipite par la chaleur de celle qui se précipite à froid sous l'action des acides. Comme nous l'avons fait observer, il ne faut pas demander aux réactions des matières albuminoïdes le caractère des réactions les plus typiques de la chimie minérale ;

3° Une matière, qui ne précipite ni par la chaleur employée seule, ni par la chaleur et les acides. Ce sera l'*albuminose* de Bouchardat et Quévenne, la *lactoprotéine* de Millon et Commaille, la *protéine* du *petit-lait* de Hammarsten, les *peptones* de Kirchner : nous lui donnerons pour le moment son nom le plus connu, celui de *lactoprotéine*.

Ce que je veux chercher à démontrer, c'est que l'albumine du lait, sa caséine et sa lactoprotéine ne sont qu'une seule et même chose, de la caséine à des degrés divers de solution.

CHAPITRE VII

CASÉINE DU LAIT

Dans le chapitre précédent, nous avons vu mettre en œuvre deux catégories d'arguments pour prouver l'existence dans le lait de diverses matières albuminoïdes. Les uns sont de l'ordre chimique, et résultent de l'action comparée sur le lait de réactifs divers. Les autres sont de préférence de l'ordre physique et résultent de phénomènes de filtration à travers des substances poreuses. Je voudrais montrer dans ce chapitre que les premiers ont un caractère décevant qui enlève toute solidité aux conclusions qu'on en tire, et que les seconds, comme les premiers, conduisent à la conclusion qu'il n'y a dans le lait, à proprement parler, qu'une seule matière albuminoïde, que nous appellerons naturellement de son ancien nom de *caséine*.

Nous ne pouvons mieux faire, pour nous rendre compte de la valeur vraie qu'il faut attacher aux réactions en apparence les plus fondamentales des matières albuminoïdes, que de nous poser et d'essayer de résoudre cette question. Y a-t-il réellement de l'albumine dans le lait ?

I. — Y a-t-il de l'albumine dans le lait?

On admet assez généralement qu'il y a de l'albumine en solution dans le lait. Examinons de près les réactions que l'on invoque en faveur de cette opinion.

La plus probante est celle que l'on provoque en saturant le lait de sulfate de magnésie, qui détermine à froid la formation d'un coagulum. On admet que ce coagulum retient la totalité de la caséine. Comme le liquide filtré précipite vers 60 degrés par l'action de la chaleur, on dit qu'il renferme de l'albumine, et on attribue au sulfate de magnésie la propriété de séparer la caséine de l'albumine dans les dissolutions.

L'expérience faite ainsi que nous venons de le dire, laisse un doute. On peut dire que l'albumine qu'on précipite à 60 degrés provient d'une transformation de la caséine sous l'influence de la magnésie, et ne préexistait pas dans le lait. Mais voici un moyen d'éviter cette difficulté d'interprétation :

On précipite par un excès de sulfate de magnésie deux volumes égaux d'un même lait, dont l'un a été bouilli, et l'autre non. Puis on filtre. On obtient ainsi deux liquides dont l'un, celui qui provient du lait non bouilli, précipite par la chaleur, tandis que l'autre se trouble à peine. Quoi de plus naturel que de conclure que l'albumine y a été coagulée par l'ébullition préalable qu'il a subie, tandis qu'elle est restée intacte dans l'autre et a pu être séparée par l'action du sulfate de magnésie? La conséquence paraît irréfutable.

C'est une expérience analogue à celle de Zahn, que nous avons relatée au chapitre précédent.

Action du sulfate de magnésie sur le lait. — Examinons pourtant cette expérience de près, et demandons-nous sur quoi repose la conclusion qu'on en tire.

Le coagulum produit par un excès de sulfate de magnésie retient-il toute la caséine ? Non, car le liquide filtré, chauffé pour séparer l'albumine, filtré à nouveau, et additionné d'une goutte d'acide acétique, donne encore un dépôt floconneux. Il renferme donc une substance qui résiste à l'ébullition et se précipite par l'action des acides. C'est de la caséine. Le coagulum ne l'avait donc pas toute retenue. Il y en avait avant la précipitation de l'albumine, il en reste après.

Le coagulum produit par un excès de sulfate de magnésie ne renferme-t-il que de la caséine. Non, car si on le redissout dans l'eau, on obtient un liquide opaque comme du lait, passant bien au travers des filtres, et se troublant abondamment avant l'ébullition comme les liquides albumineux. Si même on a ajouté assez d'eau pour que le volume soit égal à peu près à deux fois et demie le volume du lait primitif, cette dissolution, qui. d'après l'hypothèse acceptée plus haut, ne devrait renfermer que de la caséine, se trouble à 60 degrés comme l'albumine, et abandonne la presque totalité de ce qu'elle renfermait.

Il résulte de là que la caséine jouit de la propriété de se coaguler avant l'ébullition, quand elle est en présence d'une certaine quantité de sulfate de magnésie. A froid, le lait se coagule en présence de 50 pour 100 de sulfate de magnésie; à 60 degrés, il ne lui en faut que 20 pour 100. Il ne lui en faut que 10 pour 100 à 100 degrés, et, dans tous les cas, c'est le même phénomène qui s'accomplit.

Mais alors s'évanouit la seule raison que nous ayons de croire à l'existence de l'albumine. Notre lait, saturé à froid de sulfate de magnésie, n'a pas laissé déposer toute sa caséine; il en contient encore une portion qui se précipite si on chauffe, puisqu'elle se trouve en présence d'une dose de sel trop élevée, et c'est cette portion que nous avons prise pour de l'albumine. Cette deuxième précipitation n'enlève pas encore toute la caséine, il en reste qu'on ne sépare qu'à 100 degrés par l'action des acides.

De même le précipité de caséine obtenu à froid peut être redissous si, en ajoutant de l'eau, on diminue la proportion de sulfate de magnésie; mais si on chauffe, la dose de ce sel qui permettrait la solution à froid ne la permettra plus à chaud, et on obtiendra un précipité, à des températures variables avec les proportions de sel ou d'eau, au moment où les deux actions combinées de la proportion de sel et de la chaleur pourront détruire l'équilibre instable de la liqueur. Même résultat si, au lieu de chauffer, on ajoute de nouvelles quantités de sulfate de magnésie; c'est toujours le même antagonisme.

Concluons donc que le sulfate de magnésie est incapable de nous servir à démontrer dans le lait a présence de l'albumine. Si nous acceptons cette conclusion, nous sommes dispensés par là même d'examiner à ce point de vue la double expérience faite tout à l'heure avec du lait bouilli et du lait non bouilli. Il est évident qu'on ne peut tirer un argument, en faveur de la présence de l'albumine, de la différence entre deux actions dont aucune n'a de relation étroite avec le fait à démontrer.

Nous devons seulement conclure que, puisque le liquide filtré provenant de la coagulation du lait bouilli ne précipite pas par la chaleur, tandis que l'autre donne un trouble notable, c'est que la caséine bouillie est plus insoluble dans les solutions de sulfate de magnésie que la caséine non bouillie ; en d'autres termes, que le lait bouilli, bien qu'il n'ait pas subi de changements apparents, n'est pas identique à du lait qui n'a pas subi l'ébullition. C'est là un fait qu'a depuis longtemps révélé la différence de goût et de digestibilité des deux laits, mais qui se trouve, je crois, mis pour la première fois en évidence par une réaction *in vitro*. La transformation subie par la caséine est d'ailleurs de l'ordre de toutes les actions qu'exerce la chaleur sur les matières albuminoïdes, qu'elle rend plus compactes et plus insolubles, de sorte que rien dans les analogies n'empêche d'accepter notre interprétation.

S'il restait d'ailleurs quelques doutes sur cette prétendue faculté du sulfate de magnésie de séparer l'albumine de la caséine, voici qui les lèverait : c'est que tous les sels neutres paraissent se comporter vis-à-vis du lait comme le sulfate de magnésie. Avec tous ceux que j'ai étudiés, le lait se coagule à des températures variables avec la proportion de sel, décroissantes quand cette proportion augmente. Il faut donc, ou les investir tous de la propriété d'effectuer une séparation aussi délicate que l'est certainement la séparation de la caséine et de l'albumine, ou bien ne voir dans tous ces phénomènes que diverses manifestations d'une propriété générale, qui, par son caractère, rappelle bien plus l'idée d'un fait physique, comme l'endosmose, que celle d'une action chimique.

La puissance des métaux sous ce rapport va en croissant des métaux alcalins aux métaux alcalino-terreux et aux métaux terreux. Pour les autres métaux, l'étude est plus difficile : leurs sels étant rarement neutres, leur action se complique de celle de l'acide ou de la base dont la réaction prédomine.

Cependant il en est qui peuvent agir sous un poids si faible, que cette réaction n'a aucune influence. Tel est le chlorure de zinc, qui, en proportions très faibles, laisse le lait intact à froid, mais le précipite à chaud, et se comporte, par suite, comme les sels alcalino-terreux. En poussant plus loin dans la série des métaux, on rencontre les actions déjà connues des sels de plomb ou de mercure, dont l'effet se trouve ainsi rattaché à une sorte de loi générale.

L'étude des mélanges salins nous ramènerait aux mêmes conclusions : leurs actions sont tout aussi contingentes que celles des sels isolés, et il n'est pas moins impossible d'en tirer des moyens sûrs de distinction des matières albuminoïdes. Donnons-en seulement un exemple.

Précipitons, par exemple, du lait froid par le sulfate de magnésie, et jetons le tout sur un filtre. Quand le coagulum est bien égoutté, redissolvons-le dans l'eau, et comme nous obtenons ainsi un liquide trouble, filtrons-le de nouveau à clair. Ce liquide limpide se trouble à froid, si on y ajoute un excès de sel marin; en prenant au pied de la lettre les réactions indiquées pour les diverses matières albuminoïdes, on pourrait dire qu'il renferme de la *myosine*; c'est pourtant toujours de la caséine qu'il contient, car il se trouble aussi par le sulfate de magnésie, et, à un certain degré de concentration, par l'action de la présure.

Enfin et pour confirmer l'interprétation que nous avons donnée de l'action des sels sur la caseine, disons qu'elle s'exerce de la même façon sur l'albumine, et que nous avons le droit de la dépouiller par suite de tout caractère spécifique.

Nous arrivons donc par deux voies différentes, à cette même conclusion, qu'on ne peut trouver dans l'action du sulfate de magnésie aucun argument convaincant en faveur de la présence d'une matière albuminoïde autre que la caséine dans le lait normal.

II. — *Y a-t-il dans le lait autre chose que de la caséine ?*

Arrivons maintenant aux arguments tirés des phénomènes de filtration pour démontrer l'existence dans le lait d'autres matières albuminoïdes que la caséine.

Dans le premier chapitre de cet ouvrage, j'ai démontré qu'une portion de la caséine du lait y est à l'état de véritable suspension. Cette idée n'est pas nouvelle dans la science (1). Quévenne et Bouchardat, Donné, Millon et Commaille parlent déjà de caséum suspendu et de caséum dissous. Nous avons vu les premiers retirer, par simple filtration du lait sur plusieurs doubles de

(1) Quévenne et Bouchardat, Millon et Commaille, *loc. cit.* — Soxhlet, *Journal f. prakt. Chemie*, 1872, t. VI. — Hoppe, *Pflüger's Archiv f. Physiol.*, t. VII, p. 414, remarque. — Zahn, *loc. cit.* — Hammarsten, *loc. cit.* — . Lehmann, *loc. cit.*

papier un sérum limpide, transparent, tandis qu'il restait sur le filtre une masse opaque et plus gélatineuse. Plus tard, nous avons vu Zahn arriver à une séparation plus parfaite par l'emploi d'un filtre de terre poreuse au travers duquel l'eau passait sous pression. Mais contre la conclusion à tirer de ces deux expériences, on avait fait une double objection.

L'une provenait du rôle de la matière grasse dans le phénomène. Zahn avait eu pour but de distinguer la caséine du lait de l'albuminate de soude, en montrant que le dernier passait plus facilement que l'autre au travers des filtres de porcelaine dégourdie, et Soxhlet avait répondu en attribuant la différence observée aux globules butyreux qui obstruent les pores du filtre, et en montrant que les solutions d'albuminate de soude émulsionnées avec une matière grasse filtrent aussi difficilement que la caséine du lait. Dans cette expérience, on ne peut pas dire pourtant que l'albuminate de soude soit en suspension.

Une autre objection était tirée des phénomènes d'adhésion capillaire qui se passent au contact de certains liquides et de certains solides. Il est de ces derniers qui, par exemple, se teignent de matières colorantes en solution parfaite dans un liquide, et laissent passer incolores les premières gouttes que l'on fait filtrer au travers de leur substance.

Pour Soxhlet, pour Hoppe-Seyler, la caséine du lait est simplement à l'état de corps fortement gonflé (*im stark aufgequollenen Zustande*). Hoppe-Seyler tire cette conclusion de ce que la caséine n'est pas diffusible. Soxhlet s'appuie sur ce que les alcalis caustiques, le carbonate et le phosphate neutre de soude, précipitent le lait. Comme ces corps sont des dissolvants de la caséine, ils ne peuvent, dit-il, la précipiter. Ils déterminent seulement dans le sérum la formation d'un fort précipité de phosphate de chaux, qui entraîne mécaniquement la caséine. Pour que celle-ci subisse cette action, il faut qu'elle ne soit pas en solution. Ce précipité de caséine n'est d'ailleurs pas un précipité réel, en ce sens que la caséine n'est pas devenue insoluble dans l'eau, car un simple lavage la sépare. Telles sont les raisons de Soxhlet. Il n'est pas besoin d'en faire remarquer le caractère peu probant.

Aussi cette notion de caséine en suspension dans le lait, qui est d'ailleurs en contradiction avec ce que l'on croit savoir sur le mécanisme de la sécrétion de ce liquide, n'était pas en faveur parmi ceux qui s'occupaient de ce sujet. Il fallait, pour la mettre hors de doute, montrer que dans du lait abandonné à lui-même, en dehors de toute substance étrangère, en dehors aussi de l'ingérence des microbes, la caséine tombait au fond du vase, comme un corps solide, en vertu des lois de la pesanteur. C'est cette démonstration que je crois avoir donnée pour la première fois.

Il est nécessaire maintenant de préciser par un dosage les conditions du phénomène. Du lait normal, bouilli, a été abandonné à lui-même pendant un temps suffisant pour que la caséine ait pu se déposer au fond du vase. On a siphonné alors avec précaution la couche profonde renfermant la caséine déposée, et on l'a ainsi séparée de la couche moyenne que surnage la crème, couche d'aspect et de transparence cornée, d'où la caséine en suspension a disparu. 10 centimètres cubes de la couche profonde, beaucoup plus visqueuse que l'autre, évaporés et séchés à 110°, ont laissé

12,3 pour 100 de résidu; 10 centimètres cubes de la couche moyenne en ont laissé dans les mêmes conditions 8,8 pour 100 seulement. La différence est de 3,5 pour 100. Mais elle n'est pas imputable en entier à la caséine. Malgré un repos de quatre ans, il était resté de la matière grasse dans la couche inférieure, ce qui prouve, en passant, avec quelle ténacité la caséine la retient. Une analyse plus complète a montré qu'il y avait 2,3 pour 100 de caséine dans la couche supérieure et 5,5 pour 100 dans la couche inférieure. La différence dans les proportions de caséine est donc de 3,2 pour 100. Les volumes des deux couches ayant été à très peu près égaux, on voit que la caséine en suspension était dans la proportion de $3,2/2 = 1,6$ pour 100, sur 3,9 p. 100 de caséine totale que renfermait le lait.

Les 2/5 environ de la matière albuminoïde de ce lait étaient donc à l'état de simple suspension. J'ajoute, pour n'avoir pas à y revenir, que c'est cette partie solide du lait qui mérite le plus authentiquement de porter le nom de *caséine :* elle jouit de toutes les propriétés chimiques de cette substance, et se trouve naturellement à cet état de coagulum gélatineux que l'autre portion de caséine ne prend que sous l'action de certains corps.

Arrivons maintenant à l'étude du liquide qui a laissé déposer ce précipité en suspension. Il est encore assez fortement opaque, bien qu'il se soit débarrassé de caséine solide et qu'il ait laissé monter toute sa crème. Rougeâtre par transmission, il est gris bleuâtre par réflexion. Il renferme de la caséine qui forme pellicule quand on l'évapore, comme le fait le lait. Une goutte de dissolution de chlorure de calcium opacifie la liqueur et la fait se prendre au bout de quelque temps en

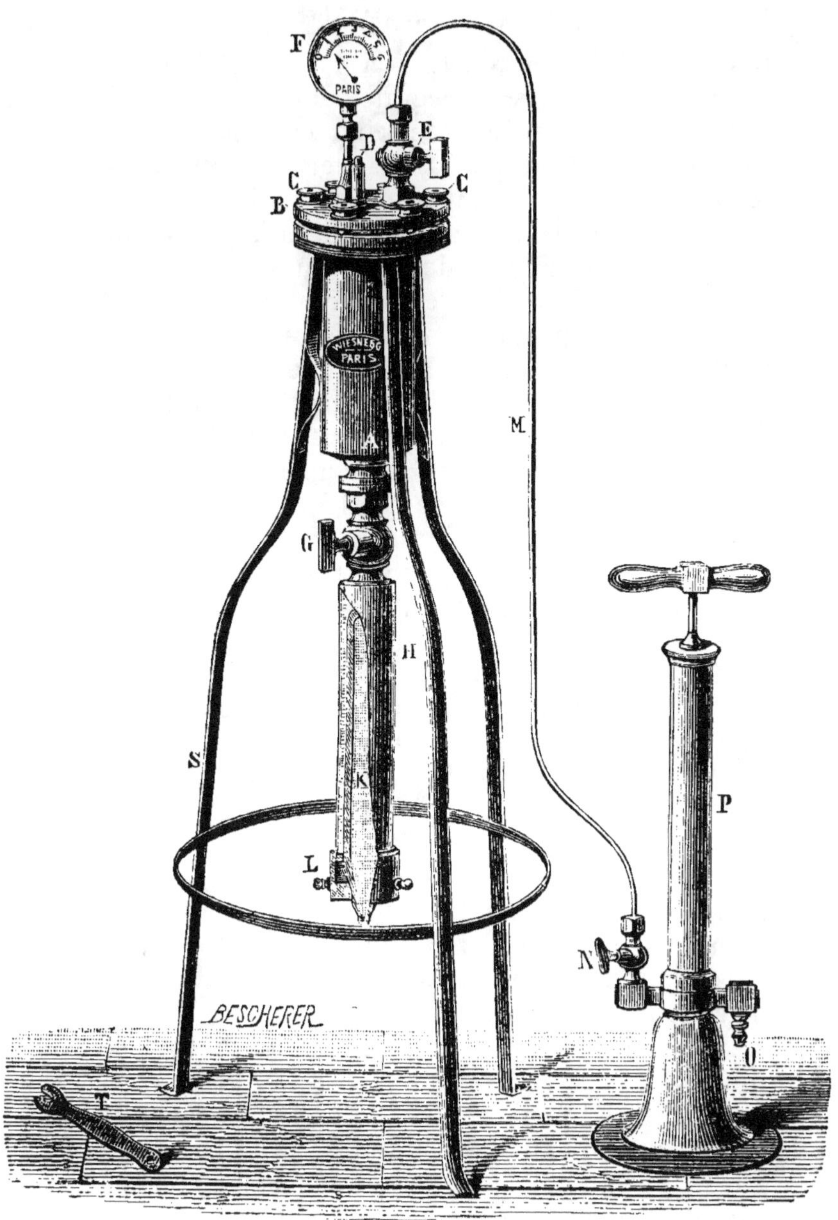

Fig. 2. — Filtre simple pour stérilisation des liquides à froid.

une masse gélatineuse. Elle a l'air parfaitement homogène, et passe intégralement à travers les filtres de papier. Mais on peut en séparer une substance nouvelle par un moyen encore purement physique, en ayant recours à la filtration au travers de parois poreuses, inaugurée par Zahn en 1869 dans cet ordre de recherches.

Cette filtration doit être faite avec la précaution essentielle, trop souvent négligée jusqu'ici, d'éviter d'une façon absolue l'ingérence des microbes. Ceux-ci, nous le verrons, sécrètent des diastases, dont l'une coagule la caséine sans rien changer à la réaction du lait, dont l'autre amène la caséine à un état tout différent de celui qu'elle a dans le lait frais. En outre, par leur procès vital, par l'acte de leur nutrition, ces microbes agissent sur les produits assimilables que leur a fournis l'action de leurs diastases pour y amener des transformations plus ou moins profondes. Toutes les contradictions rencontrées jusqu'ici dans l'emploi de la méthode de filtration par des cloisons poreuses tiennent en partie à ce qu'on ne s'est pas mis suffisamment en garde contre la présence de ces ferments de la caséine.

On arrivera à ce résultat en employant une bougie filtrante Chamberland (fig. 2) fixée solidement au fond d'un récipient métallique épais, mis en communication, par son couvercle, avec une machine à compression. Dans ce récipient on met soit du lait recueilli à l'abri des microbes, soit, ce qui revient au même, comme nous le verrons, du lait bouilli. Quand on n'a pas besoin de recueillir une grande quantité de liquide, et qu'il ne fait pas trop chaud, on peut se contenter d'opérer sur du lait venant de la traite et refroidi aussitôt. Les microbes qu'il contient ne produisent pas d'effet sensible au bout de quelques heures, et comme on a d'avance stérilisé la bougie, le liquide qu'on en retire s'il est reçu dans un vase aussi stérilisé, peut rester indéfiniment limpide.

On peut aussi, ce qui sera souvent plus simple, se servir de vases poreux pour les piles. On les prend d'un petit modèle pour éviter les fêlures ou fissures, assez fréquentes dans les grands vases, et qui en laissant passer du lait en nature, louchiraient le liquide filtré et fausseraient les résultats. Ceux que Zahn a obtenus dans ses recherches sur ce sujet ont certainement été troublés par cette erreur expérimentale. On choisit de préférence un vase vernissé à sa partie supérieure, et par cela plus résistant. On y enfonce un bouchon de caoutchouc relié à la machine pneumatique, et on immerge le tout dans le lait. L'expérience sera acceptable lorsque le liquide qu'on retirera sera parfaitement limpide. Ce liquide est d'ailleurs identique à lui-même quel que soit le procédé qui l'a fourni. Voici, en effet, le résultat de la comparaison de deux liquides retirés d'un même lait.

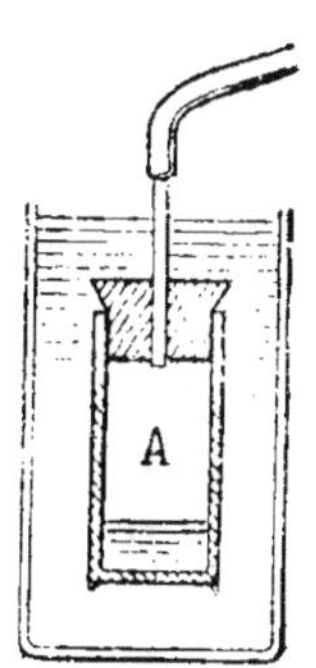

Fig. 3. — Appareil à filtrer le lait au moyen du vide.

	Tube poreux.	Vase poreux.
Sucre de lait et caséine....	5.33 p. 100	5.32 p. 100
Cendres	0.53 —	0.53 —
	5.86 p. 100	5.85 p. 100

De quelque façon qu'on opère, du reste, le procédé reste très simple et très pratique. Nous verrons bientôt qu'il y a à cela un certain avantage. Mais ce qui nous intéresse pour le moment, c'est le résultat de la filtration faite dans ces conditions.

1. *Étude du résidu de filtration*

Supposons, pour n'avoir pas à compter avec la matière grasse, que nous opérions sur du lait à peu près complètement écrémé par un repos prolongé. Nous trouverons que ce lait abandonne, sur la paroi extérieure du tube de porcelaine, un enduit visqueux, assez cohérent, d'une couleur blanc grisâtre, et ayant la demi-transparence de la corne. Cette matière est encore de la caséine. Elle est soluble dans l'acide acétique. Finement broyée dans un mortier, et remise en suspension dans l'eau, elle donne un liquide d'aspect assez homogène si le broyage a été complet, renfermant dans le cas contraire quelques flocons en suspension. Ces flocons ne passent pas au travers d'un filtre de papier, mais le liquide filtré, louche, d'un blanc sale, précipite abondamment par les acides, et le précipité se redissout dans un grand excès d'acide acétique. Contrairement à ce que dit Lehmann, il n'est pas du tout nécessaire, pour remettre en suspension et en dissolution dans l'eau la caséine déposée sur les parois du filtre de porcelaine, de la traiter par l'eau de chaux, lorsqu'on a pris les précautions nécessaires pour que le lait ne s'acidifie pas pendant l'opération. La caséine qu'on redissout est donc bien telle qu'elle existait dans le lait, et reprend l'état soluble sans l'intervention d'aucune action étrangère. Il est important de constater ce fait pour les déductions théoriques que nous allons avoir à en tirer, mais au point de vue pratique. on rend en effet l'expérience plus facile et plus complète en dissolvant la caséine déposée dans un liquide légèrement alcalin. L'eau de chaux est préférable à la·potasse ou à la soude, en ce qu'elle donne au liquide un éclat blanc qui rappelle celui du lait. Avec elle, le trompe-l'œil est plus parfait, mais tous les alcalis agissent comme elle. Ils augmentent le caractère muqueux, le gonflement de la caséine, ils diminuent sa cohésion, de même 'que les acides l'augmentent, et avec la caséine, comme avec les autres matières albuminoïdes, la solubilité ou l'insolubilité sont en rapport direct avec les variations dans la cohésion.

Nous trouvons donc en résumé dans le lait, outre la caséine que nous savons y être en suspension, une autre partie de la même substance, qu'on pourrait croire en solution complète en constatant qu'elle passe au travers des filtres de papier, mais qui est incapable de passer au travers d'un filtre en porcelaine dégourdie, et reste à sa surface, sous un état tout à fait pareil à celui que possède naturellement la caséine en suspension.

Il semble donc qu'il n'y ait pas de ligne de démarcation bien tranchée entre la caséine en suspension et la caséine colloïdale. Nous ne les distinguerons pas dans nos analyses. Mais comme le filtre les arrête toutes deux, on peut, en comparant la composition du lait initial avec celle du liquide filtré, savoir quelle est leur proportion totale. De nombreuses expériences m'ont fait voir qu'elles représentent environ les 9/10 de la matière albuminoïde totale du lait.

2. *Étude du liquide filtré.*

Nous arrivons enfin à l'étude du liquide filtré au travers de nos tubes de porcelaine. Il est limpide et à peine coloré. Ainsi qu'on pouvait s'y attendre, il a entraîné avec lui le sucre du lait, une partie des sels. Nous l'étudierons bientôt sous ce point de vue. Ce qui nous intéresse pour le moment est l'étude de sa matière albuminoïde, qui, d'après le chiffre que nous venons de donner, représente environ le 1/10 de celle du lait. C'est dans cette matière albuminoïde que nous allons retrouver l'albumine, la lactoprotéine, et même, à l'occasion, les peptones du résumé historique fait au chapitre précédent.

Ce liquide en effet, absolument neutre, précipité par la chaleur, à une température qui n'est pas toujours, il est vrai, rigoureusement celle de la coagulation de l'albumine de l'œuf, mais enfin il se trouble plus ou moins abondamment avant l'ébullition. Il peut donc être considéré comme renfermant de *l'albumine.*

Il précipite plus abondamment encore, surtout à chaud, lorsqu'il est additionné d'une très petite quantité d'acide acétique. Il faut se garder d'ajouter un excès de ce réactif, qui redissout très facilement le précipité formé. Ce qu'il y a de plus sûr, c'est de le porter sur les parois du tube à essai, un peu au-dessus du niveau du liquide, à l'aide d'un tube capillaire qui n'en laisse couler que très peu à la fois. Cette précipitation par l'acide acétique, la redissolution du précipité prouvent que le liquide renferme encore un peu de caséine. Nous avons, on se le rappelle, confondu sous ce nom le *sérai* de quelques auteurs.

Enfin le liquide, débarrassé par une filtration de son albumine et de sa caséine précipitée à chaud, précipite encore par l'alcool, le sous-acétate de plomb et surtout le réactif de Millon, qui y donne des flocons blancs, jaunissant quand on chauffe, solubles dans un excès. Il contient donc la lactoprotéine de Millon et Commaille. Toute la question à résoudre est d'interpréter la vraie signification de ces diverses réactions.

Reprenons pour cela le tube de porcelaine qui a servi à la filtration, lavons la matière déposée a sa surface de tout ce qu'elle pourrait avoir conservé du liquide primitif en plongeant ce tube dans l'eau qu'on aspire à l'intérieur au moyen de la pression ou du vide, enlevons ensuite cette matière au moyen d'une spatule et, après l'avoir broyée finement, remettons-la en suspension dans l'eau distillée. Nous savons déjà que, filtrée sur le papier, elle laisse écouler un liquide d'où les acides précipitent de la caséine. Mais nous pouvons voir en outre que ce liquide filtré précipite par la chaleur. Il renferme donc de l'albumine, conformément à l'interprétation adoptée, de sorte que la simple mise en suspension dans l'eau de caséine authentique suffirait pour en faire de l'albumine.

Faisons un pas de plus. Filtrons au travers d'un tube de porcelaine cette eau distillée tenant en suspension de la caséine lavée, et cela après quelques heures, de façon à donner à la matière albuminoïde, très lente dans ses évolutions, le temps de se plier à son nouveau milieu. Le liquide limpide précipitera par l'alcool, le sous-acétate de plomb et le réactif de Millon : il renferme donc de la lactoprotéine.

Il est clair que ces résultats n'ont qu'une interprétation possible. L'albumine du lait et sa lactoprotéine ne sont que de la caséine à l'état de solution plus ou moins parfaite dans l'eau.

Il ne nous reste plus, pour terminer ce sujet, qu'à nous demander si dans le liquide filtré au travers de la porcelaine, il y a en quantités sensibles une autre matière albuminoïde que cette lactoprotéine, s'il y a par exemple des peptones ou des produits encore moins complexes que les peptones. Il y a un moyen de se renseigner assez exactement sur ce point. L'alcool, employé en grand excès, précipite toutes les matières vraiment albuminoïdes, il redissout au contraire celles qui sont déjà transformées et se rapprochent du groupe des matières extractives. Comparons donc le poids de matière azotée fourni par la méthode précédente avec le poids de matière albuminoïde fourni par une précipitation au moyen de l'alcool. Cette dernière détermination est facile à la condition qu'on prenne les deux précautions suivantes. Filtrer le précipité muqueux obtenu par l'alcool assez vite pour que le sucre de lait n'ait pas le temps de se déposer : maintenir toujours le filtre plein de l'alcool de lavage. Si le précipité reste exposé à l'air, il se redissout dans l'eau que l'alcool laisse en s'évaporant, et on a des pertes.

S'il y a dans le lait des matériaux azotés autres que de la caséine, c'est évidemment dans le liquide filtré provenant de ce lait qu'ils prédomineront. C'est donc là que je les ai recherchés.

Dans 10 centimètres cubes de ce liquide provenant de la filtration de lait frais, j'ai trouvé, par la méthode de dosage indirect indiquée plus haut, $0^{gr},078$ de matière organique azotée.

La précipitation par l'alcool en a fourni $0^{gg},073$. Le premier de ces chiffres est un peu supérieur au second, ce qui semble indiquer l'existence dans le lait d'une matière azotée ou non, non précipitable par l'alcool, ou au moins très facilement soluble dans ce liquide. Nous avons vu, en effet, que MM. Danilewski et Radenhausen ont trouvé dans le lait des matières extractives véritables, mais tous les matériaux autres que ceux qu'on peut qualifier d'albuminoïdes sont en très petite quantité, et, en présence des incertitudes sur leur vraie nature et sur leur dosage, nous avons le droit de les négliger dans une première approximation. Nous appellerons donc *matière albuminoïde* tout ce qui dans le lait, filtré ou non, n'est ni beurre, ni sucre, ni sels minéraux.

Nous avons donc un procédé de dosage facile de cette substance, et nous en profiterons bientôt pour étudier les variations des matériaux dans le lait sous diverses influences.

Mais nous avons d'abord à tirer une conclusion des faits consignés dans ce chapitre. Nous avons montré à la fin du 1er paragraphe que l'albumine se comportait comme la caséine en présence des sels. Nous venons maintenant de prouver que l'étude soigneuse des produits de filtration de la caséine du lait ne nous a pas amenés à y trouver autre chose que de la caséine. Au lieu de filtrer du lait, nous aurions pu filtrer une dissolution d'albumine, un liquide d'ascite, de pleurésie, bref, un liquide organique albumineux quelconque, nous trouverions dans le liquide filtré tout ce que nous avons trouvé dans le lait filtré, un corps précipitant par la chaleur, un autre par les acides, un troisième par le réactif de Millon, etc., c'est-à-dire tous les produits qu'on a cru pouvoir caractériser dans le lait par des noms différents.

Il faut donc, en présence de ces faits, ou bien admettre l'existence dans le blanc d'œuf, dans le jaune, dans le liquide d'ascite, de toute la série des produits qu'on a cru déceler dans le lait, caséine, albumine, serai, lactoprotéine, ou bien admettre pour l'albumine, comme nous avons été conduits à le faire pour la caséine, que tous ces

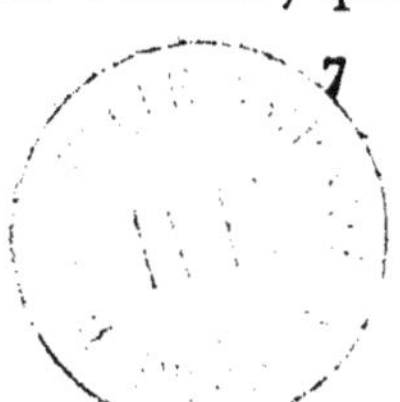

produits dérivent par simple dissolution de l'albumine de l'œuf. La lactoprotéine de l'albumine et celle du lait nous apparaissent identiques, ce qui conduit à la conclusion que, à l'état de solution parfaite, les matières albuminoïdes se confondent, et commencent à ne différer qu'à l'état muqueux ou à l'état solide. c'est-à-dire lorsque entrent en jeu des questions. non de constitution, mais d'agrégation moléculaire.

CHAPITRE VIII

ÉTUDE DE LA PRÉSURE

La caséine du lait subit, sous l'influence de la présure de l'estomac de veau, une transformation qui serait sa réaction la plus caractéristique si elle ne dépendait pas, elle aussi, dans une large mesure, de la présence ou de l'absence de sels minéraux dans la liqueur, et de circonstances qui, au premier abord, sembleraient devoir être insignifiantes.

Quoi qu'il en soit de cette action que nous retrouverons bientôt, lorsque du lait naturel est additionné à la température de 35 degrés d'une dose convenable de présure, on le voit au microscope se remplir au bout de quelques instants d'un fin précipité granuleux dont les éléments se soudent les uns aux autres et forment bientôt une trame demi-solide. Envisagé en masse, le lait devient d'abord un peu moins fluide, puis pâteux, et finit par former une masse blanche, éclatante comme de la belle porcelaine, ayant la consistance d'une gelée très épaisse, à la fois élastique et cassante, et se divisant, lorsqu'on la brise, en fragments irréguliers dont les angles solides conservent des arêtes très vives.

Peu à peu pourtant, surtout si, comme dans la fabrication des fromages, on provoque la division de la masse en morceaux très petits que l'on malaxe doucement dans le liquide, ces morceaux exsudent le liquide qui les imprègne, et se contractent jusqu'au tiers ou au quart de leur volume primitif. Ainsi condensé, le caséum n'est plus cassant, il a pris au contraire une sorte de plasticité dont on peut profiter pour souder ensemble tous ses éléments épars. Il suffit pour cela de promener circulairement d'un mouvement très lent, dans le liquide qui les contient, une planchette qui se trouve bientôt avoir réuni et pousser devant elle les fragments de caillé. La douce pression qui provient de la résistance du liquide au mouvement qu'on leur communique, les a bientôt soudés en une masse unique qu'on peut séparer, pétrir, pour la débarrasser autant que possible de sérum, et amener à n'occuper que les dix ou quinze centièmes du volume du lait qui l'a fournie.

Ce coagulum a englobé et retient la presque totalité de la matière grasse du lait, et, si on a bien opéré, le sérum qu'on obtient est transparent, coloré d'une teinte jaune verdâtre très pâle. Le caillé contient aussi plus des deux tiers et quelquefois la presque totalité du phosphate de chaux du lait. Il entraîne naturellement celui qui est en suspension, mais aussi une partie de celui qui est dissous, ce dernier pourtant plus difficilement que l'autre, et en quantités d'autant plus faibles que le lait est plus acide au moment de la coagulation. Nous aurons à nous souvenir bientôt de ce fait et à en indiquer les conséquences. Mais nous avons d'abord à étudier de près les conditions dans lesquelles la présure entre en action.

Sur cette question, on est surtout riche en renseignements pratiques qui sont trop connus pour qu'il soit utile de les rappeler ici. Je ne parlerai que de ceux que j'ai été conduit à préciser. Ils sont relatifs à l'influence de la quantité de présure.

Influence des quantités de présure. — On sait que pour des doses moyennes de présure il y a une loi assez régulière de proportionnalité inverse entre le temps de la coagulation à la température de la traite, et la quantité de présure employée. La loi ne se vérifie plus bien quand on exagère la dose de présure, parce qu'alors il n'y a plus à proprement parler de coagulation, mais un épaississement plus ou moins marqué de la masse. Nous retrouverons bientôt l'étude de ce qui se passe alors.

Mais la loi se vérifie mal aussi quand on met trop peu de présure, la coagulation devient interminable, et lorsqu'elle survient après un long retard, il y a toujours à se demander si c'est du fait de la présure ajoutée, ou de celui des êtres vivants qui prennent immanquablement naissance pendant l'expérience. Pour résoudre cette question qui, au point de vue théorique, revient à savoir si de la présure peut exister dans du lait sans manifester sa présence, il n'y a pas d'autre moyen que d'introduire de la présure stérile dans du lait stérilisé, et d'attendre si, suivant les indications de la loi qui précède, l'influence du temps peut compenser l'effet de la diminution de présure.

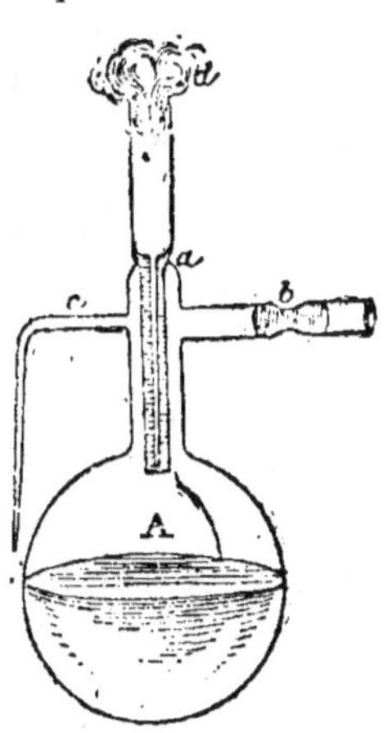

Fig. 4.
Ballon à filtrer
la présure.

Celle-ci ne pouvant être stérilisée par l'action de la chaleur qui la détruit, il faut recourir à l'emploi de la filtration au travers des cloisons poreuses, et se servir, ou du filtre Chamberland, ou mieux du vase A (fig. 4) ballon ordinaire dont on a effilé le col en *a,* et auquel on a soudé les deux tubulures *b* et *c.* dont l'une est effilée vers le bas et fermée; l'autre reste ouverte, fermée seulement par un tampon de coton. On ajuste dans l'effilure *a* un tube en terre poreuse, analogue à un tuyau de pipe. mais fermé par le bas. On ferme aussi le col du ballon avec le tampon de coton *d,* et les choses étant en l'état, on stérilise le tout dans un poêle à gaz.

Le ballon est destiné à contenir le lait. Pour l'y introduire, on flambe dans la flamme d'une lampe à alcool l'extrémité effilée, on la brise, on la repasse dans la flamme et on la plonge de suite dans du lait qu'on a stérilisé aussi, en le portant à 115 degrés dans un vase scellé. En aspirant en *b,* on introduit du lait jusqu'à 1 ou 2 centimètres au-dessous de l'extrémité du tube poreux. On laisse couler doucement le liquide restant dans l'effilure, que l'on ferme à la lampe. On introduit ensuite dans le réservoir supérieur la présure qu'on veut amener en contact avec le lait, délayée dans une petite quantité d'eau, et on attelle le tout par la tubulure *b* à une machine pneumatique, à l'aide de laquelle on fait le vide en A. Le mastic Golaz qu'on a mis autour de l'orifice du tube poreux empêche tout autre passage qu'au travers des parois du tube, qui débarrassent le liquide qui filtre de tous les éléments solides que ce liquide pourrait contenir, et en particulier des germes. La présure arrive donc stérile au contact du lait stérilisé, et on peut exposer le tout à l'étuve, si l'opération a été bien faite, sans crainte d'y voir intervenir quoi que ce soit d'étranger à l'action que l'on veut étudier. Voici ce qu'on observe dans ces conditions.

Avec moins de 1/10000 de présure Hansen, il

n'y a pas de coagulation même au bout de plusieurs jours, à la température de 37°. Ceci peut tenir en partie à ce que le lait chauffé est moins facile à coaguler que du lait naturel, en partie à ce que les éléments actifs de la présure sont retenus par les parois du filtre, en vertu de l'attraction capillaire. Mais cela ne suffit pas à tout expliquer, car quand on augmente peu à peu la dose de présure, on assiste à des coagulations, d'abord très longues et qui dans les conditions ordinaires eussent été masquées par l'apparition des microbes, puis de plus en plus courtes jusqu'à devenir à peu près celles qu'on aurait observées sans filtration préalable. Des doses très faibles de présure peuvent donc exister dans le lait, même à la température de 37° sans y manifester leur présence par la coagulation du liquide.

Le fait est encore plus manifeste à des températures inférieures. Les doses minimum de présure qui ne donnent plus de coagulation s'élèvent d'autant plus que le lait est plus froid, et lorsqu'on s'approche des températures ordinaires, ces doses inactives sont énormes comparées à celles que produiraient la coagulation à 37°.

Du lait additionné de 1/240 de présure Hansen n'était pas encore coagulé après un mois de séjour à la cave à 15° environ, et, chose plus singulière, il ne s'est pas davantage coagulé quand au bout de ces intervalles on l'a rapporté à l'étuve à 30°. La présure y avait donc disparu ; nous verrons plus tard que c'est par oxydation. Quoi qu'il en soit, je rajoute alors dans le ballon deux fois plus de présure que dans le premier cas, et je remets à la cave. Cette fois-ci, le liquide devient un peu visqueux, mais la coagulation ne dépasse pas ce début, même lorsqu'on rapporte, après quinze jours, le vase à l'étuve à 30°.

Je rajoute encore, à deux reprises, une quantité de présure égale à 1/20 du volume du lait, qui en contient actuellement 600 fois ce qu'il lui en faudrait pour se coaguler en 45 minutes à 37 degrés. Il ne se coagule pas davantage, et semble au contraire devenir plus transparent. Nous verrons bientôt à quoi est dû ce fait. Pour le moment, nous voyons qu'à froid la présure est tout à fait sans action sur le lait.

Nous avions constaté le même fait pour les sels minéraux, et nous voilà conduits à nous demander ce qui se passe lorsqu'on ajoute à un lait à la fois de la présure et des sels coagulants. Ces deux actions s'exercent-elles dans le même sens, et continuent-elles ainsi à manifester leurs ressemblances, ou bien sont-elles antagonistes, ou seulement indifférentes l'une à l'aure?

Action de la présure en présence des sels. — Cette action est assez complexe, et son étude demande beaucoup d'attention.

J'ai employé pour la faire le dispositif suivant. Trois tubes, A, B et C, renfermant chacun 10 centimètres cubes de lait, et placés dans un bain à 37 degrés, reçoivent: le premier une certaine dose de présure, choisie de façon que la coagulation se fasse en une demi-heure à peu près; le second, la même dose de présure et une quantité déterminée d'un sel neutre; le troisième, la même quantité du sel seul. On remet les tubes dans le bain, et on note pour chacun d'eux le moment où le coagulum est assez cohérent pour qu'on puisse renverser le tube sans qu'il s'en échappe. La comparaison des temps nécessaires pour A et pour B donnera la mesure de l'effet produit par le sel sur

le lait additionné de présure, la comparaison de
B et de C la mesure de l'effet produit par la présure dans le lait additionné de sel.

On peut tout de suite déblayer le terrain en
disant que les tubes B se coagulent toujours
quels que soit le sel et sa dose, plus vite que les
tubes C. La présure agit donc, dans un lait additionné de sel, comme sur le lait normal.

Mais il y a des sels qui sont capables à eux
seuls de coaguler le lait, comme nous l'avons vu.
Beaucoup de tubes C se coagulent en effet, et
chose singulière, pour de certaines doses moyennes
de la plupart des sels neutres, la coagulation, pour
se produire, a besoin, comme avec la présure, du
concours du temps et est d'autant plus brève que
la dose est plus grande. Ainsi du lait additionné
de 1/10 de sulfate de magnésie peut rester très
longtemps, sinon indéfiniment, au bain-marie à
37 degrés sans se coaguler. Avec 1/5 de ce sel, il
n'y a rien dans les premiers moments, mais la
coagulation survient au bout de trois ou quatre
heures.

Le coagulum obtenu par ces sels n'a pas la couleur blanche et porcelanique du caséum normal.
Très souvent, comme avec les chlorures de potassium et de sodium, le phosphate de soude, le
nitrate de magnésie, le coagulum obtenu par le
sel seul est gélatineux et transparent et s'annonce,
pour des doses de sel inférieures à celles qui
coagulent, par une augmentation dans la transparence du liquide et par la formation d'un précipité fin, non cohérent, qui augmente avec la
dose de sel et finit par remplir tout le liquide.

Ceci témoigne d'une action sur la caséine, non
pas probablement d'une action chimique, la transformation est trop graduelle et la disproportion

entre le poids de sel et celui de caséine trop variable d'un sel à l'autre, mais nous obtenons ainsi des variations dans la cohérence, dans cette propriété si mal définie encore, et si impossible à caractériser par un mot unique, qui fait que la gélatinisation d'une même caséine peut être plus ou moins complète, et en laisser une partie à l'état solide, une partie à l'état colloïdal, une autre à l'état de solution parfaite.

Cette caséine gélatinisée par les sels est encore sensible à l'action de la présure, mais moins que la caséine normale, de sorte qu'en superposant, comme nous le faisons dans nos tubes B, l'action de la présure à celle du sel, nous avons une superposition de deux phénomènes, l'action du sel qui, inerte pour de faibles doses, est retardatrice pour des doses plus élevées, l'action de la présure qui ajoute sa puissance coagulante à celle du sel, mais n'est pas toujours capable d'annuler le retard produit par le sel lui-même.

Avec le chlorure de calcium, par exemple, les phénomènes ont une physionomie très nette. L'addition de 1 gramme de ce sel par litre à du lait emprésuré fait qu'il se coagule deux fois plus vite. La dose est trop faible pour que la caséine soit modifiée, et le lait additionné de cette quantité de sel se coagule plus vite que le lait normal. Avec 1 pour 100 de chlorure de calcium la coagulation du lait emprésuré est cinq fois plus rapide que sans sel; mais avec 2 1/2 pour 100 de sel, l'effet retardateur du sel sur la caséine et l'effet accélérateur de la présure se compensent à peu près; avec 10 pour 100 de sel, c'est l'effet retardateur du sel qui l'emporte, et la coagulation est deux fois plus lente que dans le lait emprésuré, mais non additionné de sel.

Le phosphate de soude, les sels solubles de magnésie, de baryte, de strontiane et de chaux se comportent comme le chlorure de calcium, c'est-à-dire qu'après avoir accéléré, pour de faibles doses, la coagulation du lait emprésuré, ils le retardent ensuite. Avec les sels de potasse (sauf le chlorure de potassium), de soude (sauf le phosphate de soude), avec les sels d'ammoniaque (moins énergiques à ce point de vue que les autres sels alcalins), on ne trouve pas trace de l'accélération originelle, même avec des doses de 1/25000 de phosphate de potasse et de chlorure de sodium. Avec ces sels, la caséine devient tout de suite plus difficilement précipitable par la présure. Un lait où ils domineraient exigerait des quantités plus grandes de cette diastase, toutes choses égales d'ailleurs. C'est l'inverse de ce que donnent les sels des bases alcalino-terreuses et surtout des sels de chaux et de magnésie.

Tous ces faits prouvent, comme nous le disions plus haut, que la coagulation de la caséine sous l'influence de la présure, qui paraît être, au premier abord, un phénomène si caractéristique, est aussi contingent et aussi dépendant des circonstances que tous ceux que nous avons étudiés jusqu'ici. De très petites quantités en plus ou en moins d'un des éléments du lait peuvent le rendre plus ou moins facilement coagulable.

On a très souvent observé dans les laiteries et les fromageries que le lait ne se comporte pas toujours de même vis-à-vis de la présure, même à un jour de distance, mais comme il est rare qu'on mesure avec précision la température, la dose de présure, le temps de la coagulation, il y avait dans les variations possibles de ces trois éléments de quoi expliquer toutes les irrégularités observées. Dans le courant de mes études, j'ai été conduit à étudier ce fait de près, et je me suis convaincu par une série de mesures faites avec la plus grande précision, qu'au moins dans le Cantal, et avec des animaux non soumis à la stabulation permanente, le lait n'était jamais identique à lui-même dans deux traites séparées par un intervalle de vingt-quatre heures, et que, traité à la même température par des quantités égales de la même présure, la durée de sa coagulation oscillait entre des limites assez larges, quelquefois du simple au double.

Il est clair que la variation dans les quantités des sels minéraux existant dans le lait suffit pour expliquer ces variations. Peut-être y a-t-il une autre cause, mais celle que nous visons est certainement active, et il était intéressant de la mettre en évidence.

Dans ce qui précède, nous avons étudié seulement l'action sur la présure de quelques-uns des sels neutres alcalins ou alcalino-terreux qu'on sait exister dans le lait, et ce n'est que pour mieux la comprendre que nous avons dû y joindre l'étude des autres sels qui n'existent pas dans l'organisme. Mais il nous reste encore à envisager l'influence de diverses substances intéressantes à des points de vue divers.

Action des acides.

Les acides coagulent le lait, et la sensibilité de ce liquide à leur action croît avec la température. Cela est surtout sensible avec les acides faibles, comme l'acide acétique. On peut aciduler le lait avec cet acide, de façon à ce que sa réaction acide soit très marquée, sans voir apparaître, même au microscope, de précipité à la température ordinaire. Il ne se forme un fin précipité muqueux que vers 8/1000 d'acide acétique. Mais il n'est complet, et le liquide jeté sur un filtre ne passe limpide que lorsqu'on a dépassé 1/100 d'acide acétique.

Si on chauffe, il en faut moins : il en faut seulement 4/1000 à 35 degrés, et 1/2000 à 100 degrés. L'action des acides sous ce point de vue ressemble à celle des sels. Les doses coagulantes sont décroissantes quand la température est croissante.

Tous les acides semblent obéir à cette loi, chacun avec son allure. Il faut moins des acides forts, plus des acides faibles. L'acide carbonique, qui ne coagule pas le lait à froid, même sous une pression de plusieurs atmosphères, le coagule lorsqu'on chauffe en vases clos, entre 115 et 120 degrés, du lait saturé à froid de ce gaz.

On peut s'attendre, par suite, à voir la présure aidée dans son action par l'acidité de la liqueur. C'est en effet ce qui arrive, et de ce côté encore, la ressemblance avec les sels se continue.

Action des bases.

Par contre, l'action de la présure est très nettement contrariée par l'état d'alcalinité de la liqueur.

1/10000 de soude rend l'action de la présure deux fois plus lente, 1/10000 de chaux quatre fois plus lente que sur le lait non alcalinisé. Le coagulum est plus mou et plus transparent avec la soude et la potasse, plus ferme et plus opaque avec la chaux dont l'action est, comme on voit. inverse de celle de ces sels neutres.

Action des sels alcalins.

Nous sommes préparés maintenant à aborder l'action des sels alcalins de la famille du carbone. Nous avons vu au commencement de ce travail que du lait additionné de 3/1000 de carbonate de soude, et chauffé à 115 degrés, prenait de la transparence, et se montrait formé, lorsqu'un repos de quelques jours avait permis l'ascension de la crème, d'un liquide opalescent, translucide dans toute sa hauteur sous une épaisseur de plusieurs centimètres.

Ce même effet de solubilisation de la caséine peut s'accomplir à plus basse température ; il exige seulement plus de temps. Au lieu de se faire en cinq minutes, comme à 115 degrés, il dure cinq heures à 37 degrés : il durerait plus si l'on diminuait la dose de carbonate, moins si on l'augmentait. Mais on ne peut aller très loin dans cette voie, car avec 1/200 de carbonate de soude, à 37 degrés, le lait se transforme au bout d'une heure en un liquide visqueux d'aspect colloïdal.

Quoi qu'il en soit, on peut s'attendre à voir l'action de la présure entravée par la présence du carbonate de soude. C'est en effet ce qui arrive : avec 1/1000 de ce sel, le temps de la coagulation est plus que décuplé. Le carbonate de potasse agit de même.

Il en est de même du borate de soude, qui semble se comporter, sous certains points de vue, absolument comme le carbonate de soude. Chauffé à 37 degrés avec 1/300 de son poids de carbonate de soude, et la proportion équivalente de borate de soude, le lait se décolore, et sa transparence dans les deux cas, mesurée à l'aide d'un instrument très commode pour cet usage, le lactoscope Donné, augmente régulièrement avec le temps, et avec la même vitesse dans les deux cas.

De même le borax retarde l'action de la présure. Avec 1/1000 de ce sel la durée de la coagulation est quatre fois plus longue et seize fois avec 2/1000 de sel.

Enfin, chose plus singulière, l'acide borique semble se comporter de la même façon. Il augmente aussi la transparence du lait, et retarde l'action de la présure.

De tous ces faits résultent un certain nombre de conclusions. On s'explique tout d'abord très bien l'emploi, malheureusement de plus en plus fréquent dans l'industrie du lait, du borate de soude et même de l'acide borique pour conserver le lait. Si le lait est acide, comme tel est fréquemment le cas, le borate de soude neutralise l'acidité, et met en liberté de l'acide borique, qui retarde l'action des présures que nous verrons se produire aussi dans le lait qui s'altère. Le carbonate de soude ne pourrait que saturer l'acide sans produire le deuxième effet. Le mélange fréquemment employé de borax et d'acide borique peut produire les deux à la fois, sans qu'ils dépendent l'un de l'autre.

Mais si nous nous expliquons ainsi très bien l'utilité de cette pratique, nous voyons aussi quels peuvent être ses inconvénients. Je ne parle pas de ceux qui proviennent de l'introduction dans l'organisme de sels qu'il n'est pas habitué à recevoir, au moins en aussi grande quantité. Il est certain que le borate de soude est rare dans les aliments naturels, et si on peut à la rigueur tolérer son usage dans ceux que nous consommons en faibles quantités, on ne peut agir de même quand il se présente dans une substance comme le lait. Mais ce n'est pas seulement par eux-mêmes que l'acide borique ou le borax peuvent être nuisibles. Nous voyons que quand ils ont agi quelque temps sur le lait à la température de 37 degrés, la caséine n'est plus ce qu'elle était auparavant. Est-elle devenue plus facilement digestible? Est-ce l'inverse qui s'est produit? Nous verrons bientôt que c'est probablement ce dernier cas qui se réalise, mais déjà nous savons que la caséine a changé, et voilà un argument à ajouter à ceux que nous avons indiqués plus haut, pour affirmer que le lait additionné de ce mélange de sels conservateurs commence à ne plus mériter le nom de lait, car son principe le plus nutritif a subi une transformation qui lui enlève quelques-unes **de ses** propriétés caractéristiques.

CHAPITRE IX

ÉTUDE DE LA CASÉASE

La présure n'est pas la seule diastase de la caséine. Il en existe une autre, que je crois avoir découverte, la *caséase*, dont nous allons maintenant étudier les propriétés.

Pour cela il nous faut revenir un peu sur les origines de la présure et sur les sources auxquelles on l'emprunte d'ordinaire.

Origines de la présure. — Présure de veau. — La présure la plus anciennement connue et utilisée est celle qu'on trouve dans l'estomac des jeunes mammifères en lactation, et qu'on retire surtout de la caillette de veau. Cette présure y est sécrétée par la muqueuse stomacale et se répand de là dans la masse alimentaire. Elle imprègne aussi, après la mort, la tunique musculaire extérieure, qui peut coaguler alors le lait comme la muqueuse, bien qu'avec moins de rapidité.

Cette sécrétion de présure n'est pas exclusivement réservée à l'animal en lactation. Elle persiste tant que l'alimentation reste lactée, même en partie. J'ai préparé une présure très active avec la caillette d'un veau de quatre mois, tétant encore, mais très peu et à de longs intervalles, et surtout nourri d'herbe fraîche. La présure persiste dans l'estomac huit ou dix mois après la naissance, tant que l'alimentation reste en partie lactée; mais elle cède de plus en plus le pas à la pepsine qui bientôt existe seule chez l'animal adulte. La caillette du mouton de boucherie ne renferme plus de présure, et on n'en trouve pas non plus dans les autres estomacs du même animal.

Il est donc possible de faire servir à la préparation de la présure autre chose que des caillettes de veau très jeune. Mais, pour des raisons que nous apprendrons à connaître bientôt, celles-ci sont toujours préférables. La présure y est seule et n'est mélangée, d'ordinaire, d'aucune autre diastase pouvant contrarier ou masquer son action.

Un des moyens les plus anciennement employés pour l'extraire et pour obtenir un liquide propre à coaguler le lait est de faire macérer dans l'eau la caillette fraîche ou desséchée d'un veau en lactation, après l'avoir coupée par morceaux. Il est bon d'ajouter à l'eau un peu de sel, de façon à éviter une fermentation ou une putréfaction trop rapides.

Les solutions de présure fournies par ces procédés ne présentent naturellement pas une force coagulante régulière ; cette force est presque nulle à l'origine, commence à être bien marquée au bout de vingt-quatre heures, et passe ensuite par un maximum au delà duquel elle diminue de plus en plus. La dose de présure à employer pour coaguler une quantité déterminée de lait est donc constamment variable. De là une incertitude dans la fabrication, qu'il est bon de faire disparaître. On y arrive par l'emploi des dissolutions concentrées de présure que le commerce offre maintenant, et dont un litre peut amener à bonne coagulation de 10 à 15,000 litres de lait. La plus répandue de ces présures est celle que fabrique M. Hansen, pharmacien à Copenhague. C'est un liquide assez limpide, ayant la couleur de la bière blonde, une odeur qui rappelle celle du cumin, une saveur salée, et une réaction un peu acide. C'est une macération concentrée de caillettes de veau de lait, protégée par une forte proportion de sel marin contre l'envahissement des êtres microscopiques.

Du commencement à la fin de son emploi, une bouteille de ce liquide conserve une force sensiblement constante, qu'on est sûr de retrouver avec des changements insignifiants dans une nouvelle bouteille, à la condition de s'adresser à un fabricant consciencieux, et produisant beaucoup. Cela est évidemment très important pour la pratique, mais ce sur quoi je voudrais appeler l'attention, c'est que, sous une ressemblance apparente, il y a en jeu des mécanismes fort divers, suivant qu'on emploie une présure concentrée du commerce, ou qu'on la prépare soi-même par macération au moment de s'en servir. Dans le premier cas, on n'utilise que la quantité de diastase contenue dans le liquide dont on se sert ; dans le second, on utilise beaucoup plus de diastase qu'il n'y en avait à l'origine dans la caillette mise à macérer. C'est ce dont nous allons nous convaincre en étudiant les infiniment petits comme agents producteurs de présure.

Présure des microbes. — Le lait est un liquide organique trop complexe pour ne pas nourrir un très grand nombre de ferments, s'attaquant soit au sucre de lait, soit à la caséine. Celle-ci ne semble pas être assimilable par elle-même. Elle n'est absorbée par l'organisme qu'après une transformation préalable. Elle semble de même ne pas pouvoir servir directement à l'alimentation des infiniment petits.

Un grand nombre de substances sont, comme on sait, dans le même cas. Le sucre candi, par exemple, inaltérable tant qu'il reste sucre candi, ne devient fermentescible et assimilable pour la levure de bière qu'autant qu'il est devenu du glucose en s'assimilant les éléments d'une molécule d'eau. La levure et un certain nombre d'autres espèces végétales jouissent de la propriété de sécréter une diastase capable d'opérer cette inversion du sucre. D'autres espèces en sont dépourvues et respectent, par suite, le sucre candi, tout en s'alimentant très facilement aux dépens du glucose.

Il semble en être de même pour la caséine, et sans qu'on soit sûr, à raison de la nature compliquée et encore inconnue de la molécule de cette substance, qu'il s'agisse encore ici d'une hydratation, il est au moins sûr que les ferments qui en peuvent vivre commencent par la coaguler, au moyen d'une présure qu'ils sécrètent pour cela.

Les germes de ces êtres sont présents partout où il y a du lait, sur le pis de la vache, sur les vêtements du vacher, dans tous les ustensiles de la laiterie. Il y en a dans la bouche et dans l'estomac de l'animal en lactation ; on comprend donc que, lorsqu'on met à macérer le contenu de l'estomac en même temps que ses parois, l'infusion qu'on obtient s'est peuplée, au bout d'un temps très court, de ces ferments de la caséine, qui continuent à y produire leurs diastases.

Grâce à celles-ci, la faculté de coaguler le lait pourra se perpétuer dans le liquide, malgré les emprunts journaliers qu'on lui fait, et les additions d'eau ou de petit-lait par lesquelles on remplace le liquide employé. La masse pourra rester active, lorsque toute la présure initiale aura disparu.

Théoriquement même, on pourrait comprendre que la puissance coagulante de l'infusion persiste indéfiniment. Mais il y a des obstacles à cette reproduction incessante de la présure. Nous verrons bientôt que toutes les espèces de ferments de la caséine ne sont pas, sous ce rapport, également actives, et, bien que celles qui en produisent soient très répandues, il est des ferments des matières albuminoïdes qui n'en fournissent pas. Ces ferments apparaissent de préférence lorsque l'infusion est déjà vieille et ne renferme plus que peu ou pas de la caséine originelle.

Nous verrons aussi que les ferments de la caséine qui ont besoin d'air pour vivre, ceux que nous appelons *aérobies* sont, en moyenne, de plus puissants producteurs de présure que ceux qui peuvent vivre à l'abri de l'air, que les *anaérobies*. Ceux-ci, qui sont par excellence les ferments de la putréfaction, finissent toujours par prendre possession de la macération, malgré les additions journalières de petit-lait, faites pour remplacer la présure mise en œuvre, et qui apportent un peu d'oxygène dissous, malgré le brassage au contact de l'air que subit l'infusion pendant qu'on en enlève ou qu'on y ajoute du liquide. Or, l'apparition de la putréfaction, en dehors de l'odeur qu'elle communique au liquide et qui en rend l'emploi repoussant, est le signal de la disparition de toute propriété coagulante. Nous nous expliquons donc bien maintenant ce que nous avancions tout à l'heure, que toute macération de caillette, peu active à l'origine, augmente de force, passe par un maximum et s'affaiblit ensuite. Nous comprenons aussi que s'il peut arriver quelquefois que le vacher utilise dans une caillette plus de présure qu'il n'y en avait à l'origine, il peut arriver aussi qu'il ne puisse utiliser toute celle qui y est, si la putréfaction s'empare bientôt de son liquide. C'est là malheureusement ce qui arrive trop souvent pendant les chaleurs de l'été.

Pour mettre sur un pied d'égalité parfaite ces présures des microbes avec celles de la muqueuse stomacale, il nous reste à montrer qu'à poids égal de cellules vivantes, la muqueuse d'une caillette et les ferments du lait sécrètent des diastases de puissance égale ou au moins comparable.

Pour la muqueuse de l'estomac, il n'y a aucune difficulté à réaliser ces conditions de comparaison sérieuse. On prend un poids donné de muqueuse, obtenue en raclant l'intérieur de l'estomac avec une surface mousse et arrondie, on l'épuise par 'eau, ou, ce qui revient au même, on la met en macération dans un volume donné d'eau, en suivant les indications qui ont été fournies plus haut. On procède à l'essai de la force de la présure obtenue et on en conclut le volume total de lait qu'on pourrait coaguler avec le volume de macération obtenu. On trouve ainsi qu'un estomac de veau, pesant en moyenne, 65 grammes, sur lesquels il y a environ moitié de muqueuse, peut coaguler en quarante-cinq minutes, à 37 degrés, de 5 à 10,000 litres de lait, c'est-à-dire en moyenne 200,000 fois le poids de la muqueuse.

Pour les microbes, la comparaison n'est pas aussi facile. Il faut d'abord amener les ferments à donner leur maximum, en les faisant vivre dans le liquide le mieux approprié à leur développement. Le lait convient très bien à quelques-uns, mais pas à tous, et il y aurait à se préoccuper de ce fait si on voulait étudier la question d'une manière complète. En restant sur le terrain pratique, on peut choisir ce lait comme liquide de culture commune, et chercher quelle est l'activité coagulante qu'il possède, lorsqu'il a nourri un certain poids de microbes que l'on peut considérer comme ayant été en macération continue dans le liquide étudié. Il y a bien une petite cause d'erreur qui tient à ce que la coagulation du lait de culture exige l'emploi d'une certaine quantité de la présure produite, mais on peut la négliger si la présure est un peu énergique.

Tel est le cas pour un ferment que nous rencontrerons bientôt sous le nom de *Tyrothrix tenuis*. Après l'avoir cultivé dans du lait, j'ai obtenu une récolte de 3o milligrammes du microbe, pesés à l'état sec, dans un volume de liquide de 15 centimètres cubes. Ce liquide coagulait en onze minutes 3o fois son volume de lait. D'après la loi sur les durées de coagulation, il en eût coagulé 120 fois son volume en 45 minutes. De la résulte que 3o milligrammes de cellules vivantes, avaient sécrété assez de présure pour coaguler 1,800 centimètres cubes de lait, soit environ 6o,ooo fois leur poids. On voit que ce nombre est du même ordre que celui que nous avons trouvé pour la muqueuse, et qu'on a le droit de mettre au même niveau les cellules agrégées en tissu, qui composent cette membrane, et les cellules isolées et autonomes qui constituent les ferments. Nous retrouverons bientôt cette conclusion dans un autre ordre de faits que nous avons maintenant à exposer.

Caséase des microbes — Toutes les fois que le

lait doit être digéré, sa caséine commence par se coaguler, et ce n'est qu'ultérieurement qu'elle se transforme en une substance assimilable. Cette transition n'a, il est vrai, rien de nécessaire; nous allons voir que de la caséine peut passer à sa dernière forme sans subir de coagulation intermédiaire, mais cette coagulation ne s'en produit pas moins toujours, dans l'estomac du jeune animal, par l'action de la présure, dans celui de l'animal adulte par l'action du suc gastrique.

Une fois qu'elle est faite, le liquide qui l'a produite a épuisé son action. La présure, maintenue indéfiniment au contact du caillé qu'elle a formé, ne le redissout pas. Il en est de même du suc gastrique acide de l'animal adulte, de sorte que ni chez celui-ci, ni chez le jeune animal, la redissolution de la caséine ne se fait dans l'estomac par l'action des sécrétions normales de l'organisme.

Il en est encore de même pour la présure de microbes, et s'ils ne sécrétaient que cette diastase, ils transformeraient le lait en une matière encore plus difficilement nutritive qu'à l'état normal. Mais ils en produisent tous une autre, douée de la propriété de redissoudre et de rendre assimilable ce caséum agglutiné, pouvant, comme nous le verrons, agir sur d'autres matières albuminoïdes que la caséine, mais agissant sur cette dernière beaucoup plus vivement que sur toutes ses congénères, et qu'à raison de ce fait, nous proposons d'appeler *caséase*.

Pour bien montrer comment elle agit, et combien elle diffère de la présure, nous n'avons qu'à revenir à un dispositif expérimental que nous connaissons déjà. Reprenons le ballon à filtre poreux dont nous avons décrit le maniement page 101, et après y avoir fait passer du lait stérilisé, introduisons-y par filtration, d'abord ce qu'il faut de présure pour le coaguler, ensuite une dose beaucoup plus forte.

Si nous avons pris de la très bonne présure, provenant de l'estomac d'un très jeune animal, l'augmentation de la quantité de présure n'amènera aucun phénomène nouveau. Le caillé se contractera, tombera au fond du liquide, y formera une masse plus ou moins consistante, mais qui gardera sa solidité originelle et ne se laissera pas entamer.

Si on a introduit du premier coup une dose énorme de présure, comparée à celle qui serait nécessaire pour la coagulation, le caillé se formera mal, comme nous l'avons vu plus haut, ne prendra pas de consistance, restera gélatineux, noyé dans le liquide ambiant, mais même dans ces conditions, si favorables à une action dissolvante de la part de ce liquide, s'il pouvait y en avoir une, le caillé conservera sa blancheur, sa viscosité originelle, et s'il devient transparent ou semble se redissoudre, ce ne sera jamais que d'une façon imperceptible.

Remplaçons maintenant notre présure de veau par celle que sécrète le *Tyrothrix tenuis* dont j'ai parlé plus haut. On peut se servir indifféremment pour cela, soit d'une culture de microbe dans du lait, soit du précipité que fournit l'alcool dans une pareille culture, d'où il sépare, comme nous le savons, la ou les diastases qui y sont contenues. Nous verrons, dans tous les cas, si nous ajoutons tout d'abord une faible quantité de cette diastase à du lait, ce lait se coaguler avec la présure de veau, mais en donnant un caillot moins opaque. De plus, ce caillot, au lieu de rester ferme et cohérent, va devenir de plus en plus gélatineux et finira par se résoudre tout entier en un liquide transparent, un peu opalescent encore, ressemblant à du sérum un peu louche.

Si, après coagulation, on rajoute par filtration au travers de la cloison poreuse de nouvelle diastase, et si on agite bien, de façon à mélanger le tout intimement, la transformation est plus rapide. Si, sur un deuxième échantillon de lait identique au premier, on fait passer en une seule fois tout ce qu'on a ajouté en deux reprises au premier, il arrive fréquemment qu'ici la coagulation n'a plus lieu, que ce lait se décolore en restant liquide, et on trouve qu'il n'y met ni plus ni moins de temps que lorsqu'il a subi une coagulation préalable. La formation du caillé n'entrave donc pas la redissolution de la caséine, mais à la condition que ce caillé soit complètement imprégné de son liquide digestif, car lorsqu'il est en grumeaux solides qui doivent être attaqués de l'extérieur, sa liquéfaction devient naturellement beaucoup plus lente.

Cette décoloration du lait, sans coagulation préalable, se produira plus facilement si, dans la diastase qu'on y introduit, la caséase est en excès sur la présure. Enfin, elle dépendra aussi de la température. La présure a besoin, comme nous l'avons vu, d'agir au-dessus de 20 degrés; au-dessous, elle reste inerte. La caséase peut agir à toutes les températures, bien qu'elle préfère celles qui sont voisines de 30 à 35 degrés. Si donc le lait est au froid, cette dernière agira seule, avec plus de lenteur, mais avec une très grande sûreté, Elle ne semble même pas avoir besoin, pour manifester son action, d'être en quantité bien grande, lorsqu'on lui laisse le temps comme facteur. Nous avons vu que le lait ne se caillait pas, même au bout d'un temps très long, lorsqu'il était en présence de très faibles quantités de présure, et même que celle-ci disparaissait, sans doute par suite d'une oxydation. Quand il y a très peu de caséase, comme, par exemple, dans les fromages, l'action peut d'abord paraître nulle, mais elle se poursuit avec lenteur, et finit toujours par être complète.

Quand on en ajoute une quantité suffisante, l'action peut devenir très rapide. Un séjour de quelques minutes à la température de 37 degrés suffit alors à décolorer le lait et à transformer la caséine en une substance incoagulable par la présure, ne précipitant plus par les acides, même à la chaleur, ni par le ferrocyanure de potassium, mais donnant un précipité avec le bichlorure de mercure, très semblable par conséquent à la portion de caséine dissoute que nous avons rencontrée dans le lait. Les réactifs qui nous servent à distinguer les diverses matières albuminoïdes sont bien incertains, mais lorsqu'ils donnent les mêmes résultats avec deux substances, on est obligé de les confondre jusqu'au jour où un réactif nouveau ou autrement employé permettra de les distinguer. C'est ce que nous ferons, et nous confondrons désormais la portion de caséine dissoute dans le lait avec la caséine transformée par la caséase, et comme celle-ci représente l'état assimilable de la caséine, son premier pas dans la voie de conversion en peptones, je propose de l'appeler *caséone*, pour rappeler sa parenté avec la caséine et avec les peptones, et j'emploierai désormais cette expression.

Cette ressemblance s'accuse davantage quand on cherche où s'accomplit dans l'organisme la digestion de la caséine. Nous avons vu que ce n'était pas dans l'estomac, le suc gastrique acide étant incapable de redissoudre le caséum formé. Son action peut, il est vrai, s'exercer quand il a été saturé par la bile. Mais il y a un liquide digestif capable, par lui-même, d'amener dans la caséine des transformations pareilles à celles qu'y amènent les infiniment petits, d'en faire même une substance qui, autant qu'on en peut juger par les réactions un peu incertaines qui servent de critère, est identique à celle qui résulte de l'action des ferments : c'est le suc pancréatique.

L'étude de ce suc est des plus difficiles quand on va le chercher sur l'animal. L'opération à faire pour cela est délicate, et le liquide qu'on obtient ainsi, et dont l'intégrité est toujours douteuse, s'altère avec tant de rapidité que je ne crois pas qu'il y ait eu une seule expérience de digestion artificielle, tentée avec ce suc, qui n'ait été troublée, et profondément, par l'ingérence des infiniment petits. Quand on veut opérer avec plus de sécurité, on sacrifie un animal, on va chercher le plus rapidement possible son pancréas, on en incise une portion avec des ciseaux bien propres et qu'on vient de flamber, et on introduit le morceau obtenu dans un matras renfermant dans un peu d'eau la substance sur laquelle on veut essayer l'action du suc pancréatique. Si le matras et son contenu ont été stérilisés d'avance, il n'y a pendant l'opération que deux voies de pénétration des ferments dans les matières en expérience : l'air et le fragment de pancréas. On évite l'influence de l'air en opérant rapidement. Quant au pancréas, on pourrait craindre qu'il ne renfermât des microbes, en songeant qu'il est parcouru par un canal débouchant directement dans l'intestin en un point où il y a toujours des êtres vivants.

Ce canal contient, en effet, des microbes visibles au microscope jusqu'à un et deux centimètres de son orifice intestinal, mais non plus loin, de sorte que si on coupe les fragments de pancréas à l'extrémité de la glande, on a bien des chances pour ne pas introduire avec eux des germes pouvant nuire à l'expérience. On n'accorde, du reste, créance aux résultats que lorsqu'il n'y a pas apparition d'êtres vivants dans le matras.

Un fragment de pancréas de chien, pesant quelques milligrammes, introduit de cette façon dans une dizaine de centimètres cubes de lait, en fait, au bout de deux ou trois heures, un liquide opalescent de même aspect que le lait soumis à l'action de la caséase, et renfermant une substance douée aussi des propriétés des peptones.

Par quel mécanisme s'est produite cette transformation? On ne pourrait le savoir que si on connaissait la constitution de la caséine initiale et du produit qu'elle a fourni. La science ne possède malheureusement encore aucune indication à ce sujet. Mais en songeant que le phénomène s'accomplit sous l'action d'une diastase, on est conduit à le rapprocher d'autres phénomènes plus connus, comme l'hydratation de l'amidon, l'inversion du sucre, qui s'accomplissent aussi sous l'action de diastases, et se résument toujours en une hydratation, suivie ou non d'un dédoublement. Tel est aussi probablement le cas pour la solubilisation de la caséine dans le lait.

Quoi qu'il en soit, nous découvrons une nouvelle ressemblance fonctionnelle entre les propriétés des cellules des ferments et de certaines cellules de l'organisme. Cette ressemblance se poursuit quand on compare ces deux sortes de cellules au point de vue de la quantité de diastas qu'elles peuvent sécréter.

Le liquide que nous avons étudié à propos de la présure, et que nous avons vu être produit sous l'action de 30 milligrammes de *Tyrothrix tenuis* n'était pas seulement capable de coaguler le lait. Avec 5 centimètres cubes de lait, 1 centimètre cube de ce liquide n'amenait plus qu'une coagulation très faible et très peu persistante ; 2 centimètres cubes ne produisaient plus de coagulation et décoloraient le lait en trois heures ; 3 centimètres cubes le décoloraient en deux heures et en transformaient la caséine en caséone. Les 15 centimètres cubes du liquide où avaient vécu les 30 milligrammes de microbe auraient donc pu digérer, en deux heures, 25 centimètres cubes de lait, soit 830 fois le poids des cellules actives. Les cellules du pancréas ne produisent guère des effets supérieurs.

En disant donc que le mécanisme de la digestion de la caséine était le même dans le monde des animaux supérieurs et chez les infiniment petits, nous énoncions un fait de la plus scrupuleuse exactitude. Mais nous pouvons faire un pas de plus et montrer que, même dans la digestion normale, il y a intervention des infiniment petits.

Rien ne nous autorise, en effet, à admettre que la digestion du lait ou du fromage, parvenus dans l'intestin grêle ou le gros intestin, se produise uniquement sous l'action de la diastase pancréatique. Il y a là deux conditions très favorables à une ingérence nouvelle des infiniment petits, dont les germes sont toujours présents dans le canal intestinal en grande abondance. La température est convenable, le liquide est neutre ou un peu alcalin. Il reste encore, surtout dans le duodénum, un peu d'oxygène, soit à l'état gazeux, soit en dissolution dans la masse pâteuse alimentaire. Il est impossible qu'il n'y ait pas là une vie nouvelle, et une production nouvelle de diastases digestives.

L'expérience montre, en effet, que les microbes viennent ajouter leur action à l'action physiologique des liquides de l'organisme. On peut s'en assurer par un fait essentiel. L'action des diastases, quelles qu'elles soient, ne fait pas subir à la caséine une transformation profonde, et, en particulier, ne donne ni sels ammoniacaux à acides gras, ni leucine, ni tyrosine, ni gaz. Ces substances sont toujours des produits directs de l'action des microbes, des témoins de leur présence et de leur vie. Or, on en trouve toujours dans les produits de la digestion, lors même qu'on a consommé des substances qui n'en renferment pas. La seule cause d'erreur, dans ce mode d'appréciation, provient des petites quantités de leucine et de tyrosine qu'on trouve dans les sécrétions digestives de l'organisme, sans doute parce que, là aussi, il y a travail vital de certaines cellules ; mais ces sécrétions sont en volume faible, par rapport à la masse alimentaire, et sont, d'ailleurs, résorbées en partie.

Nous voyons donc que les organismes inférieurs servent, en quelque sorte, de doublure aux cellules qui sécrètent les liquides digestifs, et les deux actions sont si intimement mêlées qu'il serait très difficile de faire la part de l'une et de l'autre. Nous retrouvons même dans le canal digestif la distinction des aérobies et des anaérobies. Parmi les êtres qui attendent ainsi au passage les matériaux à digérer, les uns, les aérobies, ayant besoin d'oxygène, sont surtout des agents de combustion directe, et ne donnent pas de dégagements gazeux abondants. Les autres, les anaérobies, sont, au contraire, les agents des fermentations proprement dites, et dans le cas où ils agissent sur les matériaux albuminoïdes, donnent en quantité assez grande des gaz formés d'un mélange d'acide carbonique, d'hydrogène et d'hydrogène sulfuré. On reconnaît là la nature des gaz intestinaux, produits à peu près exclusivement sous l'action des microbes, et dont l'existence est une nouvelle preuve en faveur de l'ingérence de ces derniers.

Il resterait une dernière question à résoudre : dans une digestion bien faite, quelle est la part qui revient aux liquides normaux de l'organisme, quelle est la part des infiniment petits ? Je n'ai fait encore qu'effleurer ce sujet. Tout ce que je puis dire, c'est que ces deux parts sont comparables. On l'admettra facilement si on songe, d'un côté, au nombre considérable des microbes vivant dans le canal digestif, nombre qui est tel que la plus petite goutte de liquide en renferme des milliers ; de l'autre côté, à ce fait remarquable, que nous avons vu être vrai pour les diastases digestives comme pour les diastases présures, qu'à poids égal de cellules vivantes, il y a des quantités comparables de diastase produites.

CHAPITRE X

STABILITÉ DES ÉLÉMENTS DU LAIT

Avant de pousser plus loin, nous avons une question importante à résoudre. Nous savons qu'il y a dans le lait de la caséine en suspension et de la caséine dissoute. Nous avons vu en outre que cette caséine est un corps en apparence assez instable, subissant au moins avec facilité l'influence des diastases. N'y a-t-il pas d'autres influences capables d'agir sur elle? Le temps, l'addition de l'eau, l'acidité ou l'alcalinité du liquide suffisent-elles à la transformer, et dans ce cas, quelle est la nature et la mesure de ces modifications?

Nous pouvons nous en faire une première idée par l'étude du liquide obtenu par filtration du lait au travers de la porcelaine. Il ne contient, nous l'avons vu, en dehors du sucre et des sels, faciles à doser à part, que la portion de caséine filtrable au travers de la porcelaine et en solution parfaite. Son étude nous dira donc si cette portion de caséine augmente ou diminue par les divers traitements auxquels nous allons soumettre le lait.

Nous allons voir que le lait est un mélange en équilibre stable vis-à-vis de beaucoup d'influences, celle du temps, celle des acides, celle des alcalis, celle même de certaines diastases. Il n'y a qu'une influence à laquelle il cède un peu, c'est celle de la quantité d'eau ajoutée; comme c'est la plus simple. c'est par elle que nous commencerons. Il en est une autre à laquelle il cède largement, c'est celle de la caséase, que nous trouverons à son rang dans l'étude des diastases.

I. *Influence de l'eau ajoutée au lait.* — Avec ce que nous savons déjà, il est facile de prévoir que l'adjonction d'eau au lait fait augmenter la proportion de caséone ou de lactoprotéine. Remarquons, en passant, que ce résultat seul empêcherait de considérer cette lactoprotéine comme ayant une existence propre.

Pour l'établir, j'ai fait passer simultanément au travers de deux filtres de porcelaine du lait pur et du lait étendu de son volume réel d'eau, c'est-à-dire d'un volume d'eau égal à celui qu'il contient réellement, défalcation faite de sa matière grasse. Ce lait, additionné d'eau, passe plus facilement au filtre que le lait pur ; on analyse simultanément les deux liquides filtrés ; voici, en supposant que le liquide étendu d'eau ait été ramené à son volume primitif, les résultats trouvés :

	Lait pur.	Lait étendu d'eau.
Sucre..........	4.96 p. 100	4.90 p. 100
Caséone.......	0.66 —	0.72 —
Cendres	0.58 —	0.58 —

L'augmentation dans la proportion de caséine est faible, mais elle est sensible, surtout en présence d'une diminution faible dans le sucre, due à ce que ce corps est plus ou moins retenu par le caséum.

Une autre opération, conduite de la même façon sur du lait étendu de trois volumes d'eau, a donné les résultats suivants :

	Lait pur.	Lait étendu d'eau
Sucre	4.85 p. 100	4.53 p. 100
Caséone......	0.55 —	0.72 —
Cendres	0.56 —	0.57 —

L'augmentation est ici plus notable, et le doute n'est plus possible ; on voit que les proportions d'albumine et de lactoprotéine, ou de ce que nous appellerons plus correctement désormais du nom de *caséone*, augmentent avec la proportion d'eau ajoutée au lait. Dans le premier cas, avec un volume d'eau, elles ont augmenté de 9 pour 100, elles ont augmenté de 30 pour 100 avec trois volumes.

Ces chiffres varient du reste avec le temps, mais peu. Vis-à-vis de l'influence du temps, le lait est un édifice stable, comme nous allons nous en convaincre.

II. *Influence du temps sur le lait.* — L'expérience que je vais citer à ce sujet a été faite sur un lait de bonne qualité conservé depuis cinq ans, en vases clos, à la suite d'un chauffage à 120°. Il y en avait 65 centimètres cubes dans un ballon de 320 centimètres cubes. Quand du lait est resté aussi longtemps en présence de l'air, sa crème s'oxyde. A l'ouverture du ballon, on a constaté une absorption notable, et l'air restant avait la composition suivante :

Acide carbonique............	6.2
Azote..........	93.8
	100.0

Il n'y restait pas d'oxygène. 50 centimètres cubes de ce gaz avaient donc été absorbés par le .

lait, dont la réaction était devenue un peu plus acide que la réaction normale, mais il n'y avait aucune coagulation. On voyait dans le ballon la crème à la surface, au-dessous une couche d'un liquide plus transparent surmontant une couche plus opaque. Il y avait encore eu ici séparation de la caséine en suspension tombée au fond, et de la caséine colloïdale restée dans toute la masse. Quand on a ouvert, la crème, légèrement saponifiée, formait des grumeaux solides qu'on a séparés aussi bien que possible. Le reste a été mélangé en un liquide homogène qu'on a analysé.

Il renfermait :

Beurre...................	1.90
Sucre de lait..............	4.83
Caséine en suspension....	2.36
Caséone.	0.45
Sels minéraux............	0.67
	10.21

On voit que la proportion de caséone est celle du lait ordinaire, malgré la durée de la conservation.

Le mélange que le lait réalise est donc stable vis-à-vis de l'action du temps; nous allons voir qu'il résiste aussi à l'action de faibles changements dans la réaction du lait, et à celle de la chaleur.

III. *Influence de l'acidité du lait.* — Cette influence est toujours médiocre ou même nulle, si on examine ses effets dans les conditions de la pratique, c'est-à-dire après quelques heures ou même après quelques jours.

Examinons d'abord l'influence des acides. Il y a dans cette étude une précaution importante à prendre, c'est de ne pas forcer la dose d'acide, qui, comme nous le savons, redissout le précipité qu'il a formé. Dans ce but, j'ai additionné du lait de 1/1000 environ d'acide acétique, et j'ai chauffé légèrement jusqu'à formation d'un précipité grumeleux qui, en se déposant, laisse un sérum franchement jaunâtre, qu'une filtration débarrasse de tous les éléments en suspension. J'analyse ce sérum. Voici sa composition comparée à celle du lait filtré sur des tubes de porcelaine, et dont toute la caséine est à l'état de caséone.

	Lait filtré.	Sérum.
Beurre......................	» »	0.09
Sucre de lait.............	5.41	5.92
Caséone...................	0.49	0.52
Cendres...................	0.50	0·65
	6.40	7.18

On voit que la proportion totale de caséone du sérum est très peu supérieure à la proportion de caséone dans le lait. L'addition d'un acide à chaud précipitant celle-ci, on pourrait même théoriquement arriver à en trouver moins dans le sérum acide que dans le lait. Mais les variations sont très étroites, difficiles à produire et difficiles à saisir. Elles sont d'ailleurs sans intérêt pratique ; ce qui est plus intéressant, c'est de constater que la proportion de caséone augmente dans un lait abandonné à l'acidification spontanée. Un lait dans ces conditions m'a fourni, au bout de vingt-quatre heures, 0,67 pour 100 de caséone. A ce moment le lait était très légèrement acide ; vingt-quatre heures après, il était coagulé, et renfermait alors 0,96 pour 100 de caséone. L'augmentation est notable : nous verrons bientôt qu'une autre cause que l'acidité a pu intervenir pour la produire, mais au point de vue pratique, et quelle qu'en soit la cause, elle est à noter.

IV. *Influence de l'alcalinité du lait.* — On sait qu'une des pratiques les plus en usage pour assurer la conservation momentanée du lait est de l'additionner d'un peu de carbonate de soude. Pour voir quelle est l'influence de cette pratique sur l'augmentation de caséone, j'ai additionné un lait venant de la traite, de 1/1000 de carbonate de soude cristallisé. Ce sont les proportions usuelles, elles correspondent à un peu plus de 7 décigrammes par litre de carbonate anhydre. Pour augmenter l'effet possible et me rapprocher en même temps des conditions de la pratique, j'ai laissé ce lait pendant deux heures à la température de 75°. Au bout de ce temps, la transparence du lait n'a pas varié. Mesurée au lactoscope Donné, elle marquait 129 divisions. Elle en marque 128 après addition de carbonate de soude et chauffage. Après ce traitement, le lait contenait seulement 2 gr. 4 par litre de caséone, c'est-à-dire, un chiffre un peu inférieur au chiffre normal.

Mais si l'opération ci-dessus est restée presque sans influence, une plus longue action des alcalis et de la chaleur produit des effets plus marqués. En laissant le lait ci-dessus sur le feu pendant douze heures, il se colore sensiblement et prend une teinte *café au lait* clair. Il contient alors 3 gr. 4 par litre de caséone.

Les deux liquides filtrés se comportent d'ailleurs de même à l'égard des réactifs. Ils ne se troublent pas sensiblement à l'ébullition, louchissent un peu par l'acide acétique, ne donnent rien avec le sublimé corrosif, mais précipitent abondamment par le sous-acétate de plomb et le réactif de Millon. Ils sont tous deux incolores, bien que le second provienne d'un lait devenu *café au lait*. Comme le sucre de lait a passé au travers du filtre, il est clair que ce n'est pas lui qui a bruni par l'opération, c'est la caséine, et cette conclusion est confirmée par l'aspect brun des flocons qu'on obtient en ajoutant au lait quelques gouttes d'acide.

Lorsque, à l'action des alcalis, on ajoute l'action du temps, les phénomènes changent un peu. Pour des doses un peu fortes d'alcali, le liquide brunit au moindre chauffage ; pour des doses voisines de 1 gramme de carbonate par litre, l'effet est très peu prononcé dans les premières heures, et l'opacité est, comme nous l'avons vu plus haut, celle du lait normal, mais l'opalescence augmente beaucoup plus vite que dans le lait non additionné d'alcali, et on a en quelques semaines cette transparence presque complète que le lait normal ne présente qu'au bout de quelques mois. La rapidité de l'effet croît dans une certaine mesure avec la dose d'alcali jusqu'au moment où arrivent les phénomènes de brunissement de la caséine qui l'altèrent et empêchent de pousser plus loin cette étude.

V. *Influence de l'ébullition.* — L'ébullition est aussi un procédé de conservation du lait. Pour étudier son influence sur la caséone, j'ai fait bouillir du lait pendant une minute, je l'ai refroidi aussitôt et soumis à la filtration, en même temps que du même lait non bouilli. Voici les résultats de l'analyse des deux liquides filtrés :

	Lait non bouilli.	Lait bouilli.
Sucre de lait..................	5.43	5.47
Caséone.	0.31	0.30
Cendres......................	0.49	0.50

La ressemblance est donc aussi grande que possible. Peut-être, en remarquant que le lait bouilli a subi une petite concentration, pourrait-on conclure de la diminution des chiffres de la caséone, que cette substance a été précipitée en partie par la chaleur. Ceci est d'accord avec ce que nous savons de l'apparition d'un louche plus ou moins sensible quand on fait bouillir le liquide filtré provenant d'un lait naturel. Mais la quantité de matière qui prend alors l'état insoluble est toujours minime, et, de plus, ainsi qu'on peut le prévoir par les résultats signalés plus haut, elle ne reste pas à l'état solide et se redissout peu à peu sous l'action du temps.

Voici qui le prouve : si on fait bouillir comparativement les liquides de filtration des deux laits ci-dessus, on trouve que celui du lait non bouilli précipite à l'ébullition, et que l'autre, que l'on croirait ne pas devoir contenir de la prétendue albumine, donne aussi un louche très sensible, quoique un peu moindre que le précédent. L'action du chlorure de calcium à froid donne de même un trouble assez fort avec le lait non bouilli, plus faible que le lait bouilli. Mais les différences sont faibles, et ne trahissent, de même que les nombres de l'analyse cités plus haut, qu'une très légère différence dans les proportions de la matière dissoute précipitable par la chaleur. Quant à celle qui ne se précipite pas sous cette influence, et qu'on sépare par le sous-acétate de plomb ou le réactif de Millon, elle paraît en quantité aussi abondante dans les deux liquides.

On voit, en résumé, que l'assertion de Zahn, que nous avons rappelée p. 68, n'est pas exacte. On trouve de l'albumine dans le liquide de filtration du lait bouilli, et en quantités comparables, bien qu'un peu inférieures, à celles qu'on rencontre dans l'autre. Il en est de même pour la proportion de caséine précipitable par les acides. Quand on ajoute à chaud, dans les deux liquides de filtration, une trace d'acide acétique, on observe un trouble un peu plus intense avec le lait bouilli qu'avec l'autre, mais présentant partout les mêmes caractères, entre autres celui de se dissoudre dans un excès de réactif. L'acide nitrique agit de même que l'acide acétique, à la condition qu'on l'emploie en proportions beaucoup plus faibles.

Enfin, comme nous l'avons montré, la proportion de *lactoprotéine* est la même dans les deux laits. L'ébullition n'a donc qu'une influence très médiocre sur la proportion et la qualité de la matière dissoute. Mais pour voir l'effet qu'elle produit, il n'y a qu'à examiner les aspects différents de la matière qui se dépose par filtration sur la paroi extérieure du tube de porcelaine. Pour une égale quantité de liquide filtré, elle forme une couche environ deux fois plus épaisse avec le lait bouilli qu'avec l'autre. Elle est aussi plus cohérente, plus adhésive, et c'est évidemment à cette augmentation dans sa cohérence qu'elle doit de s'être attachée au tube en couche épaisse. Avec le lait non bouilli, elle tombe au fond du vase sitôt qu'elle a été desséchée par la succion des parois poreuses, et y forme un dépôt plus ou moins adhérent. L'ébullition augmente évidemment l'agrégation de toutes ces particules flottantes, et produit comme un commencement de coagulation. Rappelons-nous d'ailleurs que le lait normal se coagule facilement quand on le chauffe à 130° ou 140°, et nous ne trouverons pas étonnant de voir le phénomène commencer déjà à la température de l'eau bouillante.

VI. *Influence des diastases.* — Nous arrivons enfin à étudier l'influence la plus curieuse, celles qu'exercent, sur les proportions de matière dissoute, les diastases capables d'agir sur le lait, la présure et la *caséase.*

Nous avons vu que le produit de l'action de la caséase ressemble à la lactoprotéine, que la caséine coagulée par la présure, au contraire, se rapproche de la caséine en suspension dont nous avons démontré l'existence dans le lait, et dès lors, nous rencontrons devant nous la théorie d'Hammarsten dont j'ai dit quelques mots au chapitre **v**, et qui voit dans l'action de la présure une sorte de dédoublement de la caséine du lait, par suite duquel une portion de cette caséine, la plus considérable, passe à l'état de matière solide, tandis que l'autre devient la protéine soluble du petit-lait. Cette théorie, la plus récente des nombreuses théories qu'on a faites sur la coagulation du lait, et qui est très en faveur aujourd'hui, est tout à fait opposée à l'idée que j'ai émise, de l'indépendance absolue d'action entre la présure et la caséase. Nous allons avoir occasion de la juger en étudiant, comme nous allons le faire, l'action séparée de ces deux diastases.

VII. *Action de la présure.* — La première précaution à prendre, quand on veut étudier l'action de la présure, est d'avoir un liquide qui contienne cette substance pure, non mélangée de caséase. On peut en avoir un pareil quand on fait une macération de la muqueuse de la caillette d'un jeune veau nourri exclusivement avec du lait, après avoir eu la précaution de débarrasser exactement cette caillette, par un lavage soigné, de toutes les matières qui pouvaient en imprégner les couches superficielles. Les caillettes ou les présures commerciales remplissent rarement ces conditions. Toutefois, quand elles ne renferment pas trop de caséase, on peut encore s'en servir à la condition de les laisser vieillir et de les faire agir à la température de prédilection de la présure, qui est voisine de 40°. Je montrerai en effet plus tard que c'est la caséase qui est atteinte et disparaît la première par l'action de l'air sur un mélange d'un peu de caséase et de beaucoup de présure. Je ferai voir aussi que la caséase est moins sensible que la présure à l'action d'une chaleur supérieure à 30°.

Dans une première expérience, je me suis servi de présure Hansen vieille de deux ans, et très affaiblie, car il m'en a fallu 1 centimètre cube pour coaguler en 30 minutes, à 30°, 200 centimètres cubes de lait venant de la traite. La coagulation terminée, pour éviter toutes les incertitudes d'interprétation auxquelles auraient pu donner lieu le malaxage du caillé et la séparation du sérum, on a enfoncé dans la masse coagulée le tube de porcelaine en même temps qu'on filtrait le lait lui-même. Le lait coagulé filtre environ deux fois plus vite que l'autre, parce qu'il ne renferme plus de flocons gélatineux flottants, venant se coller sur le tube et en obstruer les pores. L'aspect des deux liquides filtrés est du reste le même. Leur analyse donne les résultats suivants :

	Lait normal.	Lait emprésuré.
Sucre de lait	5.53	5.53
Caséone	0.55	0.57
Cendres	0.54	0.52
	6.62	6.62

On voit que l'identité est aussi parfaite que possible pour la quantité de caséone. Elle n'est pas moins grande quant à la qualité de cette caséone. Les deux liquides précipitent légèrement à l'ébullition. Ils ne donnent rien à froid avec l'acide acétique ou l'acide nitrique ; mais, à chaud, ils donnent un précipité qui se redissout dans un excès de réactif. Le sous-acétate de plomb et le réactif de Millon se comportent de même dans les deux.

Ce résultat se trouvant en contradiction, non seulement avec la théorie d'Hammarsten, mais encore avec une opinion généralement acceptée, j'ai cherché à le vérifier en variant un peu les conditions, et en m'adressant à celles de la pratique. J'ai pris dans une fromagerie dont je connaissais la présure, un échantillon du lait qu'on allait coaguler, et du sérum qu'on en a retiré par les procédés habituels de la fabrication cantalienne, c'est-à-dire sans employer l'action de la chaleur. Ce lait et ce sérum ont été soumis en même temps à la filtration au travers de la porcelaine, et l'analyse a indiqué pour les liquides filtrés la composition suivante :

	Lait.	Sérum.
Sucre de lait...............	5.37	5.64
Caséone....................	0.37	0.36
Matières minérales.........	0.56	0.60
	6.30	6.60

Nous observons ici une petite augmentation dans la proportion de sucre, due à ce que le sérum a un volume un peu moindre que celui du lait, et doit par suite s'enrichir en sucre. Nous retrouvons bientôt l'étude de ce fait que je me contente d'indiquer. Mais ce qu'il y a surtout d'intéressant, c'est qu'ici, comme plus haut, la proportion de caséone est restée la même dans le lait après l'action de la présure. Nous aurons bientôt à étudier de plus près l'action de cette diastase, mais nous pouvons affirmer de suite que la théorie de Hammarsten n'est pas exacte, et que le phénomène de la coagulation n'est pas un dédoublement de la caséine du lait en caséine insoluble et en protéine du petit-lait.

VIII. *Action de la caséase.* — Pour étudier l'action de cette diastase, j'ai ensemencé et fait vivre dans du lait le microbe qui, à ma connaissance, la produit à la fois la plus abondante et la plus pure, l'espèce que j'ai décrite sous le nom de *Tyrothrix tenuis.* Après quelques jours, le liquide de culture a été filtré sur de la porcelaine. Il présentait alors la composition suivante :

Sucre	4.90
Caséone et matière organique.	1.55
Matière minérale	0.80
	7.25

30 centimètres cubes de ce liquide ont été mélangés, à l'abri de l'introduction de tout germe étranger, avec 130 centimètres cubes de lait stérilisé, à peu près complètement privé de sa matière grasse par un repos prolongé, et dont la composition, abstraction faite de ce qui y restait de crème, était :

Sucre de lait	5.10
Caséine	3.45
Matière minérale	0.80
	9.35

Ce lait, soumis à la filtration au travers de la porcelaine, donnait un liquide limpide dont voici la composition :

Sucre	5.10
Caséone...................	0.40
Matière minérale	0 50
	6.00

Sa caséone représentait donc les 12/100 seulement de sa caséine totale.

Le mélange de ce lait avec le liquide où avait vécu le *Tyrothrix tenuis* avait la composition suivante, toujours abstraction faite de la matière grasse :

Sucre	5 06
Caséine et matière organique..	3.09
Matière miné.ale............	0.80
	8.95

Ce mélange une fois fait, a été maintenu à une température constante de 37° environ. Il s'est produit, au bout de quelques minutes, une légère coagulation, mais le coagulum était muqueux, assez transparent, et s'est rapidement désagrégé. C'est toujours ce qui arrive lorsque la caséase est abondante. Le coagulum est redissous aussitôt que formé ; quelquefois même on ne le voit pas apparaître.

Après 8 heures de séjour à l'étuve, on a fait une prise d'essai qu'on a soumise à la filtration. Il en a été de même après 24 heures et 48 heures.

Voici quelle a été la proportion de matière albuminoïde dans les liquides de filtration. Nous la rapprochons de celle qu'on aurait obtenue en soumettant à la filtration le mélange aussitôt opéré, s'il avait été possible d'y interrompre brusquement l'action de la diastase :

	A l'origine.	Après 8 h.	Après 24 h.	Après 48. h.
Caséone et matière organique.	0.61	1.80	2.20	2.20

On voit clairement que la caséase a pour effet de transformer la caséine du lait en une substance filtrable au travers de la porcelaine, analogue, sinon identique, à la caséone du lait. On voit aussi nettement que cette transformation, très rapide pendant les premières heures, s'est ralentie ensuite, et a atteint au bout de 24 heures un maximum qu'elle n'a pas dépassé.

Il y avait à ce moment 2,20 — 0,61 = 1,59 pour 100 de caséine dissoute de plus que dans le liquide initial, et cette augmentation provenait uniquement de la transformation de la caséine du lait, puisque la matière azotée de l'autre liquide était intégralement filtrable par le tube de porcelaine. Ce chiffre de 1,59 pour 100 du mélange, rapporté au lait qui n'en forme que les 13/16. devient 1,95 pour 100. Or le lait renfermait 3.05 pour 100 de caséine en suspension ou colloïdale ; les 2/3 de cette caséine ont donc passé à l'état de substance dissoute.

Pourquoi la transformation n'a-t-elle pas été poussée plus loin et s'est-elle arrêtée au bout de 24 heures ? Il y a là sûrement une question d'équilibre, analogue à celle qui limite la proportion de caséone dans le lait. En présence de la caséase, cette limite est reculée, la quantité de caséone s'élève à un certain niveau qu'elle ne dépasse pas, et qui correspondait ici à la transformation des 2/3 de la caséine totale. Il ne faudrait pas, en effet, attacher d'importance à ce rapport simple 2/3, trouvé entre les quantités de caséine dissoute et de caséine totale. Si le temps a été impuissant à pousser l'action au delà de ce terme, on peut le dépasser en augmentant la proportion de caséase. Ainsi, avec le même lait et le même liquide diastasifère que précédemment, on a fait un mélange à volumes égaux, qui a été maintenu 7 jours à des températures variables entre 25° et 35°. Voici quelle était, à l'origine et après cet intervalle d'une semaine, la proportion de matière albuminoïde dans le liquide de filtration de ce mélange :

	A l'origine.	Après 7 j.
Matière albuminoïde.........	0.97	2.37

L'augmentation est donc de 1, 4. Rapportée au lait qui forme la moitié du mélange, elle devient 2,8. Ici, plus des 9/10 de la caséine primitivement en suspension dans le lait ont pris l'état soluble.

Pourtant, il restait encore de la caséine du lait, et à peu près intacte en apparence, car le liquide non filtré précipitait encore légèrement par l'action des acides. Quant au liquide filtré, il ne précipitait pas par l'ébullition, ni à froid ni à chaud par l'action des acides. Il donnait toutes les réactions de la lactoprotéine. Toutefois le réactif de Millon le colorait fortement en rouge sous l'action de la chaleur. C'est qu'il renfermait, outre les produits de l'action de la caséase, les matériaux plus complexes qu'y avait apportés le liquide de culture du *Tyrothrix tenuis*.

IX. *Influence des microbes.* — Nous sommes préparés maintenant à étudier une action bien plus complexe, celle que produisent les microbes en se développant librement dans le lait. Nous savons qu'ils font subir aux matériaux nutritifs qu'ils y rencontrent des transformations plus ou moins profondes, en même temps qu'ils s'en préparent de nouveaux par l'action de leurs diastases. Quand ils ont terminé leur action, le lait n'a plus sa couleur ni sa consistance; il a pris peu à peu la teinte et l'aspect du bouillon très concentré. Une portion de la matière alimentaire prend la forme insoluble de cellules vivantes. Comme le liquide devient peu à peu alcalin, une autre portion de caséine prend quelquefois la forme gélatineuse des dissolutions alcalines de caséine, et, tout en restant soluble dans beaucoup d'eau, elle se dépose en masses muqueuses et cohérentes dans une solution aussi concentrée que l'est le lait. La proportion de matière gélatinisée et de matière entrée dans le cycle vital des cellules est du reste variable d'une espèce à l'autre, mais chez toutes, ce phénomène passe par les mêmes phases : solubilisation complète d'une portion de la caséine par l'action de la caséase, transformation d'une partie de cette matière solubilisée en matériaux organisés d'une part, en peptones et en matériaux de sécrétion et d'excrétion de l'autre, et cela jusqu'au moment où la vie de l'espèce devient impossible dans le milieu où on l'a ensemencée. A partir du moment où les cellules vivantes sont mortes ou transformées en spores, les diastases qu'elles ont déposées dans le liquide continuent quelque temps leur action, puis la suspendent à leur tour. Finalement, tout arrive à un état de repos presque absolu et, à ce moment, la proportion des matériaux complexes, embrassant tous les produits de transformation vitale des matières albuminoïdes, depuis la lactoprotéine jusqu'aux sels ammonicaux, matières toutes en solution, filtrables au travers du tube de porcelaine, cette proportion, disons-nous, dépendra de la nature de l'espèce vivante, du temps de son action, etc.

Voici quelques faits qui le prouvent et qui donneront une idée du *quantum* de l'effet produit.

Dans du lait enfermé dans des tubes cylindriques, et en contact avec l'air par une tubulure assez étroite, obstruée par un tampon de coton, j'ai fait vivre une espèce aérobie, qui ne s'est développée qu'à la surface, mais dont la caséase a pénétré peu à peu dans les profondeurs du liquide et l'a transformé, en quelques jours, en un liquide opalescent. Quand cette transformation a eu gagné toute l'épaisseur du liquide, j'ai soumis ce dernier à la filtration. On voit que, dans l'ensemble, j'ai surtout produit ainsi une action de diastases, mélangée, dans une faible mesure, d'une action nutritive des cellules du microbe employé.

Le liquide filtré avait la composition suivante :

Sucre de lait......................	5.24
Caséine et matière azotée......	1.89
Matières minérales........... ..	o 55
	7.68

Le lait correspondant renfermait environ 0,4 pour 100 de caséone. On voit que le lait transformé par les microbes en contient environ cinq fois davantage, mais encore ici, comme dans les exemples du paragraphe précédent, la transformation de la caséine n'est pas complète, et il n'y en a guère que la moitié qui soit entrée en solution.

Voici un autre essai où l'action a été plus profonde, parce qu'on a laissé mieux pénétrer l'air, et qu'on a favorisé par suite le développement de l'espèce aérobie, qui était le *T. tenuis*. Le lait était contenu dans un ballon ordinaire, rempli à moitié, et dont le col était fermé par un tampon de coton. L'action terminée, le liquide avait une odeur très forte de fromage. Filtré au travers de la porcelaine, il a donné un liquide limpide, qui brunit en se desséchant et répand, outre l'odeur du fromage fort, l'odeur très prononcée des matières extractives. Sa composition est la suivante :

Sucre de lait.....................	5.07
Caséine et matières azotées.....	2.57
Matières minérales.............	0.56
	8.20

Le lait correspondant renfermait 3,90 pour 100 de caséine. Ici encore il n'y en a eu que les 2/3 environ de solubilisés, malgré le temps très long laissé à l'action.

Pour arriver à une transformation plus complète de la caséine, il faut ou bien opérer sur du lait étendu d'eau, de façon à éviter l'influence défavorable de la concentration de la liqueur, ou bien recourir aux mucédinées, qui sont en moyenne des agents de destruction plus longs mais plus puissants que les microbes immergés dans les liquides nutritifs. C'est ainsi que j'ai vu un liquide à couleur de bouillon, provenant de l'action prolongée de mucédinées diverses sur un lait en couches minces, passer en entier au travers d'un tube de porcelaine, après avoir subi une simple filtration sur du papier, destiné à éliminer les masses mycéliennes en suspension dans la liqueur. Toute la caséine non brûlée ou non employée à la construction des tissus de la plante y était donc à l'état dissous. Nous sommes ici, dans cette troisième expérience, la dernière que je citerai, tout à fait à l'antipode de la première. La caséase, très peu abondante avec les mucédinées, n'a joué ici qu'un rôle tout à fait secondaire, et c'est le procès de nutrition de la plante qui a amené à peu près seul les transformations observées.

CHAPITRE XI

ÉTUDE DES PROCÉDÉS D'ANALYSE DU LAIT

Si les résultats précédents sont exacts, ils ont un corollaire naturel : l'institution d'une méthode nouvelle d'analyse du lait. Il n'est pas nécessaire d'entrer dans le détail de celles qui ont été proposées et employées jusqu'ici pour reconnaître leur caractère incertain. On peut les rapporter à deux types principaux : celles dans lesquelles on dose la caséine en bloc en la précipitant par un de ses réactifs, la présure ou un acide, et dont la plus connue est celle de Hoppe-Seyler ; celles dans lesquelles on procède systématiquement au dosage des diverses matières albuminoïdes dont on admet la présence dans le lait : caséine, albumine, lactoprotéine, etc. Telle est, par exemple, celle qui a été proposée par MM. Millon et Commaille, et qui a été la plus pratiquée dans ces derniers temps.

Dans la méthode de Hoppe-Seyler, on étend le lait, préalablement bien agité, de 20 fois son volume d'eau, et l'on ajoute au mélange, goutte à goutte, de l'acide acétique très étendu, jusqu'à apparition d'un précipité floconneux. On fait ensuite passer dans le liquide, pendant un quart d'heure ou bien une demi-heure, un courant d'acide carbonique lavé, et on laisse alors reposer le vase pendant 12 heures. Le dépôt filtré, lavé et desséché à 100°, donne la caséine et le beurre. nU dosage séparé donne le beurre. On en conclut la caséine par différence.

Le difficile, dans cette opération, est de savoir quand il faut cesser de verser l'acide acétique. Si on en met trop peu, la précipitation est incomplète. Si on en met trop, la caséine précipitée se redissout. Il est du reste bien plus dangereux d'en mettre trop que pas assez, et c'est sans doute à parer à l'insuffisance d'acide qu'est destiné le courant d'acide carbonique, qui peut bien, en effet, produire une précipitation nouvelle si la dose initiale d'acide n'était pas assez forte, et avec lequel on ne redissout pas en quantités sensibles le coagulum formé.

Est-il au moins possible d'espérer précipiter toute la caséine en n'ajoutant que la dose d'acide strictement nécessaire ? Nullement. Nous savons que de la caséine reste en solution dans un liquide légèrement acide. De là une perte. Il s'en fait une autre pendant le lavage du précipité. D'un autre côté, il est presque impossible, du moins il ne m'est jamais arrivé, d'entraîner, dans un coagulum ainsi formé, la totalité de la matière grasse du lait. Je vois, dans un intéressant travail de M. von Baumhauer (1), qu'il n'a pas été plus heureux que moi. La caséine étant, comme nous l'avons dit, dosée par différence avec un dosage du beurre fait avec une autre méthode, qui est assez exacte, se trouve donc évaluée trop haut. De là une erreur de sens inverse à la première, qui pourra ou non la compenser, suivant les cas. En somme, c'est l'incertitude.

Enfin, cette caséine, en supposant qu'on l'ap-

(1) E.-H. von Baumhauer, *Méthode d'analyse du lait. Arch. néerlandaises*, (t. IV, 1869.)

précie exactement, représente-t-elle la totalité de la matière albuminoïde du lait ? Nous savons que non. Il reste dans le liquide une proportion notable de caséine colloïdale et de caséine dissoute. En d'autres termes, il est absolument impossible, en additionnant les poids de beurre, de caséine, de sucre du lait et des cendres, de retrouver la proportion centésimale de résidu que donne le lait par une évaporation convenable. C'est ce dont se sont aperçus tous les analystes qui ne se sont pas contentés de doser l'un de ces éléments par différence.

Toutes ces causes d'erreurs faussent l'analyse et en rendent les résultats illusoires. La substitution de la présure à l'acide acétique rend la méthode encore plus défectueuse, comme nous le verrons bientôt. Le défaut commun de tous ces procédés est de laisser dans le lait une portion variable de sa caséine. Voyons si nous n'arriverons pas à éviter cette cause d'erreur par les procédés qui, tels que celui de Millon et Commaille, dosent successivement sous des noms différents la caséine dans les divers états qu'elle présente dans le lait.

Celui-ci débute, comme celui de Hoppe-Seyler, par la précipitation de la caséine et de la matière grasse au moyen de quelques gouttes d'acide acétique dans du lait étendu de 4 volumes d'eau. Les auteurs évitent de diluer le lait autant que Hoppe-Seyler, et recommandent de laver le précipité, d'abord avec aussi peu d'eau que possible, puis avec de l'alcool à 40°, de façon à éviter la redissolution de la caséine précipitée ; mais ils ne se mettent pas en garde contre la cause d'erreur bien plus importante qui provient de l'emploi d'une dose trop élevée ou trop faible d'acide.

Toutefois, cette cause ne porte que sur l'évaluation de ce qu'ils appellent la caséine, car nous allons retrouver dans le liquide, et doser, sous un autre nom, il est vrai, ce que cette première opération y a laissé. Le liquide filtré qu'elle a fourni est divisé en trois parties, pour servir à l'évaluation : 1° de l'albumine et de la lactoprotéine, 2° du sucre de lait, 3° des cendres. Occupons-nous seulement, pour le moment, de la première partie. On chauffe à l'ébullition 30 ou 40 centimètres cubes de liquide dans un matras qu'on agite constamment de façon à empêcher le dépôt qui se forme de se coller aux parois. Ce dépôt, jeté sur un filtre, lavé d'abord à l'eau, puis à l'alcool, puis encore à l'éther (car les auteurs y ont bien reconnu l'existence de matière grasse), et enfin séché, est compté comme *albumine*. C'est comme *sérai* qu'il faudrait le compter, car la précipitation ayant lieu dans un liquide acide, la prétendue albumine n'est pas seule à se précipiter. Nous savons aussi que le lavage à l'eau entraîne une portion de cette albumine, bien mieux, que cette albumine précipitée par la chaleur se redissout par refroidissement. C'est ce que Doyère avait bien vu en 1852, 13 ans avant la publication du mémoire de Millon et Commaille. Le liquide de filtration de l'albumine précipitée donne en effet un nouveau dépôt par l'action de la chaleur.

Enfin, le dosage de l'albumine fait, Millon et Commaille dosent dans le liquide filtré la lactoprotéine par les procédés dont ils reconnaissent eux-mêmes le caractère incertain.

Après avoir constaté l'insuffisance de ces méthodes, Liebermann, M. Nencki, Musso et Menozzi (1)

(1) Liebermann, *Ann. der Chemie u. Pharm*, 1876, t. CLXXXI, p. 90. — M. Nencki, *Ber. d. Deutsch chem*

en ont proposé d'autres. Liebermann précipite par le tannin et l'acide acétique le liquide de filtration de l'albumine coagulée : il obtient ainsi un corps dont la composition est à peu près celle de l'albumine et dont le poids, ajouté à celui de cette substance, donne un total qui concorde assez exactement avec celui qu'on obtient lorsque, après avoir fait un dosage d'azote, on le traduit en matière albuminoïde, en partant de la proportion ordinaire d'azote dans cette matière.

Ceci démontre que le procédé de Hoppe-Seyler ne précipite pas tout. Ce que Liebermann retrouve est évidemment une partie de la lactoprotéine, mais il est sûr, par ce que nous savons des propriétés de cette substance, qu'il ne la retrouve pas tout entière, et la coïncidence qu'il signale avec les résultats du dosage de l'azote tient à ce que la caséine du lait est moins riche en azote qu'il ne l'a cru, et que son calcul lui a fourni un nombre inférieur à la réalité. Nous retrouverons bientôt cette cause d'erreur qui a, du reste, été méconnue dans beaucoup d'autres travaux sur la matière.

Nencki emploie un autre procédé pour précipiter toute l'albumine : il ajoute à du lait bouillant et acidulé un excès de sel marin. Il compare encore ses résultats avec ceux que fournit un dosage d'azote. Si, au lieu de diriger le calcul comme nous l'avons dit plus haut, il avait fait un dosage comparatif d'azote sur le lait et sur la matière qu'il en précipitait, il aurait vu que la quantité de ce corps retrouvée dans celle-ci n'égalait jamais la première. Ceci prouve que cette préci-

Gesells., 1875. — Menozzi et Musso, *Petersen's Forschungen*, 1878, p. 130.

pitation laisse en solution un peu de lactoprotéine, qui ne se précipite en effet qu'incomplètement sous l'action du sel marin.

Menozzi et Musso ont employé, pour séparer cette albumine, trois autres procédés différents que je n'indiquerai pas, parce que, sans se prononcer sur leur valeur individuelle, ces savants paraissent considérer comme le meilleur celui qui leur donne le poids le plus grand de matière précipitée. Il est évident que ce *criterium* est absolument insuffisant.

Remarquons, du reste, que ces procédés divers, proposés pour arriver à la précipitation complète de l'albumine, s'adressent, en réalité, en grande partie, à la lactoprotéine de Millon et Commaille. Peut-être sont-ils supérieurs à l'emploi du nitrate mercurique proposé par ces derniers savants. Il y a, en effet, un double écueil à éviter dans l'emploi de ce réactif. Si on en met trop, on redissout en partie le précipité; si on en met trop peu, le précipité peut avoir une composition variable, et l'on n'est plus sûr que les 4/5 de son poids représentent la lactoprotéine.

Mais il est inutile de chercher à décider lequel de tous ces procédés est le meilleur. On voit qu'il n'y en a aucun précipitant toute la matière albuminoïde, que ses états multiples dans un même lait protègent toujours en partie contre l'action des réactifs. Dans tous, on se donne beaucoup de peine pour arriver à un résultat médiocre. On ne peut y trouver de différence qu'en ceci : c'est que les uns sont sages en pesant en bloc toute la substance précipitée sans lui donner de noms particuliers, tandis que d'autres, par le luxe de vocables qu'ils emploient, ajoutent une illusion de mots à une incertitude de dosages.

Il semble plus simple et, au premier abord, beaucoup plus sûr de déterminer par une analyse organique, la proportion d'azote existant dans le lait, et de traduire ce dosage en dosage d'albumine ou de caséine. C'est la méthode qu'a couramment employée Payen. Admettant que les matières albuminoïdes contenaient 16 pour 100 d'azote, il en obtenait la proportion en multipliant par 100/16 = 6.25 la proportion d'azote. Mais on est arrivé ainsi à des résultats singuliers dont il est bon de dire un mot, car ils fournissent les matériaux d'une étude critique.

Dans l'étude du lait, par exemple, on ne retrouve jamais exactement le poids du résidu sec en ajoutant ensemble les poids déterminés directement du beurre, du sucre de lait, des cendres, et celui des matières albuminoïdes déterminé par le calcul au moyen d'un dosage d'azote. Ne sachant à quoi attribuer ce déficit, les uns ont accusé les incertitudes du dosage du lactose ou du beurre, les autres des pertes dans la recherche des matières minérales. La plupart des analystes se sont bornés à doser directement trois des quatre éléments, et à calculer le quatrième par différence, ce qui cachait la difficulté, mais ne la faisait pas disparaître.

Dans l'étude du fromage, mêmes incertitudes. Les poids de l'eau, des cendres et de la matière grasse, évalués directement, laissaient comme résidu un poids de caséine, ou plus généralement de matière organique. Or, la quantité de caséine tirée d'un dosage d'azote n'était jamais égale à ce poids différentiel, et n'en faisait d'ordinaire que les 85 ou 90 centièmes. Quelle était la nature des 10 ou 15 centièmes formant ce résidu? Les uns l'ont compté comme sucre de lait. La caséine retient, en effet, ce corps avec énergie, comme nous le verrons dans un des prochains chapitres, mais tout le lactose retenu disparaît pendant les premiers jours de la maturation des fromages, et aucun procédé ne permettait, en effet, d'en découvrir là où pourtant on admettait sa présence. Partant de ce fait, d'autres chimistes ont admis l'existence dans le lait d'un hydrate de carbone inconnu. C'était cette fois sauter par-dessus la difficulté, ce n'était encore pas la résoudre.

Enfin, quelques chimistes, en désespoir de cause, ont accusé des pertes d'azote inhérentes au dosage de cette substance dans la caséine (1), pertes que d'autres déclarent illusoires. La cause de ces contradictions est dans ce fait que personne ne connaît, à l'heure qu'il est, la véritable teneur en azote de la caséine. La seule chose qu'on puisse dire sur le facteur 6.25 employé pour traduire la proportion d'azote en proportion de caséine, est qu'il est sûrement inexact et très probablement trop petit. En d'autres termes, il est très probable que la caséine pure contient moins de 16 pour 100 d'azote.

M. Dumas qui, en 1845, a trouvé des chiffres plus élevés, 16.5 et 16.6 pour 100, avait opéré sur de la caséine de lait de chienne. Schérer, en 1844, avait trouvé 15.6, 15.7 et 15.7 ; Muller, en 1839, des nombres oscillant entre 15.8 et 14 ; Wolcker, en 1863, 15.4. Musso et Menozzi (2)

---

(1) Voir sur ces questions : Makris, *Ann. d. Chem. u. Pharm.*, t. CLXXXIV. — Wolcker, *Chem. News*, t. XXXII. — A. Menozzi, *Petersen's Forschungen*, 1878. — G. Musso et A. Menozzi, *Petersen's Forschungen*, id. — Storch, *ibid.*, 1879.

(2) Dumas, *Constit. du lait des animaux carnivores* (*Comptes rendus*, t. XXXII, 1845). — Schérer,

ont obtenu des chiffres compris entre 15.4 et
15.6 pour ce qu'ils appellent l'albumine du lait et
que nous confondons avec la caséine.

En étudiant le fromage, Storch a trouvé des
nombres encore plus faibles qui sont descendus
jusqu'à 13,7. Il est impossible de faire entre des
nombres aussi différents le départ des causes
d'erreur. Elles tiennent toutes à ce qu'on ne connaît pas la caséine pure et à ce que cette substance, dans quelque liquide qu'on la précipite,
retient plus ou moins obstinément les matériaux
minéraux ou organiques qui pouvaient être en
solution avec elle dans la liqueur, et dont on ne
fait abstraction, l'analyse faite, que par une hypothèse plus ou moins plausible. Il me semble, par
exemple, qu'en présence du caractère nettement
réducteur de la plupart des phénomènes de la vie
cellulaire, on n'a plus le droit, dans le calcul des
cendres, de supposer que le soufre rencontré fait
partie de la molécule de matière albuminoïde, tandis que les autres éléments minéraux sont comp-
tés à part.

Toutes ces incertitudes viennent à l'appui de
notre thèse que le dosage de l'azote dans le
lait ou l'un de ses produits ne permet nullement
d'y déterminer la proportion de matière albuminoïde. Nous sommes donc obligés de recourir à
un autre procédé que ceux que nous avons énumérés jusqu'ici.

Procédé de Ritthausen (1). — M. Ritthausen a

Handwoert. d. Physiol., t. II. — Muller, *Sur la Matière
caséeuse* (*Bull. des sc. phys. et nat. en Néerlande*, I. Rot-
terdam, 1839. — Wölcker, *On Milk* (*Journ. Roy. agr.
Soc. in England*, t. XXIV, 1862). — G. Musso et A. Menozzi, *Petersen's Forschungen*, 1878. — Storch, *ibid.*, 1879.

(1) Ritthausen, *Journ. f. Prakt. Chemie*, 2ᵉ sér., t. XV
et XVI.

proposé, pour cela, la précipitation des matières albuminoïdes par les sels de cuivre. Il étend 10 centimètres cubes de lait de 20 fois le volume d'eau, y verse 5 centimètres cubes d'une solution de sulfate de cuivre, renfermant 63 grammes 5 de ce sel par litre. Il se produit un précipité dont on complète la formation en y versant 2,5 à 3 centimètres cubes d'une solution de 50 grammes de potasse par litre d'eau. Il faut éviter d'ajouter un excès de réactif. Le précipité tombé au fond du vase est bien lavé et pesé ensuite, puis calciné; une nouvelle pesée donne le poids des cendres et, par différence, celui de la matière albuminoïde.

La meilleure manière de juger la valeur de ce procédé est évidemment de l'appliquer au dosage de la caséine soluble qui échappe surtout à l'action de tous les réactifs. Le lait filtré au travers de la porcelaine précipite, en effet, non par le sulfate de cuivre, mais au moment où, sous l'influence de la potasse, se fait un précipité d'oxyde hydraté de cuivre qui entraîne avec lui la matière albuminoïde dissoute. Le précipité est donc surtout un précipité par entraînement, et l'on sait qu'en pareil cas l'entraînement n'est jamais complet. De plus, il y a encore ici à éviter un excès de réactif. Si on rend le liquide trop alcalin, une portion de l'oxyde de cuivre se redissout et avec lui la caséine entraînée. La réaction du liquide, d'après les indications formelles de l'auteur, doit rester un peu acide après l'adjonction de potasse, et même être neutre. Enfin, le traitement du précipité est long, et la méthode parait peu pratique. Avec les doutes que soulève son exactitude et les difficultés de son mode d'exécution, il n'est pas étonnant qu'elle soit délaissée.

M. Gerber, qui la recommande, est obligé de

changer sa pratique suivant qu'il s'agit d'un lait de vache, d'un lait concentré, du lait de femme, etc. Nouvelle raison de ne pas se fier à cette méthode quand on veut avoir des résultats précis.

On peut donc conclure de ce qui précède qu'il n'y a pas en ce moment de méthode vraiment scientifique pour l'étude du lait.

L'impossibilité reconnue par beaucoup de savants de s'assurer sur ce terrain, a conduit à inaugurer des méthodes pratiques, auxquelles on demande moins de rigueur, mais dont on exige plus de rapidité.

Il est douteux qu'on ait eu raison de tourner ainsi le problème qu'on ne pouvait résoudre. La science a perdu et il n'est pas sûr que la pratique y ait gagné. Ces méthodes nouvelles se sont, en effet, montrées singulièrement impuissantes à élucider les questions qu'on leur a posées. Qu'il se soit agi du commerce du lait, de la police de la vente sur les marchés, de l'étude des questions de race ou d'élevage, les analyses expéditives sont restées infécondes, précisément parce qu'elles n'étaient pas précises, et que, sauf des cas tout à fait exceptionnels, les variations qu'il fallait évaluer sont de même ordre que les erreurs d'expérience. Nous allons nous convaincre, en effet, en faisant l'étude des principaux de ces procédés rapides, qu'ils sont tous plus ou moins incertains.

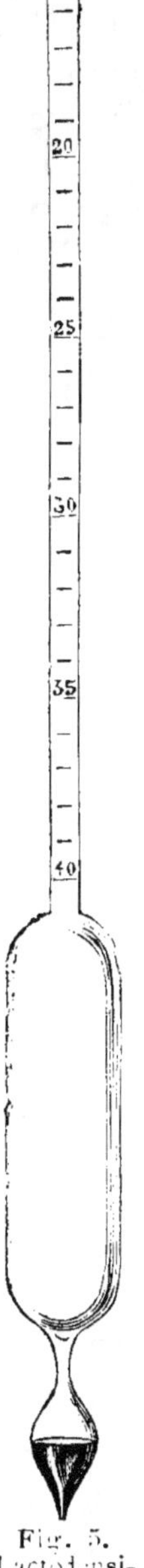

Fig. 5.
Lactodensi-
mètre de
Quevenne

Lactodensimètre. — Les mesures de densité, quand il s'agit du lait, sont à peu près exclusivement faites au moyen du lactodensimètre de Quévenne (fig. 5), qui donne, par lecture directe, les millièmes et, *au jugé*, les dix-millièmes. Il n'est pas inutile de montrer que cette précision est illusoire et que les milliers de nombres déterminés par ce procédé n'ont absolument aucune signification.

Supposons un lactodensimètre bien construit et exact. Tous ceux qui s'en sont servis ont pu remarquer que ce n'est pas le cas général : j'en possède trois qui ne sont pas d'accord les uns avec les autres. Mais ce sont là des négligences de constructeur, qu'il serait facile de faire disparaître. Supposons un instrument bien construit, donnant, à 1/1000 près, la densité de l'eau ou des solutions salines dans lesquelles on le plonge, marquant, par exemple, 1,030 dans un liquide dont la densité à 15° est exactement de 1,030. Marquera-t-il le même degré dans un lait de même densité ?

Nullement, car la tension superficielle du lait n'est pas la même que celle des solutions salines qui, jusqu'ici, ont toujours servi à la graduation des appareils. La force qui tire vers le bas un aréomètre flottant, c'est d'abord son poids, ensuite la tension de la membrane élastique qui recouvre toutes les surfaces liquides, qui se relève le long de la tige de l'aréomètre en formant un petit ménisque, et qui exerce sur lui le même effort qu'une membrane de caoutchouc, très mince et tendue, qui serait liée à la tige à la hauteur à laquelle vient y mourir le ménisque de l'eau soulevée. C'est l'ensemble de ces deux forces, le poids et la tension capillaire, qui fait équilibre au poids du liquide déplacé (1), et comme la tension capillaire est inférieure dans le lait à ce qu'elle est dans les solutions salines, l'aréomètre s'enfoncera moins dans le lait que dans un liquide de même densité. Il indiquera donc une densité plus forte, d'environ un millième avec les modèles usuels de lactodensimètres.

La hauteur dont se soulève ainsi l'instrument dépend d'ailleurs de la nature du lait, de sa richesse en crème, de la température. Il en résulte qu'on ne peut guère compter avec lui sur le chiffre des millièmes, et que celui des dix-millièmes est absolument illusoire.

Toutes ces déductions ne sont pas purement théoriques. L'expérience en vérifie la justesse. J'ai, par exemple, composé, avec du chlorure de calcium, une dissolution ayant à peu près la densité d'un lait, 1,0279 exactement. Un lactodensimètre plongé dans ce liquide à 15° marquait 1,0291 dans le plan horizontal de la surface du liquide, et 1,0280 sur la ligne de raccord du ménisque avec la tige. C'est donc à ce niveau qu'avec mon lactodensimètre on devait faire la lecture, et il était alors bien gradué, c'est-à-dire qu'il marquait la densité exacte dans un liquide ayant même tension superficielle que l'eau.

J'ai alors ajouté à ma dissolution de chlorure de calcium 10 gouttes d'alcool amylique pour 200 centimètres cubes de liquide. La densité est restée la même à 1/10000 près, elle est descendue seulement à 1,0278, mais la tension superficielle a diminué sans être pourtant devenue aussi faible

(1) Voir Duclaux, *Théorie élémentaire de la capillarité* et *Influence de la tension superficielle des liquides sur les mesures aréométriques*. (*Journal de physique*, t. I, page 1872.)

que dans le lait. Dans ce liquide, le lactodensimètre marquait 1,0288 au sommet du ménisque, et il aurait marqué le même degré dans un lait de même densité et de même tension superficielle. Il était donc remonté de 8 dixièmes de division, la densité étant restée presque invariable. Il était en erreur de $+$ 1/10000. Il est maintenant en erreur de $+$ 1/1000, à peu près uniquement par le fait du changement de tension superficielle. En d'autres termes, ce lactodensimètre était juste pour les solutions salines, il ne l'était pas pour le lait, et ils sont tous, plus ou moins, dans les mêmes conditions.

Aussi, toutes les fois qu'on a voulu comparer avec la densité réelle d'un lait, la densité fournie par le lactodensimètre, n'est-on jamais arrivé à l'identité. On a cherché à cette différence des causes parfois singulières. Ainsi, après avoir constaté que le poids de 10 centimètres cubes de lait mesuré au moyen d'une pipette était toujours inférieur à celui qu'on pouvait déduire de l'indication de l'aromètre, on a cru qu'une pipette qui laisse écouler 10 centimètres cubes d'eau ne laisse pas écouler 10 centimètres cubes de lait. La différence, si on donne à l'écoulement le temps de se faire, ne peut tenir qu'à la différence d'épaisseur des couches liquides adhérentes aux parois, et celle-ci est trop faible pour produire l'effet qu'on lui attribue. Il faut surtout en accuser le lactodensimètre, les défectuosités de sa construction et l'incorrection inévitable des nombres qu'il fournit.

Pour tirer quelque parti sérieux de cet instrument, en somme utile, il faudrait le graduer directement, soit au moyen de laits de densités diverses, soit au moins au moyen de solutions salines de même tension superficielle que les laits. Cette tension varie, il est vrai, pour les laits, avec leur provenance et leur richesse, mais elle est en moyenne égale aux 8/10 de celle de l'eau. En prenant ce chiffre comme base, on ferait des instruments plus précis que ceux qui existent actuellement, avec lesquels on pourrait compter sur le chiffre des millièmes, et qui, employés à des constatations régulières dans les opérations agricoles ou commerciales, pourraient servir à des études et mettre en évidence des résultats que le caractère fallacieux des nombres fournis a mis jusqu'ici hors de portée.

Lorsqu'on voudra connaître exactement la densité d'un lait, le seul moyen est l'emploi du flacon à densité, ou mieux encore de l'ampoule à double effilure connue sous le nom de *flacon de Sprengel*. Mais c'est bien rarement qu'on devra recourir à l'un de ces deux moyens. Il ne faut jamais oublier que la précision est chose relative, non absolue, et tant qu'on sera réduit à ne pas pouvoir compter sur une approximation de plus de 1 centième dans l'évaluation des éléments constituants du lait, il sera inutile d'en évaluer la densité à 1/10000.

Aussi peut-on très bien se contenter, pour mesurer la densité d'un lait, d'en verser 10 centimètres cubes, au moyen d'une pipette qu'on a vérifiée, dans une capsule qu'on recouvre d'un verre de montre et que l'on pèse. En opérant toujours de la même façon, on a des nombres concordants à 2 ou 3 milligrammes près, c'est tout ce qu'il faut. Le nombre qui représente la densité n'a d'ailleurs qu'une valeur secondaire, il n'intervient pas dans la mesure des volumes, et c'est évidemment au volume qu'il est le plus naturel de rapporter les diverses évaluations qu'on fait des éléments du lait.

Crémomètre. — Au lactodensimètre de Quévenne vient naturellement se rattacher le crémomètre du même auteur dans lequel on juge de la richesse d'un lait en matière grasse par l'épaisseur de crème qui monte à sa surface dans un même temps. Pour des quantités égales de matière grasse, cette épaisseur dépend de la grosseur moyenne des globules gras, de leur différence de densité avec le sérum écrémé, de la température, de la proportion de caséine en simple suspension. On comprend donc qu'elle n'ait aucune relation avec la proportion centésimale du corps gras. Il faut absolument condamner le crémomètre comme instrument de recherches, mais il peut rendre service dans une exploitation agricole pour étudier les variations journalières du lait d'un animal, ou encore pour la police des marchés, dans laquelle on ne peut se proposer de découvrir que les grosses falsifications. Pour cet usage, on peut simplifier la construction de l'instrument, dont la graduation est arbitraire et compliquée, et le réduire à un tube cylindrique de 20 centimètres de hauteur environ. Comme il y a toujours des incertitudes sur la lecture du ménisque, soit quand il s'agit du lait, soit quand il s'agit de la crème, on remplira ce tube complètement, et on fera l'affleurement avec une petite plaque de verre qu'on retirera en la faisant glisser sur l'ouverture. Si le tube porte tracés sur sa surface les 15 premiers centièmes de son volume à partir du bord, on aura des divisions espacées d'environ 2 millimètres, et donnant l'épaisseur avec une approximation suffisante.

La seule lecture à faire, la plus difficile aussi,

est celle de la ligne de séparation entre la crème et le sérum, qui ne se distinguent que par des différences quelquefois très faibles de blancheur et d'opacité. On rend la lecture beaucoup plus facile et plus précise en mélangeant au lait, avant de l'introduire dans le tube, une goutte d'une dissolution de matière colorante, telle que le bleu de Paris, qui reste dans le sérum, tandis que la crème monte blanche à la surface. Presque toutes

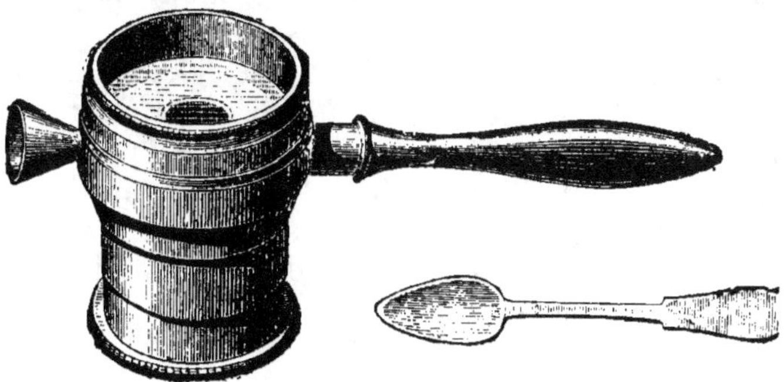

Fig. 6. — Lastocope de Donné.

les matières colorantes se comportent ainsi.

Mais la meilleure à employer est le carmin d'indigo.

Lactoscopes. — Il faut mettre au même rang que le crémomètre les lactoscopes dont M. Donné a proposé le premier modèle, et dans lesquels on prend le degré d'opacité d'un lait pour mesure de sa richesse en matière grasse. Le lactoscope de M. Donné (fig. 6) avait le mérite d'être simple et maniable. On a compliqué depuis cet appareil, sans résultat meilleur, car tous ceux qu'on a imaginés restent sujets à cette cause d'erreur principale que Doyère a relevée le premier, en montrant que du lait filtré sur plusieurs doubles de papier à filtre, et débarrassé ainsi de tout globule gras, était encore un liquide très opaque, et que par conséquent l'indication du lactoscope était une fonction composée de sa richesse en matière grasse et de l'opacité de son sérum. Je me suis assuré que l'opacité de ce sérum dépendait à son tour de la quantité de caséine en suspension, mais ne dépendait pas que d'elle, car la caséine en solution colloïdale n'est pas non plus parfaitement transparente. Toute cause qui augmente la proportion de caséine en suspension, l'adjonction d'un acide, d'un peu de chlorure de calcium, augmente le titre lactoscopique. Si l'on ajoute à cette cause importante d'erreurs celles qui peuvent provenir des différences dans l'éclairement, dans la dimension des globules gras, on jugera qu'il n'y a rien de bon à attendre de l'emploi de ces divers lactoscopes.

Lactobutyromètre. — La réaction curieuse sur laquelle M. Marchand a basé son lactobutyromètre se résume en ceci, qu'en opérant, au moyen de l'alcool pris comme intermédiaire, un mélange intime entre du lait et de l'éther, il se sépare du mélange, par le repos aidé de l'action d'une douce température, un liquide éthéré renfermant une proportion constante de matière grasse, et dont le volume est par suite proportionnel à la richesse du lait en beurre.

Le procédé et l'appareil (fig. 7) proposés en 1854 par M. Marchand pour utiliser cette réaction, ont été attaqués, défendus, modifiés et retournés de plusieurs façons, dont la plus parfaite semble aujourd'hui la méthode aréométrique proposée par M. Soxhlet. Mais l'opinion qu'on doit en avoir est toute différente suivant qu'on se place au point de vue théorique ou au point de vue pratique.

Au point de vue théorique, les phénomènes sont commandés par les lois que j'ai établies en 1876 (1). La plus importante, au point de vue qui nous occupe, est que la matière grasse se partage à la fin de l'opération entre les deux couches qui se forment dans le lactobutyromètre, et que le coefficient de partage est tel qu'aucune des deux couches n'a une teneur en beurre constante. La méthode, quelle qu'elle soit, fondée sur cette réaction, ne saurait donc prétendre à la précision.

Toutefois, dans la pratique, et tant qu'il s'agit de lait ne renfermant pas plus de 5 à 6 pour 100 de matière grasse, cette variation dans le coefficient de partage est assez faible pour être négligée, et les nombreux essais auxquels on a soumis le lactobutyromètre et ses dérivés prouvent que ces instruments sont d'un usage assez rapide et assez sûr pour pouvoir être employés dans la police des marchés, dans la pratique agricole, dans le commerce de la laiterie, en un mot partout où des dosages absolument précis ne sont pas nécessaires et où il n'y a pas un intérêt scientifique en jeu.

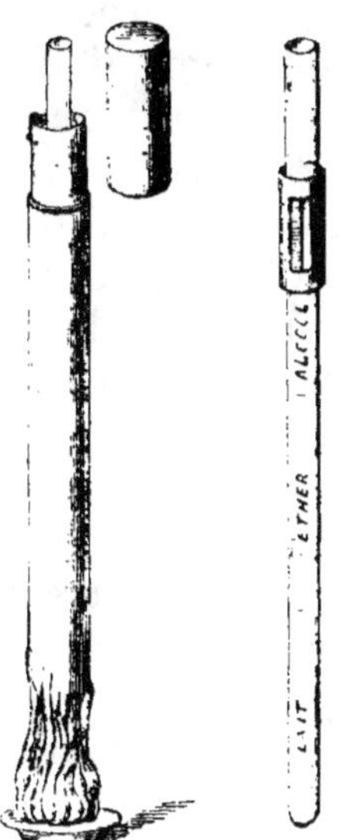

Fig. 7. — Lactobutyromètre modifié par Salleron.

(1) *Annales de chimie et de physique, Sur la séparation des liquides mélangés.*

Il serait très souhaitable de pouvoir étudier de la même façon les variations de la caséine. L'industrie laitière retirerait un grand bénéfice de l'emploi d'un instrument qui lui permettrait de savoir rapidement, et avec une approximation suffisante, la quantité de caséine fournie journellement par un animal. Elle pourrait ainsi diriger soit la production du beurre, soit la production du fromage, dans cette voie de culture intensive qui paraît devoir s'imposer universellement désormais. Malheureusement, cette étude de la caséine est des plus difficiles. Nous avons vu qu'aucun des procédés employés jusqu'ici ne permet de la doser avec sûreté, la variété de formes qu'elle affecte dans un même lait fait qu'elle résiste en partie soit aux agents physiques, soit aux agents chimiques d'entraînement et de précipitation qu'on a employés jusqu'ici.

Les erreurs qu'on peut commettre de ce fait ne sont pas minimes. Avec le lait du Cantal, la précipitation de la caséine par les acides en laisse de 10 à 15 grammes par litre en solution, la précipitation par la présure encore davantage. Les erreurs par le procédé de Millon et Commaille sont plus faibles, mais on peut affirmer que la distribution en caséine, albumine et lactoprotéine est absolument illusoire.

J'ai cru qu'il était plus simple et plus court de profiter de ce que, d'après les résultats qui précèdent, la caséine est la seule matière albuminoïde existant dans le lait, et de l'évaluer par différence. On mesure la proportion centésimale de résidu sec, on dose le sucre, les sels et la matière grasse. La différence représente la caséine. Examinons de près les causes d'erreur de ce procédé.

D'abord, il y a dans le lait autre chose que de la caséine, du beurre et du sucre de lait. On est donc exposé à évaluer trop haut la caséine et à compter comme telle ce qui n'en est pas. Mais la plus grande partie de ces matériaux inconnus se rapproche certainement beaucoup des matières albuminoïdes. Il est naturel de supposer que ces matériaux forment une série analogue à celle qu'on trouve dans le lait qui a été envahi par les microbes ou dans les liquides d'excrétion cellulaire, série commençant par les peptones, et aboutissant à l'urée et aux sels ammoniacaux. Nous avons vu que les termes de cette série n'arrivaient pas, dans leur ensemble, à un total de o gr. 4 à o gr. 5 par litre. Les erreurs auxquelles nous sommes exposés par ailleurs rendent celle-ci tout à fait négligeable.

En admettant, en effet, que tout ce qui n'est pas beurre ou sucre est de la caséine, nous faisons dépendre le dosage de celle-ci de celui des deux autres corps. Celui du beurre peut être fait très exactement à 1/1000 près du volume du lait. mais celui du sucre est loin d'être aussi précis, et ne peut guère être fait à plus de 1/150 près, c'est-à-dire avec une erreur possible de plus de o gr. 6 par litre. On voit qu'en ajoutant les deux erreurs, on est exposé au maximum à une erreur de 1 gramme de caséine par litre de lait, soit à se tromper environ de 1/50 sur le poids de la caséine. C'est une précision supérieure à celle de tout autre procédé.

L'évaluation en bloc de la caséine ne suffit pas. Il est important, non seulement au point de vue scientifique, mais aussi, comme nous le verrons, au point de vue industriel. de distinguer la caséine dissoute de celle qui est à l'état colloïdal ou en simple suspension. On peut y arriver facilement par l'emploi du filtre de porcelaine.

Cette filtration au travers de la porcelaine a déjà été proposée par Lehmann (1) pour séparer l'albumine de la caséine du lait, et a été, à ce point de vue, vivement critiquée. Il est certain que la quantité de caséine obtenue par ce procédé est en général supérieure à celle qu'on obtient par l'emploi des acides ou de la présure. Mais cela tient, comme nous l'avons vu, à ce qu'acides et présure sont des moyens très imparfaits de précipitation. Au lieu de conclure que la caséine de Lehmann était encore très riche en albumine, il fallait conclure qu'il y avait dans ce lait plus de caséine que n'en donnaient les procédés usuels.

Il n'y a qu'une précaution à prendre avec cette méthode, c'est d'opérer sur un volume de lait assez grand pour qu'après avoir séparé une partie du liquide par l'action du filtre, la composition de ce qui reste soit assez peu modifiée pour que pendant la durée de la filtration la proportion de la partie soluble à la partie insoluble ne change pas. A cause de la lenteur avec laquelle se produisent les phénomènes de cet ordre, il n'y a pas besoin d'un grand volume de lait pour cela. En en prenant 100 centimètres cubes, sur lesquels il y en a 15 à 18 séparés par filtration, on peut être sûr de ne pas amener dans le lait de changements de composition appréciables à l'expérience.

(1) Lehmann, *Annalen der Chemie.* 1877.

CHAPITRE XII

NOUVEAU PROCÉDÉ D'ANALYSE DU LAIT

En partant des faits indiqués aux chapitres précédents, voici le procédé d'analyse auquel je me suis arrêté :

Dans le lait, primitivement bien agité, on prélève, à l'aide de la même pipette, trois prises de 10 centimètres cubes. L'une (A) sert à déterminer la densité du lait et la proportion de cendres. La seconde (B) sert à trouver la proportion de sucre. La troisième (C) donne le poids de résidu sec et de beurre. De l'ensemble de ces résultats, on conclut, comme nous l'avons montré, la proportion totale de la caséine.

D'un autre côté, on soumet ce lait à la filtration au travers d'un vase de porcelaine et on recueille 10 à 15 p. 100 du volume du lait. Le liquide filtré donne la proportion de caséine soluble. Nous pouvons aussi lui demander un autre élément intéressant, la proportion de phosphate de chaux en solution, comparée à la proportion totale de ce corps existant dans le lait. Nous allons voir que cette étude n'est pas inutile, mais faisons d'abord l'exposé des détails de la méthode.

A. — *Détermination de la densité et des cendres.* — On introduit dans une capsule, ou mieux dans un creuset de platine, le lait mesuré au moyen de la pipette. Il faut avoir soin de laisser l'écoulement se faire toujours dans les mêmes conditions, et de ne souffler dans la pipette que pour chasser la gouttelette retenue par capillarité, si la pipette a été graduée avec cette condition, comme c'est le cas d'ordinaire. Dans tous les cas, comme on fera de même les autres prises, les nombres trouvés resteront toujours comparables.

La capsule étant remplie avec cette précaution, on trouve que son poids pour un même lait reste constant dans une série d'opérations successives, à 2 ou 3 milligrammes près. Si on se sert d'un creuset, il est bon de le couvrir d'un couvercle aussitôt qu'il est plein. Avec une capsule, on recouvrira avec un verre de montre taré. La différence de poids trouvée donne le poids de 10 centimètres cubes de liquide, et, si la pipette est exacte, la densité a moins d'un millième du lait étudié.

On évapore alors le liquide à feu nu, sur une petite flamme placée à quelques centimètres du métal, de façon à ce qu'il n'y ait jamais d'ébullition vive. Il se fait bientôt une pellicule assez résistante qui arrête les rares projections qui peuvent se produire à la fin de l'opération. Il n'y a du reste nul inconvénient à couvrir les vases à ce moment. On calcine le résidu aussitôt qu'il supporte sans crépiter l'action de la flamme, on blanchit les cendres au rouge naissant. Avec les laits du Cantal, sans addition de sels de soude, on peut donner au résidu minéral la blancheur de la chaux calcinée. On pèse et on redissout les cendres dans de l'eau aiguisée d'acide acétique. Quand elles ont été trop chauffées, elles ne se dissolvent pas facilement, et il est bon d'ajouter une goutte d'acide chlorhydrique. Elles ne doivent pas laisser de résidu sensible. Dans ce liquide, on précipite le phosphate de chaux au moyen de l'ammoniaque, et on sépare ce corps au moyen d'un filtre qui, lavé, desséché et calciné, permet d'en déterminer le poids. Nous allons voir bientôt à quoi sert cette détermination.

B. — *Détermination du sucre de lait.* — 10 centimètres cubes du même lait sont amenés à 50 centimètres cubes et servent à déterminer le sucre au moyen de la liqueur de Fehling. C'est le moyen indiqué par M. Boussingault, et le dosage est assez précis quand le lait n'est pas trop riche en crème, mais il devient difficile ou impossible avec certains laits très gras, lors même qu'on prend la précaution d'étendre d'eau la liqueur pour en diminuer l'opacité. Le sucre étant certainement l'élément le moins important du lait, une petite erreur d'expérience à son sujet n'aurait aucune importance si, dans notre procédé d'analyse, elle ne rejaillissait pas sur la caséine. Nous sommes obligés de faire un dosage aussi rigoureux que possible.

Pour y arriver, lorsqu'il est impossible avec le lait normal, on peut suivre deux voies. La première est de laisser le lait en repos pendant vingt-quatre heures, de façon à laisser monter la crème, et de se servir, pour agir sur la liqueur de Fehling, des couches inférieures, les plus débarrassées de matière grasse. Il faut seulement se rappeler que le liquide sur lequel on opère n'est pas du lait normal. On ne s'éloignera guère de la vérité en admettant qu'il ne renferme guère que le 1/10 de la matière grasse du lait, et il faudra faire en conséquence la correction du nombre obtenu. Si, par exemple, le lait renferme 4 pour 100 de matière grasse, le liquide employé au dosage du sucre n'en renferme que 0.4 pour 100, et par suite 96,4 de ce liquide correspondront à 100 parties de lait.

Quand on ajoute à l'analyse du lait celle de ses produits de filtration au travers de la terre de pipe, le liquide absolument limpide qu'on en retire convient admirablement au dosage du sucre, et permet une précision comparable à celle du dosage du réactif cupro-potassique par la liqueur sucrée d'épreuve. Je montrerai bientôt que lorsqu'on maintient suffisamment humide l'intérieur de la machine pneumatique qui sert à produire l'aspiration, et qu'on évite ainsi la concentration du liquide filtré, il contient le sucre de lait dans les mêmes proportions que le lait écrémé. Avec les nombres pris plus haut comme exemple, 96 parties de ce liquide correspondraient à 100 de lait écrémé. Il faudrait donc diviser par 0,96 sa teneur en sucre pour avoir celle du lait. Je n'hésite pas à recommander par-dessus toutes cette méthode avec laquelle les dosages sont toujours aussi précis qu'ils peuvent l'être.

C. — *Détermination du résidu sec et de la matière grasse*. — Lorsqu'on évapore du lait au bain-marie dans une capsule de platine, le résidu forme, à la fin de l'opération, une masse compacte d'où il est très long d'éliminer les dernières portions d'eau. J'ai trouvé des cas où il fallait pour cela plus de huit heures pour 10 centimètres cubes de lait, la capsule restant constamment flottante à la surface d'un bain de chlorure de calcium chauffé à 108°. Si on élève plus haut la température. on peut aller plus vite, mais on est exposé à changer la constitution de la matière organique. En général, il est prudent de ne pas dépasser 110°.

Pour obvier à cette lenteur, divers moyens ont été proposés. On a essayé de coaguler au préalable le lait au moyen de quelques gouttes d'acide ou d'un peu d'alcool. On granule ainsi la caséine, pour ainsi dire, et on facilite l'évaporation. Mais il n'est pas sûr qu'on ne change pas aussi la nature du produit. En admettant même que l'acide ajouté disparaisse en entier, comme l'alcool, par simple évaporation, on sait qu'il y a une théorie de la coagulation qui prétend que de la caséine coagulée n'est pas de la caséine du lait, et qu'elle en diffère par l'adjonction ou la suppression, car encore sur ce point il y a des doutes, d'un certain nombre d'équivalents d'eau.

Le seul argument qu'on ait fait valoir, à ma connaissance, en faveur de ce procédé (1), est la constance des résultats qu'il fournit, dans des cas où d'autres ne donnent que des nombres variables, tantôt inférieurs, tantôt supérieurs. Mais il est clair que ce n'est pas là une preuve d'exactitude.

Un autre moyen proposé pour accélérer l'évaporisation est de mélanger le lait avec du sable ou une autre substance pulvérulente qui le divise et augmente les surfaces d'évaporation. Les procédés qui reposent sur cette pratique sont déjà nombreux (2), et ils ne diffèrent que par la nature de

---

(1) Gerber et Radenhausen, *Vorschläge zu einer einheitlichen Untersuchungsmethode der Milch. Forschungen* de Petersen, 7. Heft. 1879.

(2) Haidlen (*Ann. d. Ch. u. Pharm.*, t. XLV, 1843) emploie le plâtre ; Knop (*Agrikulter-chemische Untersuch. Fünfter Bericht üb. d. landwirtschaftl. Versuchsst. in Möckern*, 1857), le sable ; Brunner (*Mittheil. d. Naturforsch·

l'excipient. C'est que chacun a essayé de faire disparaître par l'emploi d'une substance convenable la principale difficulté de ce mode opératoire, difficulté qui est la suivante : le lait ne se mélange pas uniformément à la masse de l'excipient. Il faudrait pour cela un brassage très long. Or, partout où la quantité de liquide est surabondante, elle forme en se desséchant un mortier qui empâte l'excipient, et au lieu de faciliter l'évaporation, on l'a rendue plus difficile ou même impossible.

On évite ces inconvénients par l'emploi d'une éponge, qui se laisse bien imbiber, offre au lait une surface d'évaporation considérable, prend en se desséchant une rigidité qui en laisse les pores ouverts, et présente à la fin de l'opération le résidu sous une forme qui rend l'extraction de la matière grasse très facile. On découpe dans une éponge un peu fine des fragments de la grosseur d'une noix, on les lave d'abord à l'eau froide pour les débarrasser de la poussière et des fragments pierreux qui y adhèrent quelquefois, puis à l'eau chaude, et enfin, après les avoir desséchées à l'air, on les immerge dans de l'éther et on les conserve jusqu'au moment de s'en servir. Il suffit, quand on en a besoin, de les comprimer entre les doigts pour avoir une masse sèche, élastique, complètement privée de matière grasse.

Cette éponge est introduite dans un tube de verre de la forme de celui de la figure 1, p. 19. On met la tubulure *a* en communication, au moyen d'un

---

Gesellsch. in Bern, 1837 et 1858), le sable calciné; Krocker, (*Leitfaden f. die qualit. und quantitative chemische Analyse.* 3e édition. Breslau, 1868), le sulfate de baryte pulvérisé et desséché.

caoutchouc, avec un tube à boules renfermant de l'acide sulfurique, on met l'autre ouverture en communication avec un aspirateur à gouttes, en interposant sur le trajet de l'air le récipient *o* destiné à recueillir l'eau évaporée, on enfonce le tube à éponge jusqu'en *c* dans un bain de chlorure de calcium chauffé à 108°, ou même, si on veut, dans l'eau bouillante, et on fait passer un courant d'air sec au travers du système.

On a taré d'avance le tube à éponge en le déposant simplement sur le plateau de la balance, avec un poids de 5 grammes par exemple. On fait une nouvelle pesée lorsque l'éponge est bien sèche, ce qui a lieu au bout d'une heure environ. Le nombre qu'on obtient ainsi forme le point de départ de l'analyse. On peut préparer à l'avance un certain nombre de ces tubes : on inscrit sur chacun le chiffre qui lui correspond lorsque son éponge est sèche.

On introduit ensuite dans ces tubes 10 centimètres cubes de lait mesurés au moyen de la pipette qui a servi aux essais précédents. Si on veut faire pour ce cas une pesée spéciale, l'appareil s'y prête évidemment très bien, à la condition d'augmenter le poids de tare. On laisse quelques minutes à l'éponge pour bien s'imbiber ; quand elle commence à devenir un peu élastique, on la presse à plusieurs reprises avec un bâton de verre ou un manche de spatule de platine, de façon à bien répartir la masse du lait dans son intérieur. La baguette de verre sort de cette opération parfaitement propre, ce qu'elle enlève est tout à fait négligeable. On reporte alors le tube dans l'eau bouillante ou dans le bain de chlorure de calcium. Une abondante buée entraînée par le courant d'air vient aussitôt se déposer sur le tube de sortie, et ruisselle peu à peu dans le réservoir *o*.

Quand on la voit disparaître du tube de communication *m*, c'est que la dessiccation est près d'être complète. Il faut chauffer encore une demi-heure à partir de ce moment. A moins de circonstances exceptionnelles, on peut être à peu près sûr d'avoir éliminé toute l'eau contenue dans le lait. On la retrouve en *o*, et on peut examiner sa réaction et son odeur qui donnent des indications intéressantes. Dans le lait normal, cette eau est neutre, insipide et inodore.

Appartient-elle tout entière au lait, et une portion n'en proviendrait-elle pas d'une déshydratation de la caséine? Pour quelques savants, telle serait l'origine de la pellicule qu'on voit se former dans le lait maintenu à la chaleur, et en général de la coagulation de certaines matières albuminoïdes. J'ai été conduit à vérifier cette hypothèse en étudiant mon procédé, qui, à l'aide du courant d'air employé, permet d'obtenir une dessiccation rapide à une température relativement basse.

J'ai commencé par opérer à 60°. Après huit heures de chauffage, un lait m'a laissé 12,08 pour 100 de résidu, et 12,05 après dix heures. Puis les pertes sont devenues très lentes, mais sans cesser franchement. On porte alors à 80°. Au bout de deux heures passées à cette température, le résidu sec atteignait 11,93 pour 100, et n'a pas varié après quatre heures. On a ensuite porté le bain-marie à l'ébullition. Au bout de deux nouvelles heures, aucun changement de poids. Enfin un nouveau chauffage de deux heures à 108° n'amène aucune perte nouvelle.

On peut conclure de là que la dessiccation complète du lait pourrait se faire, en lui donnant le temps convenable, à une température de 60° et même moins, inférieure par conséquent à celle de coagulation de l'albumine. Toute l'eau qu'on évalue est donc de l'eau de dissolution et non en partie de l'eau de constitution. Voici qui ajoute à l'intérêt de cette constatation.

Lorsqu'on évapore le lait à basse température, la caséine restée adhérente à l'éponge y est à un état qui rappelle celui qu'elle possède dans le lait, elle y est à l'état de flocons blancs très divisés, rentrant facilement en suspension dans l'eau, leur communiquant un trouble laiteux et une opacité qui est assez voisine de celle du lait fortement écrémé. Dans le lait qui a été évaporé à une température égale ou supérieure à 100°, la caséine qu'on peut retrouver sur l'éponge y forme des masses brunes et cassantes qui se dissolvent dans l'eau en lui communiquant un léger trouble et une couleur analogue à celle du bouillon. Il est clair que la constitution de la matière a fortement changé. Je me suis assuré que cette teinte d'extrait, que prend le lait évaporé dans une capsule de platine, tient non, comme on le croit, à une sorte de caramélisation du sucre de lait, mais aux modifications qu'a subies la caséine. Or, d'après les résultats des mesures ci-dessus, il est clair que ces modifications, quelles qu'elles soient, ne consistent pas dans un phénomène de déshydratation. La caséine du lait en expérience à 80°, et surtout à 60°, était restée grise, et elle a bruni à 108° sans perdre ni sans gagner rien d'appréciable à la balance. Il y en avait pourtant dans ce lait 4,56 pour 100, c'est-à-dire 0gr,456 dans les 10 centimètres cubes de lait soumis à la dessiccation.

Matière grasse. — L'éponge séchée qu'on obtient dans l'opération précédente, si elle a été bien imbibée de lait dans toute sa masse, en présente maintenant la matière grasse sous une forme très divisée et très favorable à l'action des dissolvants. Il suffit de remplir le tube, à 4 ou 5 reprises, de sulfure de carbone. On recueille à chaque fois par le tube latéral tout ce qui peut couler, on essore le reste en secouant vivement le tube. Cela se fait sans inconvénient et sans pertes, l'éponge étant bien adhérente au tube, et retenant très fortement le sucre et la caséine que le sulfure de carbone n'atteint pas. Je préfère ce dissolvant à l'éther parce qu'il n'attire pas l'eau, et n'en contient pas en quantités sensibles. En le conservant dans des vases noircis, on évite la formation de sous-sulfures solides qui pourraient vicier les résultats.

On est ainsi dispensé de l'emploi de ces extracteurs compliqués qu'on avait été conduit à imaginer pour séparer du lait sa matière grasse, en remarquant que l'éther ne la dissolvait facilement ni dans le lait évaporé directement au bain-marie, ni dans le lait évaporé après avoir été mélangé avec une substance pulvérulente. Dans le premier cas, il se forme en effet une masse compacte au milieu de laquelle la matière grasse est difficilement accessible à son dissolvant lorsqu'elle est en faible quantité.

Dans le second, l'imbibition de la substance pulvérulente n'étant pas régulière, il se forme des empâtements solides au milieu desquels la matière grasse est tellement diluée que le dissolvant ne peut s'y frayer aucun passage, et reste par conséquent sans action. Il faut de toute nécessité, alors, recourir à une pulvérisation nouvelle de la masse, et s'exposer aux pertes qui en sont la conséquence, avec cette circonstance aggravante que la matière n'étant vraiment homogène qu'à la fin, on ne peut pas tenir compte de ces pertes par un calcul de proportions. Ajoutons à cela que le lait desséché est très hygrométrique, qu'il regagne de l'humidité pendant qu'on le broie, et qu'il faut par conséquent soumettre à une dessiccation nouvelle le résidu pulvérisé qu'on veut épuiser par l'éther, pour peu que la pulvérisation et le changement de vase aient fait perdre du produit, ce qui est presque inévitable.

Au bout des 4 ou 5 lessivages au sulfure de carbone dont j'ai parlé, une courte dessiccation, si le sulfure de carbone ne renfermait pas d'eau, suffit pour chasser le sulfure de carbone resté adhérent aux parois de l'éponge et ce qui pourrait s'y être fixé d'humidité pendant le traitement. Au bout de 1/2 ou 3/4 d'heure passés dans le bain-marie où s'est faite la dessiccation initiale, on peut peser le tube et terminer l'analyse. Quatre heures suffisent à ces deux déterminations du résidu sec et de la matière grasse, qui sont de toutes les plus longues.

En retranchant alors du poids du résidu sec le poids du sucre, celui de la matière grasse et celui des cendres, trouvés directement, on a par différence le poids total de la caséine, et l'analyse, réduite aux termes auxquels on la bornait autrefois, se trouve terminée. Mais nous avons à faire un pas de plus et à déterminer la nature et la proportion des éléments vraiment en solution dans le lait. Nous y arriverons par une filtration faite au moyen d'une bougie ou d'un matras de porcelaine.

On opère comme nous l'avons dit au chapitre VII. Quand on filtre au travers d'un vase poreux, quelques heures suffisent à recueillir les 15 ou

20 centimètres cubes de liquide nécessaires pour une analyse complète.

Dix centimètres cubes de ce liquide sont évaporés à 108° dans une capsule de platine, jusqu'à cessation de perte de poids. La caséine y est peu abondante, le sucre de lait y domine et finit par cristalliser au fond de la capsule en masses radiées. Quand cette cristallisation est faite, on peut peser. On a le poids de résidu sec.

On calcine ensuite ce résidu pour trouver le poids de cendres ; ces cendres sont à leur tour traitées comme nous l'avons dit plus haut, pour y déterminer la proportion de phosphate de chaux.

Enfin, on étend de 20 centimètres cubes d'eau 5 centimètres cubes du liquide filtré et on y fait un dosage de sucre. S'il n'y a pas eu évaporation pendant la filtration dans le vide, la richesse en sucre de ce liquide est la même que celle du lait écrémé. On a donc ainsi une vérification du premier nombre obtenu, vérification d'autant plus précieuse que le liquide étant ici parfaitement limpide, l'opération de dosage peut être faite avec beaucoup de précision.

En retranchant du poids de résidu solide les poids de sucre et de cendres, on a par différence le poids de caséine en solution dans le lait; en le retranchant du poids de caséine totale, on a le chiffre de celle qui est en suspension ou à l'état colloïdal.

En retranchant de même la proportion de cendres du liquide filtré de celle qu'on trouve dans le lait, on sépare dans l'analyse les matières minérales en suspension de celles qui sont en solution.

Enfin en faisant la différence du phosphate de

chaux trouvé dans le liquide filtré et dans le lait, on distingue de même le phosphate de chaux en solution de celui qui est en suspension, et on est tout naturellement conduit à représenter les résultats sous la forme suivante :

Je prendrai comme exemple un lait du 11 août, analysé aussitôt après la traite.

Résidu sec. — On met 10 centimètres cubes de lait dans un tube à éponge, taré sec avec un poids de 2,910, et on porte dans un bain-marie maintenu à 98°. C'est la température d'ébullition de l'eau à l'altitude de mon laboratoire. On trouve, pour la perte de poids, les chiffres suivants :

$$\text{Après } 2^h \ldots\ldots \quad 2.910 - 1.580 = 13.30 \text{ p. } 100$$
$$\text{Après } 2^h\ 1/2 \ldots \quad 2.910 - 1.592 = 13.18 \quad —$$
$$\text{Après } 3^h \ldots\ldots \quad 2.910 - 1.600 = 13.10 \quad —$$

Le poids reste alors invariable. Pour être sûr qu'il ne reste pas d'humidité, on porte 4 heures à 108° ; on trouve encore :

$$2.910 - 1.600 = 13.10 \text{ p. } 100$$

Donc 3 heures ont suffi à la dessiccation complète dans l'eau bouillante, et le lait contient 13.10 pour 100 de résidu sec.

Comparativement on évapore dans une capsule de platine, maintenue flottante sur un bain-marie chauffé à 108°, 10 centimètres cubes du même lait mesurés au moyen de la même pipette.

$$\text{Poids du résidu sec après } 4^h \ldots \quad 10 - 8.660 = 13.40 \text{ p. } 100$$
$$— \qquad\qquad 6^h \ldots \quad 10 - 8.685 = 13.15 \quad —$$
$$— \qquad\qquad 7^h \ldots \quad 10 - 8.690 = 13.10 \quad —$$

A partir de ce moment le poids reste invariable.

Il a donc fallu 7 heures de chauffe à 108° pour nous amener au même point que 3 heures à 98° dans le tube parcouru par un courant d'air.

Matière grasse. — Je rajoute dans le tube du sulfure de carbone à 5 reprises différentes, en laissant séjourner 2 ou 3 minutes chaque fois et en essorant le tube. Puis je rapporte au bain-marie à l'eau bouillante.

Après 1ʰ.... $1.922 - 1.600 = 0,322 = 3.22$ p. 100 de matière grasse.

Un nouveau lavage ne change pas le résultat.

Sucre de lait. — Ce lait était trop opaque pour se prêter directement à une détermination du sucre au moyen de la liqueur de Fehling. On a alors opéré sur du lait à peu près débarrassé de sa crème par un repos de 24 heures.

Dix centimètres cubes de ce lait écrémé ont été étendus à 50 centimètres cubes, et il a fallu $7^{cc},9$ de ce mélange pour 10 centimètres cubes de liqueur Fehling, soit $1^{cc},58$ du lait initial.

Le chiffre pour le lait filtré au travers de la porcelaine manque dans ce cas. Mais on a recherché une confirmation du nombre précédent par un procédé qui peut rendre des services dans quelques cas, par exemple lorsqu'on n'a pas beaucoup de lait à sa disposition. On a soumis à un lessivage méthodique à l'eau chaude l'éponge desséchée et dégraissée des deux premiers essais, en l'exprimant à chaque fois avec force entre les doigts pour en chasser tout ce qu'elle renfermait de liquide. Lorsque l'éponge a été imbibée de lait, que la caséine et le sucre sont répartis dans toute sa masse, et qu'il n'y a nulle part de dépôts compacts, elle cède très bien le sucre à ce lavage, et donne un liquide très peu coloré qui se prête bien au dosage du sucre. Si le volume du liquide de lavage dépasse 5o centimètres cubes, on l'y ramène par évaporation. Dans ce cas, cette précaution a été inutile, on a trouvé qu'il fallait pour 10 centimètres cubes de liqueur Fehling $7^{cc},9$ de ce liquide ; c'est le même chiffre que plus haut.

On peut en conclure qu'une longue dessiccation à 100 et même 108° ne change pas l'action du sucre de lait sur la liqueur de Fehling. C'était un point à étudier de près, parce que toujours, dans les conditions où nous nous sommes mis, on trouve le résidu d'évaporation un peu noirci, et comme caramélisé. Or on avait admis, comme nous l'avons rappelé plus haut, que c'était le sucre qui noircissait ainsi, et on pouvait craindre que ce sucre caramélisé n'agît pas sur la liqueur de Fehling comme il l'eût fait dans le lait normal. Il fallait avoir à ce sujet une certitude pour avoir le droit de compter comme caséine tout ce qui, dans ce résidu sec, n'était ni matière grasse, ni sucre, ni sels minéraux. A ce chiffre de $1^{cc},58$ de lait écrémé correspond, avec la liqueur Fehling dont je me suis servi, et avec la richesse en matière grasse du lait étudié, une teneur de 4.98 pour 100 de sucre de lait.

Matières minérales. — 10 centimètres cubes du même lait évaporés, puis calcinés dans une capsule de platine, laissent $0^{gr},075 = 0.75$ pour 100 de cendres.

Dans ces cendres, à leur tour, on trouve $0^{gr},036 = 0,36$ pour 100 de phosphate de chaux.

Caséine. — De l'ensemble des résultats ci-dessus, on peut conclure que le lait étudié renferme en tout 13,10 (— 3,22 $+$ 4,98 $+$ 0,75) $=$ 4.15 pour 100 de caséine.

Caséine dissoute. — Une étude du liquide filtré au travers d'un tube de porcelaine a montré qu'il contenait 6,50 pour 100 de résidu sec, sur lesquels il y avait 5,14 pour 100 de sucre de lait et 0,52 pour 100 de cendres, comprenant 0,14 pour 100 de phosphate de chaux en solution. Il y avait donc 0,84 pour 100 de caséine en dissolution.

Caséine en suspension. — Si de 4,15 pour 100 de caséine totale, nous retranchons 0,84 pour 100 de caséine dissoute, nous trouvons dans ce lait 3,31 pour 100 de caséine en suspension ou à l'état colloïdal.

De même si du phosphate de chaux total, 0,36 pour 100, nous retranchons le phosphate de chaux dissous, 0,14 pour 100, nous trouvons 0,22 pour 100 de phosphate de chaux en suspension.

La composition du lait peut donc être représentée par les nombres suivants, dans lesquels on a séparé les éléments en suspension des éléments en solution dans le lait.

Lait du 11 août (Fau).

	Éléments en suspension.	Éléments en solution.
Matière grasse........	3.22	»
Sucre de lait.........	»	4.98
Caséum..............	3.31	0.84
Phosphate de chaux.	0.22	0.14
Sels solubles........	»	0.39
	6.75	6.35

Ces nombres se prêtent à quelques remarques intéressantes. On voit d'abord que dans ce lait, le 1/5 environ de la caséine était à l'état de solution parfaite, les 4/5 à l'état de suspension ou à l'état colloïdal. Il n'est guère utile de séparer ces deux derniers états. Ils passent insensiblement de l'un à l'autre et varient notablement d'un lait à l'autre, et même d'un jour à l'autre, dans le lait d'un même animal, qui, avec la même quantité de crème, est plus ou moins opaque. La quantité de caséine dissoute varie au contraire assez peu d'un lait à l'autre pour qu'on puisse songer à en tirer un élément d'appréciation, lorsqu'il s'agit de voir si un lait a été additionné d'eau. Les faits que j'ai cités au chapitre X prouvent que cette addition d'eau ne change pas sensiblement la proportion de caséine dissoute, comparée à la caséine totale, mais modifie beaucoup au contraire, et dans la proportion de l'eau ajoutée, la quantité de caséine soluble rapportée au volume du lait. Le chiffre trouvé ci-dessus est du reste un des plus forts que j'aie rencontrés.

Un autre fait remarquable se dégage de ces nombres. Il est relatif au phosphate de chaux. La différence entre les poids de cendres du lait entier et du lait filtré est de $0^{gr},075 - 0.052 = 0^{gr},023$.

D'un autre côté, la différencee entre le phosphate de chaux du lait entier et celui du lait filtré est de $0,036 - 0.014 = 0.022$.

D'où la conclusion intéressante qu'il y a du phosphate de chaux en suspension dans le lait, qu'il est le seul élément en suspension, et que c'est lui qui fait toute la différence entre le poids de cendres du lait, et celui du lait filtré.

J'ai retrouvé ce même fait pour tous les laits du

Cantal. Il se traduit, dans les analyses ci-dessous, par l'absence de tout autre sel que le phosphate de chaux parmi les éléments en suspension dans le lait.

Lait du 24 août (Fau).

	Eléments en suspension.	Eléments en solution.
Matière grasse.......	2.75	»
Sucre de lait.........	»	5.38
Caséine.............	2 72	0.55
Phosphate de chaux..	0.21	0.14
Sels solubles........	»	0.35
	5.68	6.42

Lait du 28 septembre (Fau).

	Eléments en suspension.	Eléments en solution.
Matière grasse.......	2.34	»
Sucre de lait........	»	5.07
Caséine.............	3.22	0.68
Phosphate de chaux.	0.18	0.22
Sels solubles........	»	o 38
	5.74	6.35

Ce lait provenait du même animal que celui du 11 août. Sa richesse, normale à cette époque, baissa tout d'un coup. Le 21 août, dans une analyse que je n'ai pas relatée plus haut parce que les dosages de phosphate de chaux y sont restés incomplets, j'y trouvais seulement 2,32 p. 100 de beurre. Cette pauvreté a persisté pendant plus mois sans qu'on pût lui trouver une cause. Aucun changement dans le mode ou les heures de traite, dans l'alimentation et l'état de santé apparente de l'animal. Le volume de chaque traite est resté normal, la proportion de sucre de lait est restée

dans cet intervalle à peu près ce qu'elle était avant
et ce qu'elle a été après, seule la proportion de
beurre et de caséine a atteint un niveau qui dans
une expertise aurait presque sûrement fait conclure à une addition d'eau. Or, c'était sûrement
du lait naturel. Ceci témoigne combien on doit
être prudent dans ses conclusions relatives à la
fraude, tant qu'une ordonnance de police n'inter-
viendra pas pour définir les proportions de
beurre, de caséine et de sucre qui doivent entrer
dans le lait à vendre sur le marché. Le jour où
l'on saura qu'un lait marchand doit contenir tant
de beurre et de caséine, les producteurs se tien-
dront sur leur garde. S'ils ont dans leur exploitation un animal qui ne donne pas le taux voulu,
ils le supprimeront ou supprimeront son lait,
toutes les ambiguïtés et les difficultés disparaî-
tront, et on ne sera pas exposé à consommer sous
la protection de la loi du lait écrémé ou additionné d'eau, vendu comme pur, et sacré tel par
la force des choses, attendu qu'aucun moyen ne
permet d'atteindre sûrement la fraude et qu'il faut
dès lors, soit la punir à l'aveuglette, soit la laisser
s'étaler en liberté.

A partir de la fin de septembre, la vacherie de
Fau étant revenue de son alpage, on a mélangé
tous les laits, et il a été impossible de pousser plus
loin l'étude de celui dont nous venons de parler.
Voici, par comparaison, l'étude du lait de cette
vacherie, prélevé le 20 octobre, à la traite du
matin.

	Eléments en suspension.	Eléments en solution.
Matière grasse.......	4.30	»
Sucre de lait........	»	5.37
Caséine...........	3.53	0.37
Phosphate de chaux.	0.23	0.17
Sels solubles........	»	0.40
	8.06	6 31

La densité de ce lait était 1,029, à 15°, mesurée par le procédé que j'ai décrit dans ce mémoire, et 1,032 mesurée au moyen d'un lactodensimètre du commerce, 1,033 au moyen d'un autre lactodensimètre. On voit quel degré de confiance méritent ces instruments.

Voici quelques autres analyses de laits, pris dans la région que j'habitais.

Lait de la fromagerie de Cuelhes, du 12 septembre.

	Eléments en suspension.	Eléments en solution.
Matière grasse.......	4.28	»
Sucre de lait........	»	4.81
Caséine...........	3.38	0.59
Phosphate de chaux..	0.22	0.16
Sels solubles........	»	0.38
	7.88	5 94

On voit que c'est à peu près la composition du lait de la vacherie de Fau le 20 octobre, mais dans le lait de Cuelhes, il y a un peu moins de caséine en suspension, un peu plus en solution. Comme nous allons voir bientôt que toute cette caséine en solution est perdue pour la fabrication du fromage, ces différences ne sont pas sans importance.

Lait de chèvre. — Voici maintenant un lait de chèvre du 20 octobre. Il provenait de la traite du soir. Sa densité réelle était de 1,029. Le premier lactodensimètre ayant servi à l'étude du lait de p. 190, y marquait 1,032.

	Éléments en suspension.	Éléments en solution.
Matière grasse.......	1.90	»
Sucre...............	»	5.13
Caséine.............	3.44	0.30
Phosphate de chaux..	0.34	0.10
Sels solubles........	»	0.43
	5.68	5.96

Ce lait est, comme on voit, très pauvre en matière grasse. Mais ce en quoi il diffère surtout des laits étudiés plus haut. c'est par la faible proportion du phosphate de chaux en solution.

Lait d'ânesse. — Le lait d'ânesse étudié ci-dessous a été emprunté à l'un de ces troupeaux qui se rendent à la porte des malades dans Paris. On va voir quelle piètre ressource peut être un pareil lait, vendu du reste à un prix exorbitant. Celui que j'ai analysé était très transparent et ressemblait au lait de nourrices étudié plus bas ; il contenait :

	Éléments en suspension.	Éléments en solution.
Matière grasse	1.00	»
Sucre de lait.........	»	6.54
Caséine.............	0.99	0.34
Phosphate de chaux.	0.06	0.10
Sels solubles........	»	0.27
	2.05	7.25

En faisant abstraction du sucre. qui dans ce lait compose les 2/3 du résidu sec, on voit que ce lait vaut trois fois moins que du lait de vache. Il est vrai qu'il coûte dix fois plus cher !

Lait de femme. — Voici enfin un lait de femme, recueilli dans un bureau de nourrices à Paris. Ce lait, comme on le sait, n'est pas sensible à l'action de la présure, et il était intéressant de savoir s'il contenait plus de caséone que les laits précédents. C'est à quoi répond l'analyse suivante, conduite par les procédés ordinaires.

	Eléments en suspension.	Eléments en solution.
Matière grasse........	4.04	»
Sucre................	»	7.72
Caséine.............	0.91	0.07
Sels	0.08	0.16
	5.03	7.95

La séparation du phosphate de chaux dissous et du phosphate en suspension n'a pu être faite, à cause de la faible quantité de matière d'abord, et ensuite, de la pauvreté de ce lait en sels minéraux.

On voit qu'il renferme encore moins de caséone que le lait de vache. Il renferme aussi beaucoup moins de caséine en suspension. La presque totalité de cette matière (qui du reste n'était pas abondante, moins de 1 p. 100, dans le lait que j'ai analysé) y était à l'état de caséine colloïdale, c'est-à-dire à un état sous lequel, comme nous le verrons au chapitre suivant, l'action de la présure se fait à peine sentir sur elle. C'est du reste ce que montre la transparence que prend le lait de femme, lorsqu'on l'abandonne à lui-même et qu'il se dépouille de sa matière grasse. Cette opalescence doit être rapprochée à son tour de la pauvreté en sels de chaux que nous venons de constater dans ce lait, mais il serait prématuré d'insister en ce moment sur le vrai caractère de la relation que nous signalons. Nous retrouverons cette question à la fin du prochain chapitre.

Lait condensé. — Enfin, j'ai cru utile de soumettre au même procédé d'analyse les laits condensés du commerce, que l'on prépare, comme on sait, en évaporant dans le vide du lait naturel, jusqu'à le réduire au quart ou au cinquième de son volume. En partant de ce que nous savons déjà, il n'était pas probable que cette opération fit varier beaucoup la proportion de caséone. On pouvait même penser que cette proportion serait un peu diminuée. Le chauffage, si modéré qu'il soit, la concentration du liquide, qui se traduit, quand on opère sur du sérum, par un dépôt de plus en plus abondant, sont faits tous deux pour réduire la proportion de lactoprotéine. Mais il pouvait se faire que la conservation en boîtes, et l'addition de sucre, que les fabricants prétendent ne pas pouvoir éviter, produisissent un effet de sens inverse.

J'ai donc opéré sur une boîte de lait concentré provenant de l'*Anglo-Swiss Company*. L'analyse de ce lait est très facile. On l'étend d'eau dans une proportion déterminée et on le traite comme un lait naturel. On a signalé (1) des difficultés dans le dosage de la matière grasse. Il est certain que les faibles proportions qu'on en rencontre d'ordinaire, et sa dilution plus grande dans le résidu,

_____

(1) E. Wein, *Ueber kondensirte Milch.* (*Petersen's Forschungen,* 1879.)

à cause du sucre ajouté, en rendent l'extraction
plus difficile quand on traite par l'éther le dépôt
d'évaporation. Quand on divise la masse à l'aide
d'un excipient minéral, ce résidu reste compact et
difficilement perméable au dissolvant. L'emploi
de l'éponge supprime toute difficulté, à cause de
la multitude de conduits qui restent béants après
dessiccation.

Pour le dosage du sucre, il y a quelques précautions à prendre. Comme on ajoute au lait du
sucre cristallisable, que le chauffage dans un
liquide alcalin n'intervertit pas, on peut, si le lait
est naturel et de bonne qualité, faire un dosage de
sucre de lait comme à l'ordinaire. On intervertit
alors le sucre candi par une minute d'ébullition
en présence d'acide chlorhydrique très étendu. Ce
court chauffage ne change en rien la puissance
réductrice du sucre de lait, de sorte qu'un nouveau
dosage donne à la fois la proportion du sucre de
lait et du sucre de canne. On peut donc connaître
cette dernière. Il faut seulement faire attention
que les quantités de sucre de canne et de sucre de
lait qui réduisent 10 centimètres cubes de la
même liqueur de Fehling ne sont pas les mêmes
et que la première est à la seconde dans la proportion de 0,66 à 1. Il faut donc titrer la liqueur de
Fehling employée avec des solutions normales de
sucre candi et de lactose.

Cela posé, voici le résultat de l'analyse d'un lait
artificiel obtenu en amenant, suivant les prescrip-
tions inscrites sur l'étiquette, 20 grammes de
lait condensé à un volume de 100 centimètres
cubes.

	Éléments en suspension.	Éléments en solution.
Matière grasse........	1.40	»
Sucre de lait..........	»	2.90
Sucre cristallisable...	»	7.73
Caséine...............	2.59	0.06
Cendres	0.17	0.25
	4.16	10.94

On voit que la proportion de caséine dissoute est faible, ce qui est conforme à nos prévisions. Je ne veux pas pour le moment tirer d'autre conclusion des nombres contenus dans ce tableau.

TROISIÈME PARTIE

ÉTUDE DU FROMAGE

CHAPITRE XIII

ÉTUDE DE LA COAGULATION DU LAIT PAR LA PRÉSURE

Le fromage représente le produit égoutté, soigné et convenablement mûri, de la coagulation du lait par la présure. Le nombre de produits divers qu'on peut obtenir aux dépens d'un même lait, en variant le mode opératoire et les soins de maturation, est presque incalculable, et il y aurait à écrire, pour chacune des variétés de fromage ainsi obtenues, une histoire particulière marquant les diverses influences qu'exercent sur le résultat final, les diverses manipulations et les divers traitements auxquels on l'a soumise. La science n'est encore prête à écrire aucune de ces histoires. Mais il y a quelques traits communs à la fabrication et à la maturation de tous les fromages que mes expériences m'ont permis de découvrir, et que je vais essayer d'exposer.

Je le ferai en prenant pour type, et pour exemple à l'occasion, le fromage que j'ai le plus étudié, le fromage du Cantal, et, pour entrer tout de suite en matière, essayons de faire sur ce fromage l'étude de la coagulation, c'est-à-dire cherchons quelle est, en quantité et qualité, la distribution des éléments du lait entre le sérum d'un côté et le coagulum de l'autre?

Il n'y a, pour s'en faire une idée, qu'à étudier, comme nous venons de le faire, la constitution du lait, à rechercher ce qu'il donne de sérum et de caillé, et à faire par des méthodes convenables l'analyse de ces deux produits. Celle du caillé se fait comme celle du fromage. Le sérum devra, de son côté, être traité comme le lait. C'est de la comparaison des nombres obtenus qu'on tirera les résultats cherchés.

Pour donner une idée du mécanisme de cette étude, je vais prendre un exemple, dans lequel la matière première était le lait de Fau du 20 octobre, analysé p. 190.

90 litres à peu près de ce lait ont été mis en présure à la température de la traite, avec une infusion récente de caillette de veau, dans des conditions tout à fait industrielles, car c'est la fabrication même du fromage, faite par le vacher, que j'ai suivie avec soin par l'analyse. Le caillé, pressé par les procédés ordinaires, pesait 18 kilogr. au moment où il a été mis dans la cuve à fermentation. D'après la densité que nous avons trouvée pour le lait, il en avait été employé 92 kilogr. Le poids du caillé est donc à peu près égal au 1/5 du poids du lait mis en œuvre. Ce chiffre varie avec la richesse en matière grasse et en caséine du lait employé, avec la température et le temps de la coagulation, avec la quantité et la qua-

lité de la présure. Dans le Cantal, il oscille d'ordinaire entre 18 et 20 pour 100 du lait mis en œuvre.

On a recueilli environ 72 litres de sérum encore un peu blanc, en mélangeant celui qui se sépare du lait pendant la coagulation, celui qui s'écoule par le premier pressage de la tome, et celui qu'on obtient au moyen de la pression simultanée des genoux et des mains, puis de l'égouttage. Nous verrons que ces sérums n'ont pas du tout la même composition. Il faut les mélanger pour n'avoir pas à multiplier les analyses.

Ce sérum, analysé comme le lait, a présenté la composition suivante, que nous rapprochons de celle du lait, de façon à rendre la comparaison plus facile.

	Éléments en suspension		Éléments en solution	
	Lait.	Sérum.	Lait.	Sérum.
Matière grasse......	4.30	0.85	»	»
Sucre de lait.......	»	»	5.37	5.73
Caséine........	3.55	0.46	0.57	0.36
Phosphate de chaux.	0.23	»	0.17	0.17
Sels solubles........	»	»	0.40	0.43
	8 05	1.31	6 31	6.69

Tous ces nombres se rapportent à 100 de liquide. Pour faire la distribution pondérale des éléments, il suffit de connaître les volumes correspondants de lait et de sérum que nous avons donnés plus haut. Mais ces chiffres ne sont vraiment importants que pour déterminer, au point de vue industriel, quelle est la quantité d'éléments utiles que la coagulation a permis de retirer du lait. Pour le but théorique que nous voulons atteindre, nous avons surtout à comparer volume à volume le lait au sérum. Notre étude d'ailleurs ne sera pas sans conséquences pratiques, car le sérum étant en quelque sorte un sous-produit dans la fabrication actuelle du fromage, il est intéressant de savoir ce que représente le volume de ce liquide rejeté dans le courant de l'opération.

Nous allons donc faire tout d'abord l'étude de la distribution en quantité et qualité des éléments du lait entre ce liquide et le sérum qui en provient, et pour cela nous allons les passer successivement en revue en commençant par la matière grasse.

Matière grasse. — La coagulation fournit, dans certaines conditions dont je n'ai encore pu me rendre maître, un sérum jaune citrin et à peu près limpide, ne renfermant pas plus de 0.1 pour 100 de matière grasse. Mais d'ordinaire il est beaucoup plus chargé et opaque, surtout lorsque la coagulation est longue et se fait à basse température. Le petit-lait qui vient perler à la surface est alors, il est vrai, souvent très citrin et très transparent, et quand le caillé est traité avec ménagement, comme par exemple dans la fabrication du fromage de Brie, le liquide qu'il évacue reste assez limpide ; mais, dans la fabrication cantalienne, le rompage du caillé remet en suspension de nombreux globules qui sont désormais perdus pour la fabrication du fromage. Ce n'est que lorsqu'en se raffermissant, le gâteau de caillé a resserré ses pores, que l'on peut le malaxer sans qu'il laisse suinter son beurre. Le petit-lait qui s'écoule alors peut reprendre la limpidité de celui qu'on a vu à l'origine monter spontanément à la surface.

Le mélange de tous ces sérums divers est plus ou moins riche en matière grasse. Nous avons vu que celui de l'exemple cité plus haut retenait 0,85 pour 100 de beurre, sur 4,30 pour 100 que contenait le lait. Le rapport de ces deux nombres, que nous retrouverons désigné par A dans le tableau suivant, est de 0,20.

Si l'on veut évaluer, non le rapport des quantités de matière grasse, mais la perte en beurre provenant du fait du sérum, il faut tenir compte du rapport des volumes entre le lait et le sérum : on trouve ainsi une perte P de 0,16. Le sérum entraîne donc 16 pour 100 de la matière grasse du lait.

Voici les chiffres correspondants que j'ai observés dans d'autres opérations industrielles :

	Proportions centésimales de matière grasse.		Rapport A.	Perte P.
	Lait	Sérum.		
Fau, 21 août.........	2.32	o 65	0.28	0.24
Cuelhes, 12 septembre	4.28	o.59	0.14	o 11
Fau, 28 septembre...	2.34	o.30	0.13	0.11
Couderc, 7 octobre...	3.30	o 80	0.24	o 10

On voit que la perte n'a jamais été inférieure à 10 pour 100 et qu'elle a été une fois de 24 pour 100. Ces variations n'ont aucune relation avec la richesse du lait en matière grasse. Les deux laits de Fau, du 21 août et du 28 septembre, renfermaient à peu près la même quantité de beurre, et ont donné des pertes de 11 et de 24 pour 100. Tout dépend du travail du lait, du soin qu'on y met, du mode d'agitation qu'on lui imprime. Certains vachers obtiennent d'une façon régulière des sérums à peu près incolores, d'autres des sérums très blancs et très opaques. En adoptant comme vrai le chiffre moyen de 15 pour 100, on n'est pas éloigné de la réalité. On voit qu'il est considérable, et comme on ne retrouve qu'incomplètement ce qu'on perd, et encore sous forme de beurre de qualité inférieure, il serait important de rechercher les moyens d'éviter sûrement ou au moins de restreindre cette perte.

Sucre de lait. — Les nombres de l'analyse que nous avons prise comme type montrent qu'il y a un peu plus de sucre dans le sérum que dans le lait, 5.73 au lieu de 5,37. Cette augmentation est un fait général, comme le prouvent les chiffres suivants, qui se rapportent, dans les trois derniers cas, à des opérations industrielles, dans les trois premiers à des coagulations faites au laboratoire sur 10 litres de lait au maximum.

| | Proportions centésimales de sucre. | | Rapports Sérum. |
	Lait.	Sérum.	Lait.
Fau, 26 juillet.........	4.85	5.00	1.05
— 28 juillet.........	5 60	5.94	1.05
— 21 août...........	5.35	5.70	1.06
Cuelhes, 12 septembre.	4.81	4.93	1.03
Fau, 28 septembre.....	5.07	5.20	1.03
Couderc, 7 octobre....	5.42	5.50	1.06

Cette faible concentration du sucre de lait dans le sérum n'a pas de quoi surprendre, quand on songe que par le fait de la séparation à l'état solide du caséum et du beurre, le volume de liquide disponible se trouve diminué. Mais en se bornant à cette notion, on ne connaîtrait qu'une partie du phénomène. Ici en effet se soulève la question, intéressante théoriquement et pratiquement, de savoir comment le sucre se distribue entre le sérum et le liquide dont reste imprégné le gâteau solide qui se sépare. Nous allons voir que c'est ce dernier liquide qui s'enrichit d'ordinaire en sucre, et qu'il entre en jeu, pendant la coagulation, une véritable attraction moléculaire entre la caséine et le sucre, qui rend le gâteau très difficile à purger des dernières traces de cette matière sucrée, dont il faut pourtant le débarrasser le mieux possible, quand on veut l'employer à la fabrication du fromage.

Les nombres portés au tableau ci-dessus témoignent que le sérum obtenu par la présure contient en moyenne 4,5 pour 100 de sucre de plus que le lait correspondant. D'un autre côté, le total des éléments solides, caséine et beurre, qu'il faudrait ajouter à ce sérum pour le ramener au volume et à la composition du lait naturel est en moyenne de 5,7 pour 100 environ, chiffre supérieur au précédent. Si donc le sucre s'est concentré dans le sérum, il s'est concentré encore davantage dans le liquide qui reste à imprégner le caillé, où il ne peut évidemment être retenu que par le corps solide, en vertu d'un phénomène d'adhésion moléculaire analogue à ceux qui entrent en jeu dans les actions de teinture.

Rien n'est plus difficile, en effet, que de retirer d'un gâteau de caséine le sucre qu'il entraine. Il faut pour cela plusieurs lavages à l'eau bouillante, avec un émiettement soigneux du gâteau entre deux opérations, et une compression énergique exercée sur les fragments pour leur faire dégorger l'eau qu'ils retiennent. Les difficultés sont telles, qu'il est beaucoup plus court, lorsqu'on veut savoir ce qui reste de sucre dans un gâteau de caséine, de le doser par différence en recherchant ce qu'il y en a dans le lait et dans le sérum. Tout ce qu'on ne retrouve pas dans ce dernier est dans le caillé, dont l'analyse indique ensuite la richesse en eau. Il n'y a plus qu'à distribuer la quantité de sucre trouvée dans le volume d'eau contenue.

Par exemple, dans le premier essai relaté ci-dessus, on trouve, le 26 juillet, dans du lait coagulé en 35 minutes, à la température de 35°, 4,85 pour 100 de sucre dans le lait, et 5 pour 100 dans le sérum. Il y avait 10 litres de lait, je retire 8^{lit},300 de sérum. On conclut facilement de ces chiffres qu'il y a 70 grammes de sucre dans le gâteau de caillé.

Celui-ci pèse 1,730 grammes, renfermant 620 grammes de matière solide et 1,110 grammes d'eau. Il doit donc y avoir dans celle-ci 6,3 pour 100 de sucre, c'est-à-dire 1,3 pour 100 en plus que dans le sérum provenant de la coagulation.

On trouve toujours, en opérant ainsi, que dans le cas où l'on coagule au moyen de la présure, le sucre se concentre moins dans le sérum qui s'écoule que dans le liquide qui reste à imprégner le gâteau. Mais ces phénomènes d'adhésion moléculaire sont si capricieux et dépendent de tant de circonstances, dont quelques-unes si insignifiantes en apparence, qu'on ne saurait s'attendre à ce qu'il en soit toujours ainsi. J'ai en effet trouvé, deux fois dans deux expériences, que dans la coagulation au moyen d'un acide, le sucre se concentrait dans le sérum ; c'est l'inverse de ce qui a lieu dans la coagulation par la présure. Mais il ne s'agit pour le moment que de celle-ci, et nous avons à examiner l'influence de cette attraction moléculaire du caséum pour le sucre sur le procédé de dosage de cette dernière substance que j'ai recommandé dans le courant de ce travail.

J'ai dit que le sérum limpide qu'on obtient par filtration sur la porcelaine contient autant de sucre que le lait écrémé. Il ne faut pour cela qu'une chose, c'est que le filtre soit noyé dans une quantité de lait assez grande pour que sa composition ne se ressente pas sensiblement de la disparition des quelques centimètres cubes, aspirés au travers du filtre.

Par exemple, le lait du 24 août du tableau de la page 188 renfermait 5,38 pour 100 de sucre, et contenait 2,75 pour 100 de matière grasse. Rapportée au lait absolument privé de beurre, sa teneur en sucre est de 5,53. L'analyse du liquide filtré sur la porcelaine a donné 5,53. On voit que, dans ces conditions, la caséine ne compte pas. La dilution qu'elle amène dans le liquide en augmentant son volume a, comme contre-partie équivalente, la concentration qu'elle fait subir autour d'elle au sucre. Mais c'est à la condition que ses proportions pondérales ne changeront pas sensiblement pendant le courant de l'opération. Si, en effet, le volume du liquide est trop faible, ou si l'on pousse l'aspiration trop loin, les dernières portions du liquide filtré sont plus pauvres en sucre que les premières.

En voici un exemple. En même temps qu'on filtrait sur la porcelaine le lait ci-dessus, on soumettait à la filtration du même lait additionné de présure, et coagulé. Les premières portions de ce dernier lait contenaient 5,53 pour 100 de sucre, exactement autant que le lait filtré sans coagulas tion préalable, mais les dernières portions n'en contenaient plus que 5,08. Elles étaient donc plu- pauvres que les premières.

Caséine. — Nous arrivons à l'élément le plus

important intéressé dans le phénomène de la coagulation, la caséine. La question a ici un côté pratique et un côté théorique. Nous pouvons nous proposer d'abord de rechercher ce qui reste en bloc dans le sérum de la caséine du lait, envisagée elle-même en masse. Nous ferons ainsi l'étude économique du mode de coagulation adopté dans le Cantal. Nous pouvons nous proposer ensuite de rechercher dans quelle proportion passent dans le sérum la caséine en suspension, la caséine à l'état colloïdal et la caséine dissoute dont nous avons constaté l'existence simultanée dans tous les laits. Ce sera l'étude théorique de la coagulation. Commençons par la première.

Les nombres de p. 199 nous montrent que sur les 3.90 pour 100 de caséine à divers états que contient le lait, le sérum en retient 0,82 pour 100. En tenant compte de la différence des volumes, c'est une perte de 17 pour 100 environ.

Si grand qu'il soit, ce nombre semble pourtant inférieur à la moyenne, ainsi qu'on le voit dans le tableau suivant, dans lequel la perte ne s'est réduite à 17 pour 100 que dans la première expérience faite au laboratoire sur une petite quantité de liquide. Tous les autres nombres du tableau se rapportent à des opérations industrielles et ont la même disposition que dans le tableau de p. 201.

	Proportions centésimales de caséine.		Rapp. A.	Perte P.
	Lait.	Sérum.		
Fau, 21 août.........	3.63	0.73	0 20	0.17
Cuelhes, 12 septembre	3 97	1.42	0.35	0.26
Fau, 28 septembre ...	3.90	1.49	0.38	0.30
Couderc, 7 octobre...	4.32	1.01	0.23	0.19

On voit que le chiffre de la caséine perdue

pour la fabrication du fromage est variable et quelquefois très élevé. Les variations paraissent d'ailleurs n'avoir aucun rapport avec la nature de la présure. A Fau, l'opération du 27 août a été faite avec de la présure danoise, celles du 28 septembre et du 20 octobre avec de la macération de caillette de veau. Celles de Couderc et de Cuelhes ont été faites avec de la présure danoise. Celle-ci est pourtant considérée d'ordinaire comme fournissant, pour une même quantité de lait, plus de fromage que la présure préparée sur place. Sans vouloir m'inscrire en faux contre cette notion, je dois faire remarquer qu'elle ne s'est pas trouvée vraie dans mes expériences, dans lesquelles on a comparé la présure danoise à une macération fraîche de caillette de veau. Il en aurait été sans doute autrement avec une macération vieille, peuplée de microbes et renfermant, outre la présure, une proportion plus ou moins notable de caséase qui transforme en effet, comme nous l'avons vu plus haut, la caséine en une substance sur laquelle la présure n'agit plus. Dans ces conditions, l'avantage doit évidemment rester à la présure danoise, originairement pauvre en caséase et qui n'en prend pas en vieillissant, lorsqu'elle est bien conservée, protégée qu'elle est contre l'intervention des microbes par le sel ou l'acide borique qu'elle contient d'ordinaire.

Comme dernière conclusion à tirer des tableaux ci-dessus, on voit en outre que le petit-lait est une substance très riche en matières albuminoïdes, équivalente sous ce rapport au 1/3 ou au 1/4 de son volume de lait. Nous avons vu qu'il était quelquefois très riche aussi en matière grasse. Le sérum de l'opération faite à Couderc le 7 octobre, représentait, tant au point de vue de la caséine que du beurre, du lait étendu de trois fois son volume d'eau. Il renfermait plus de sucre et à peu près autant de sels que le lait normal. Il en est fréquemment de même, et on peut affirmer que le petit-lait est trop dédaigné dans l'industrie fromagère. Il a une valeur très supérieure à celle qu'on lui attribue et au parti qu'on en tire. Il y a, de ce côté, de très grands progrès à réaliser.

Nous allons nous rendre un compte plus précis de ce qu'il renferme de matière alimentaire, en recherchant comment s'y distribuent les diverses formes de la caséine du lait. Il n'y a pour cela, nous le savons, qu'à soumettre ce sérum à la filtration au travers de la porcelaine, et à comparer ce qu'il renferme de matière azotée avant et après la filtration. Les nombres ci-dessous nous fournissent les éléments de cette comparaison entre le sérum et le lait qui l'a fourni. Ils nous donnent pour chacun de ces liquides la quantité de caséine en suspension et en solution. Les chiffres des deux dernières lignes ont déjà été donnés p. 199. Je les reproduis ici en leur donnant une disposition différente.

		Caséine en suspension.	Caséine en solution.
I. Cuelhes, 12 septembre.	Lait...	3.38	0.59
	Sérum.	0.60	0.82
II. Fau, 28 septembre....	Lait...	3.22	0.68
	Sérum.	0.76	0.73
III. Couderc, 7 octobre...	Lait...	4.12	0.20
	Sérum.	0.67	0.34
IV. Fau, 20 octobre.......	Lait...	3.53	0.37
	Sérum.	0.46	0.36

Deux faits principaux résultent de ce tableau.

En premier lieu, s'il est théoriquement possible, comme nous l'avons prouvé dans le courant de ce travail, de coaguler du lait de telle façon que le sérum ne s'enrichisse pas en caséine soluble, pratiquement, ce cas ne se réalise pas d'ordinaire. Sur les quatre expériences relatées plus haut, une seule, la dernière, s'est faite de façon que le sérum ne renfermait pas plus de caséine soluble que le lait.

Dans les trois autres, il en renfermait davantage. Faut-il accuser la présure de ces inégalités? Non. Les opérations n°s II et IV ont été faites avec une macération de caillette, les autres avec de la présure danoise. Il y a sans doute là une influence de microbes, qui peuvent être plus ou moins abondants sur les parois des vases ou ailleurs, qui de là passent en quantités inégales dans le lait sortant de la mamelle, s'y multiplient plus ou moins pendant les deux heures de repos qu'il subit jusqu'à sa coagulation complète, et peuvent transformer en caséine soluble une plus ou moins grande portion de la caséine colloïdale du lait. cette transformation, si faible qu'elle soit, a de l'importance, parce qu'elle porte d'ordinaire sur l'ensemble du liquide, et que, comme nous l'avons déjà dit, tout ce qui est caséine soluble est perdu pour le travail de la fromagerie.

Mais la perte ne se borne pas là. Les nombres du tableau précédent montrent qu'on ne peut éviter de laisser dans le sérum une partie plus ou moins considérable de la caséine colloïdale du lait. La proportion a varié dans les essais qui précèdent entre 13 et 25 pour 100 de la caséine en suspension dans le lait. C'est là une perte véritable, car cette caséine colloïdale est ou peut être rendue sensible à l'action de la présure. Ce serait un problème intéressant que de la faire passer tout entière dans le fromage. Mais c'est un sujet que j'ai encore trop peu étudié pour l'aborder maintenant.

Phosphate de chaux. — Les nombres de p. 199 relatifs au phosphate de chaux montrent que le sérum ne retient que la portion de ce sel qui était en solution dans le lait, et que la totalité ou la presque totalité de celui qui était en suspension est englobé dans les mailles du coagulum de caséine, et entraîné avec lui. Les chiffres ci-dessous montrent que c'est là le fait général. Les petites différences qu'ils présentent dans le sérum et dans le lait tiennent aux incertitudes du dosage, et à la concentration de la partie liquide de la masse, par suite de la séparation à l'état solide de la caséine et du beurre.

| | Proportions centésimales de phosphate de chaux. | | |
	en suspension. Lait.	en solution. Lait.	en solution. Sérum.
Fau, 24 août...................	0.21	0.14	0.15
Cuelhes, 12 septembre	0.22	0.16	0.17
Fau, 28 septembre.........	0.22	0.18	0.18
Couderc, 7 octobre.........	0.19	0.20	0.18
Lait de chèvre, 12 septembre.	0.21	0.17	0.17

La constatation de ce fait a une certaine importance, elle va nous permettre en effet de porter un jugement motivé sur une théorie de la coagulation, due à M. Hammarsten, et qui a fait fortune dans ces dernières années.

Nous avons indiqué plus haut les points essentiels de cette théorie, mais nous n'en avons pas indiqué tous les éléments, n'étant pas encore prêts pour sa discussion. Elle se résume en ceci, que sous l'action de la présure, la caséine du lait se dédouble en deux substances. L'une, la plus importante en poids, est *insoluble dans la dissolution de phosphate de chaux* que lui présente le lait, et se précipite en entraînant une quantité de ce sel variable suivant les conditions et les circonstances. C'est elle qui constitue le caillé. L'autre, en poids plus faible, reste dans le petit-lait sous le nom de protéine du sérum.

Nous avons déjà discuté la théorie à propos de ce dernier point, et nous avons montré que la quantité de lactoprotéine restant la même dans le lait avant et après l'action de la présure, ce n'était pas en lactoprotéine que se transformait la caséine du lait. Mais nous n'avons pas encore eu l'occasion de discuter cette théorie au point de vue du rôle qu'elle fait jouer au phosphate de chaux.

Les renseignements précis contenus dans le tableau qui précède ne nous permettent pas non plus de l'accepter à ce point de vue. Le phosphate de chaux n'est pas en entier en solution dans le lait. Il y est en partie en suspension. Le caillé ne touche pas au phosphate en solution, et se contente d'entraîner avec lui, à la façon d'un collage, le phosphate qu'il trouve en suspension. En d'autres termes, le phosphate de chaux joue un rôle passif, au lieu de jouer le rôle actif que lui attribue la théorie de M. Hammarsten.

Ceci ne veut pas dire que les faits cités par ce savant à l'appui de sa théorie sont inexacts. Il est très vrai, par exemple, qu'un coagulum formé sous l'action des acides, ou par l'action de la présure, dans un milieu faiblement acidulé, n'a ni l'opacité ni la consistance ferme et élastique du caillé normal. Il est certain aussi que ce coagulum renferme moins de phosphate de chaux que s'il s'était produit dans du lait neutre. Mais pourquoi? parce que les traces d'acide formé ou introduit dans la liqueur ont dissous une fraction variable du phosphate de chaux en suspension, et l'ont fait passer ainsi à un état sous lequel le coagulum n'a plus prise sur lui. Quant à la différence d'aspect et de constitution du caillé normal et de ce coagulum acide, il faut l'attribuer tout entière à la différence de réaction des milieux d'où on a précipité la caséine. Au moins, n'a-t-on aucun droit de la faire dépendre exclusivement d'une action aussi évidemment latérale que celle qui est subie par le phosphate de chaux.

CHAPITRE XIV

MICROBES AÉROBIES DE LA MATURATION
DES FROMAGES

La masse de caséum fournie par la coagulation est blanche, opaque et friable. Au bout de quelques mois et souvent de quelques jours, elle est devenue jaunâtre, à demi transparente, et élastique ou même coulante. Ce que nous avons dit dans notre seconde partie au sujet des diastases des microbes nous indique bien en gros la nature des phénomènes qui s'accomplissent. Il est clair que dès l'origine, et souvent avant la mise en formes, les microbes qui ont pris possession de la masse de caséum la pénètrent peu à peu de leurs diastases, et, en la rendant plus soluble dans l'eau, l'amènent à être transparente et jaunâtre. Nous sommes même assez avancés pour pouvoir affirmer qu'à ces produits de l'action des diastases, vont se joindre dans le fromage les produits de la vie des microbes, ces états de transformation plus ou moins avancés de la caséine qui commencent par les matières extractives pour finir à la tyrosine, à la leucine, aux sels ammoniacaux, aux acides gras, et enfin au carbonate d'ammoniaque.

Le produit de l'action de la caséase, la caséone, est un peu plus sapide que la caséine, mais n'est pas un produit savoureux ni odorant. Les produits de la vie des microbes, qui vont des matériaux du bouillon de viande aux acides gras volatils, ont au contraire au plus haut degré ce caractère. Nous pouvons donc prévoir qu'un fromage mûr devra renfermer à la fois de la caséone et des produits de la vie des microbes, que son espèce dépendra de la nature des microbes qui auront mis ou laissé entrer en jeu les procédés de fabrication, que son degré de maturation dépendra de la proportion dans laquelle se seront développés les divers éléments qui le composent. Mais nous avons besoin d'entrer de plus près dans l'étude de ce mécanisme de la maturation, et pour cela d'étudier séparément quelques-unes des espèces de microbes qui y prennent part. Comme aucun fromage n'en présente une espèce isolée, il faut d'abord les isoler dans des cultures artificielles. La chose n'est pas facile, car beaucoup de ces êtres ont à peu près les mêmes besoins physiologiques et s'accommodent des mêmes milieux. Mais avec de la patience, et en employant les méthodes de séparation et de culture devenues aujourd'hui classiques, on peut y arriver. Voici le moyen qui m'a le mieux réussi. Après avoir, dans un fromage quelconque, enlevé avec une lame de couteau flambée une tranche mince parallèle à la surface, de façon à éviter l'intervention possible des microbes banaux déposés par l'air, on fait dans la surface mise à nu, une seconde section perpendiculaire à la première, c'est-à-dire à la surface. Dans le milieu de la tranche ainsi obtenue on enfonce à l'aide d'une pince flambée, un bout de fil de platine dont on a rendu la surface rugueuse à l'aide de quelques traits de lime, et qu'on vient aussi de flamber. Ce fil enlève, quand on le retire, de petits fragments de matière, et on ensemence le tout dans un liquide nutritif en grande surface si on veut faire la recherche des êtres aérobies, soit dans un liquide nutritif en profondeur, s'il s'agit surtout des anaérobies. Généralement lorsqu'il s'agit d'un fromage mou et pénétré par les microbes comme le Cantal, le Brie, le Gérardmer, le moindre fragment de fromage suffit à peupler le liquide. Avec d'autres fromages secs et de maturation très longue, comme le Gruyère et surtout le Parmesan, l'ensemencement même de fragments assez gros reste stérile. Avec du Grana de Reggio, il m'est arrivé deux fois d'ensemencer dans du lait gros comme un pois de fromage sans réussir à peupler le liquide. Il est clair qu'ici les microbes sont moins nombreux et moins uniformément distribués que dans les fromages mous, et que la maturation, beaucoup plus longue, se fait surtout par diffusion des diastases.

Mais généralement le fragment de fromage apporte plusieurs espèces qu'on aura à séparer par les procédés connus. Toutes celles sur lesquelles on tombe n'ont pas la même importance. On trouve par exemple dans le fromage du Cantal une bactérie que j'ai décrite sous le nom d'*Actinobacter Polymorphus* et dont la fonction est de faire de l'alcool et de l'acide carbonique avec le sucre de lait. Il contient aussi très souvent le ferment lactique et diverses espèces de mycodermes qu'on retrouve dans tous les laits qui s'altèrent, dans tous les fromages en voie de fabrication. Mais ces ferments du sucre ne sont pas pour le moment ceux qui nous intéressent. Leur rôle est toujours médiocre et restreint. Ce sont surtout les ferments de la caséine que nous devons étudier parce qu'ils jouent le rôle principal dans la maturation régulière des fromages ou les viciations de goût dont ces produits sont trop fréquemment atteints. C'est l'histoire physiologique détaillée de quelques-uns de ces êtres que nous avons à écrire maintenant.

Renseignements généraux. — Toutefois, il ne sera pas inutile de dire d'abord comment on arrive à distinguer les uns des autres ces êtres divers.

Des considérations de forme extérieure seraien insuffisantes pour cela, dans la grande majorité des cas. Tous ces êtres sont, à une certaine époque de leur existence, des bâtonnets cylindriques dont non seulement la longueur est variable, mais dont la largeur varie aussi de façon à rendre illusoire toute mesure de diamètre. Si l'histoire de ces infiniment petits est encore aussi confuse, ce n'est pas qu'elle ait été peu explorée. Les travaux qui s'y rapportent se comptent au contraire par centaines, mais comme tout y est confondu, comme on y a souvent donné le même nom à des êtres différents, et des noms différents au même être, il n'en est guère dont on puisse tirer un parti quelconque.

Pour éviter cet écueil, il n'y a pas d'autre moyen que d'écrire, pour chaque espèce vivante, assez de son histoire physiologique pour qu'elle ne puisse être désormais méconnue. Quand nous aurons dit, pour chacune de celles que nous allons rencontrer, quelles sont ses diverses formes et celles de ses spores, si elle est aérobie ou anaérobie, quels sont les éléments qu'elle fait fermenter, les transformations qu'elle y amène, les gaz qu'elle produit, quand nous saurons à quelle température elle périt à l'état adulte ou à l'état de spore, on pourra toujours la reconnaître à cet ensemble de caractères, au moins théoriquement.

Pratiquement aussi, la chose sera toujours pos-

sible, mais ne sera pas toujours sans difficultés.
Il m'est arrivé quelquefois de passer un mois à
identifier deux espèces, même en cultivant parallèlement, et dans des conditions aussi identiques
que possible, celle que je connaissais et celle que
je cherchais à en rapprocher. C'est que des variations insensibles dans le mode d'ensemencement, dans la quantité de la semence, dans la proportion d'air et de liquide, dans la température des
deux essais, etc., peuvent amener dans les résultats des différences assez grandes pour faire douter si on a affaire à deux êtres voisins ou au
même être. Il n'y a d'autre remède que de multiplier les essais de façon à ce que les variations
soient assez nombreuses dans les deux sens pour
s'équilibrer.

Nous caractériserons donc un être par l'ensemble de ses réactions physiologiques, Cependant, il est quelques-unes de ces réactions qui méritent d'être mises en vedette et examinées les
premières, à cause de la facilité avec laquelle on
peut le faire, et de leur caractère distinctif très
accusé. C'est, pour les ferments de la caséine,
d'abord la forme, ou plutôt le *facies* général de
l'être, son aspect homogène ou granuleux. Puis,
le caractère aérobie ou anaérobie. Puis encore,
le caractère de la coagulation qu'il amène dans le
lait et qui donne de suite des renseignements sur
sa richesse en présure et en caséase. Enfin la nature des acides volatils, qui sont le résultat de
son action sur la caséine.

Pour ces derniers, qui fournissent un caractère
d'une précision rare, on les déterminera en quelques minutes en utilisant les renseignements que
j'ai déjà fournis à ce sujet (1).

(1) *Annales de chimie et de physique*, V° série, t. III, 1874.

Nous pouvons maintenant entrer dans l'étude abrégée de quelques-uns de ces ferments.

I. *Tyrothrix tenuis* (4, fig. 8). Ensemencé dans du lait exposé en grande surface à l'air, ce microbe se développe sous la forme de petits bâtonnets grêles, assez régulièrement cylindriques, très légèrement granuleux dans leur intérieur, ayant environ 0,6 μ de largeur, et une longueur variable qui peut descendre jusqu'à 3 μ. Les mouvements, chez les bâtonnets les plus courts, sont rapides, sans ondulations, et trépidants comme ceux des bactéries. Ils sont plus lents chez les articles réunis en chaîne et cessent complètement lorsque la chaîne est un peu longue.

Le bâtonnet peut aussi s'allonger beaucoup sans se segmenter, et donner des fils dont la longueur égale deux à trois mille fois la largeur. Il est alors immobile. Dans le bouillon Liebig, ces fils flottent à l'intérieur du liquide, et donnent en quelques heures des flocons visibles à l'œil nu. Dans le lait c'est à la surface qu'ils s'étalent de préférence. Ils y forment, en s'enchevêtrant, une pellicule plissée qui n'est jamais très solide, car d'abord la division en articles y est prompte, puis dans chacun des articles prend naissance une spore, qui apparaît d'abord comme une petite masse ovoïdale un peu renflée, et s'isole ensuite par résorption du tissu environnant. La pellicule fine et feutrée de l'origine devient alors un semis d'innombrables spores.

Pendant que ces phénomènes s'accomplissent, le lait subit des modifications remarquables. Le premier effet est une coagulation. Puis le coagulum, bien plus mou que celui que donne la présure de veau, se redissout peu à peu, en commen-

çant par les couches supérieures, et se transforme
en un liquide opalescent, renfermant la caséone
que nous connaissons déjà.

Ce microbe sécrète donc de la présure et de la
caséase, et, ainsi qu'il arrive toujours en pareil

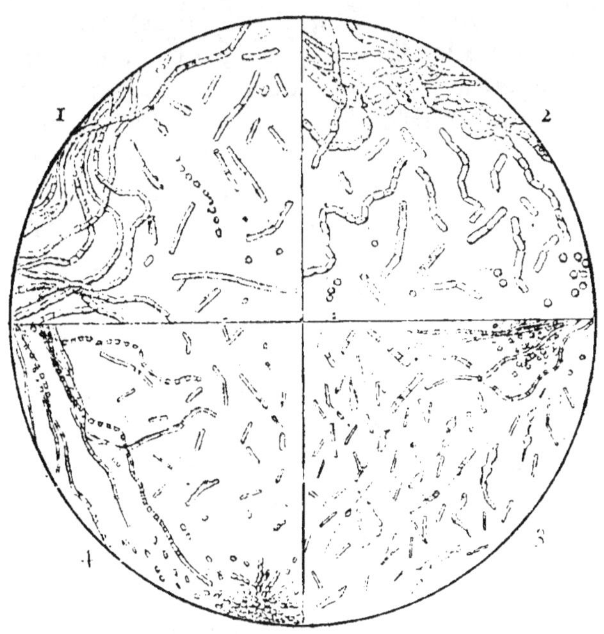

Fig. 8. — Ferments aérobies du lait.
1. *Tyrothrix geniculatus.*
2.   —   *scaber.*
3.   —   *virgula.*
4.   —   *tenuis.*

cas, il est difficile d'indiquer par un chiffre la
force coagulante du liquide où il a vécu. Quand
la présure est seule, comme dans l'estomac du
veau, il y a, entre les quantités de présure employée et les temps de coagulation, un rapport
inverse qui nous a servi à évaluer la force d'une

présure. Avec les liquides renfermant à la fois de la présure et de la caséase, cette relation n'existe plus, parce qu'il y a superposition de deux effets qui se produisent avec des vitesses inégales et qui se contrarient.

Voici, pour fixer les idées sur ce fait que nous rencontrerons souvent, les résultats d'une expérience. Le microbe, cultivé dans du lait en grande surface et avec la quantité d'air nécessaire, a donné un liquide dont on a essayé le pouvoir coagulant en le mélangeant, à 35°, avec 30, 40, 60 et 120 fois son poids de lait. La durée de la coagulation a été, dans ces divers cas, de 11, 18, 31 minutes. Avec 120 volumes de lait, la coagulation n'était pas encore faite après deux heures. En appliquant à ces nombres la règle ordinaire pour trouver le pouvoir coagulant, on trouve les nombres 120, 100, 90, et enfin un chiffre inférieur à 45. Avec de la présure de veau, on aurait trouvé des nombres très voisins les uns des autres. Les irrégularités tiennent ici à ce que la dilution affaiblit beaucoup plus les propriétés de la présure que celle de la caséase sécrétée par notre microbe.

Si on diminue la proportion de lait mise en contact avec le liquide qui a nourri le microbe, le caséum très dilué ne reste pas cohérent, il devient mou et gélatineux. Quand le poids du lait est réduit à cinq fois le poids du liquide à diastases, la coagulation ne se fait plus, la teinte du mélange devient de moins en moins blanche, et disparaît bientôt. *La caséine est alors devenue identique à celle sur laquelle le microbe a agi directement.* Avec volumes égaux de liquide et de lait, la transformation, la digestion de la caséine dure 15 minutes, elle en dure 45 avec deux volumes de lait pour un de liquide, 1 heure 30 minutes avec trois volumes de lait, et 5 heures avec quatre volumes de lait pour un de liquide.

On observe des résultats analogues lorsqu'au lieu de faire agir le liquide même où a vécu le microbe, on commence par isoler au moyen de l'alcool les diastases qu'il renferme. Mais il n'y a guère d'avantage à employer ce moyen. Pour peu que le milieu nutritif où on cultive le microbe soit propre à son développement, il devient très riche en diastase, et si nous avons placé cette espèce la première, c'est précisément parce qu'elle est plus active sous ce rapport que celles que nous rencontrerons bientôt.

Le lait convient mieux que le bouillon Liebig comme terrain de culture, et c'est celui qu'on devra préférer. Il faut y laisser vieillir quelques jours le microbe, sans pourtant attendre trop longtemps, les diastases disparaissant avec le temps dans le liquide, même lorsque par une filtration au travers d'un diaphragme poreux, on l'a débarrassé de tout être vivant. Il y a là sans doute en jeu un phénomène d'oxydation.

Le liquide, en vieillissant, devient un peu gélatineux. Ce phénomène, qui est assez général, a été attribué à une sorte de gonflement, de gélatinisation du corps de l'infusoire. Je crois qu'il faut surtout en chercher la cause dans la production, aux dépens de la matière albuminoïde, d'une sorte de gélatine qui empâte le tout. Quoi qu'il en soit, c'est au moment où cette gélatinisation commence, que le liquide est le plus riche en diastase, et qu'il faut le précipiter par l'alcool quand on veut en séparer les diastases qu'il contient. C'est encore à ce moment que la caséase est proportionnellement le plus abondante, et peut même exister seule, la présure ayant disparu.

En introduisant maintenant dans du lait cette caséase isolée par l'alcool, on peut en transformer la caséine en caséone qui, à partir de ce moment, reste inaltérée avec les propriétés que nous lui avons assignées plus haut, si on la tient à l'abri de l'ingérence des microbes.

Mais dans un lait où vit le *T. tenuis*, cette caséone que le microbe se fait pour satisfaire aux besoins nutritifs, entre dans le cycle vital de la cellule et se transforme en produits nouveaux. Dans son ensemble elle se rapproche comme constitution du groupe mal connu des matières extractives, et devient d'autant plus soluble dans l'alcool que la vie du microbe s'y perpétue davantage. Et ce que nous disons ici du *T. tenuis*, nous pourrions le dire et par suite nous ne le dirons pas pour les autres êtres dont nous indiquerons l'histoire. Avec tous, lorsque leur vie est terminée, on trouve un ensemble de corps compris entre la caséone initiale et les amides cristallisables, ensemble dont les termes sont, dans l'état actuel de la science, impossibles à séparer, mais peuvent être considérés comme identiques et mélangés en proportions diverses dans les résidus vitaux des divers microbes. On a le droit de faire cette hypothèse en songeant d'un côté que la matière alimentaire, la caséone, est identique pour tous ; de l'autre que lorsqu'on arrive aux produits cristallisables, faciles à isoler et à étudier, on les trouve aussi tous identiques quel que soit le microbe qui les a produits. Tels sont la leucine et la tyrosine, les sels ammoniacaux et acides gras, le carbonate d'ammoniaque.

Toutefois tous les termes de cette dégradation successive de la matière albuminoïde ne sont pas

présents à la fois. Avec certains microbes, on a de
l'urée, il n'y en a pas avec d'autres. L'alcalinité finale du liquide due à la présence du carbonate d'ammoniaque peut être poussée plus ou moins loin.
Enfin, et ceci est précieux au point de vue de la
caractéristique des divers microbes, l'acide gras
ou le mélange d'acides gras que le microbe laisse
dans le liquide au moment où sa vie active s'in-
terrompt et où il se transforme en spores, est variable de l'un à l'autre, et son étude fournit un
des caractères les plus distinctifs de l'être qui l'a
produit. Avec le *T. tenuis*, c'est l'acide valérianique
qu'on trouve combiné à l'ammoniaque.

Le *T. tenuis* est un aérobie, il ne se développe
pas dans l'acide carbonique pur. Si on l'ensemence dans un tube où le liquide soit en grande
profondeur, il ne se développe qu'à la surface.
Mais ses diastases pénètrent par voie de diffusion
jusqu'à une grande profondeur, coagulent le lait,
puis redissolvent le coagulum sur leur parcours
en en faisant un liquide jaunâtre. L'ensemble du
phénomène rappelle tout à fait la maturation cen-
tripète des diverses couches d'un fromage, à la
surface duquel vivent des microbes ou des mucédinées. C'est naturellement aussi dans ces conditions que les produits de l'action de la caséase
dominent, et que ceux qui dérivent de la nutrition du microbe sont en plus petite quantité.

Avec le lait, le sucre de lait est toujours res-
pecté. Le microbe vit plus péniblement dans le
petit-lait que dans le lait. Il transforme le lactate
de chaux en carbonate de chaux et brûle complètement la glycérine.

Il se développe en revanche assez facilement
dans de la caséine précipitée, qu'on a remise en
suspension dans de l'eau additionnée de sels

minéraux. Il la redissout et la transforme. Il conserve plus volontiers dans ce milieu la forme de longs fils, qui se segmentent moins qu'ailleurs, et se remplissent après 48 heures de chapelets de spores.

La redissolution de la caséine est évidemment due ici à l'influence de la caséase, et c'est pour cela que j'ai donné ce nom à cette diastase. Je reconnais pourtant qu'il n'est pas typique, car cette même caséase peut, je m'en suis assuré, redissoudre aussi la fibrine et l'albumine coagulée. Mais elle dissout la caséine mieux que toute autre matière albuminoïde ; elle est sans action sur l'urée et aussi sur le sucre ; elle a donc une individualité propre que le nom que nous lui avons donné traduit en partie. On peut le lui conserver jusqu'au moment où on pourra lui en donner un meilleur.

La résistance à la chaleur du *T. tenuis* est remarquable. Lorsqu'il est chauffé tout jeune, dès les premières heures de son développement, et dans un liquide neutre, il ne périt qu'entre 90 et 95 degrés ; au bout de 24 heures, le liquide étant devenu faiblement alcalin, il peut dépasser 100 degrés sans mourir. Tout ceci est relatif à son état adulte : quand il est en spores bien formées, et qu'on le chauffe dans un liquide un peu alcalin, il est encore vivant à 115 degrés. C'est aux températures comprises entre 25 et 35 degrés que son développement est le plus rapide.

Sa résistance à l'action du temps est très grande. J'en ai retrouvé des spores vivant après 25 ans dans un ballon clos renfermant de l'eau de poivre. Comme il est très vivace, et très peu difficile sur son alimentation, il doit être très répandu.

II. *Tyrothrix filiformis* (3, fig. 9). — Ce microbe est encore un aérobie, et ne se développe pas dans l'acide carbonique pur. Il vit très bien dans le lait. Il s'y présente à l'origine sous la forme de bâtonnets courts de 0,8 μ de diamètre, s'avançant avec une sorte de mouvement vibrant et sans ondulations sensibles. Lorsqu'il se segmente, ce qui se fait quelquefois sans augmentation notable dans la longueur, la chaîne d'articles se meut d'un mouvement balancé presque onduleux, d'autant plus lent que la chaîne est plus longue.

Comme tous les êtres aérobies, celui-ci se développe à la surface du liquide, et y forme de longs fils un peu plus ténus que ceux qui vivent dans la profondeur. C'est toujours là que commence la formation des spores, qui ont à peu près le double en diamètre du filament, et donnent à celui-ci la forme d'un fuseau ou d'une masse d'armes.

Suivant la façon dont il se développe, ce microbe manifeste sa présence dans le lait par des effets très différents. Tantôt le lait se couvre, dès le lendemain de l'ensemencement, d'une pellicule plissée, formée d'un feutrage de fils du microbe et de globules gras, le tout empâté de caséine précipitée. Cette pellicule ne saurait être mieux comparée qu'à la couche de frangipane qui se forme sur le lait maintenu à la chaleur. Tantôt le développement, au lieu d'être superficiel, a lieu sous forme d'enchevêtrements compliqués flottant à l'intérieur du liquide.

Voilà pour le microbe. Quant au lait, il reste quelquefois deux ou trois jours intact en apparence. Puis, presque subitement ou au moins en quelques heures, on le voit se décolorer et se transformer en liquide un peu louche. D'autres fois, il y a coagulation, mais le coagulum ne persiste pas et se dissout à son tour, à moins qu'il n'ait pris de la cohérence sous l'action d'une température trop élevée. Dans ce cas, il peut persister plus ou moins longtemps.

Les diastases du *T. filiformis* semblent donc peu actives. En effet, sa présure, prise dans du bouillon Liebig où a vécu le microbe, donne, dans les mêmes conditions de mesure que pour le *Tyrothrix tenuis*, des chiffres variant de 80 comme maximum, à 15 comme minimum. La caséase semble proportionnellement un peu plus active. Une culture du microbe, faite dans du bouillon Liebig, mélangée à son volume de lait, l'avait décoloré en une heure. Tous ces chiffres sont inférieurs, comme on voit, aux chiffres correspondants du *Tyrothrix tenuis*.

Aussi s'explique-t-on très bien que la présence de cet être dans le lait puisse ne s'accompagner pendant quelques jours d'aucune transformation apparente, puis que la décoloration du lait s'accomplisse en quelques heures, lorsque la quantité d'êtres vivants et le temps de l'action sont devenus assez grands.

Dans le liquide de culture, on trouve, comme à l'ordinaire, de la leucine, de la tyrosine, de l'urée, du carbonate d'ammoniaque. Il y a en outre un mélange d'équivalents à peu près égaux d'acétate et de valérianate d'ammoniaque.

Le lait n'est pas la seule substance qui puisse servir à la nourriture de ces petits êtres. Ensemencés dans du bouillon Liebig, ils troublent en quelques heures le liquide en le peuplant, soit d'articles isolés et mobiles, soit de chaînes articulées à mouvements plus lents, soit même d'enchevêtrements flottants tout à faits immobiles.

Puis prend naissance à la surface une couche
d'abord presque invisible, qui épaissit et blanchit de plus en plus, finit par recouvrir le liquide
d'un voile velouté, et tapisse même la paroi inté-
rieure du vase jusqu'à une assez grande hauteur
au-dessus de la surface du liquide. Tout cela
témoigne que le bouillon Liebig est un aliment
très favorable. Quand la masse alimentaire qu'il
renferme est épuisée, ce qui arrive vite avec une
végétation aussi active, le voile superficiel se dis-
loque par suite de la formation des spores, se détache des parois et tombe dans le liquide.

Dans la gélatine, il ne se forme pas de pellicule
superficielle. On trouve dans le liquide des filaments en flocons, formés d'articles lâchement
unis sur leurs articulations, formant des chaînes
plus ou moins brisées qui se disloquent de plus
en plus et donnent de bonne heure des spores.
La formation rapide de celles-ci peut tenir,
comme on voit, à deux causes : soit à ce que les
conditions sont très favorables, à ce que les microbes, qui se multiplient beaucoup, ont rapidement absorbé les aliments offerts; soit à ce que
les aliments manquent dès l'origine. On voit tout
de suite, par la forme et la puissance du développement, à quel cas on a affaire. Avec la gélatine, il n'y a pas de doute. Elle n'est qu'un aliment médiocre et insuffisant. Cependant, elle est
transformée, car lorsque l'action du filament est
épuisée, elle ne précipite plus par le tannin, ou
du moins, ne donne avec lui qu'un louche très
faible.

Ce microbe paraît être uniquement un ferment
des matières albuminoïdes. Quand il vit dans le
lait, il ne semble pas toucher au sucre de lait, je
dis semble, parce que quand on étudie au moyen

de la liqueur de Fehling la teneur en sucre d'un lait où a vécu ce ferment, il y a à la fin du dosage une couleur rouge qui empêche de saisir le moment où le liquide est décoloré. Cependant j'ai trouvé le même chiffre en étudiant, dans les mêmes conditions, du lait resté un an en présence du microbe, et du lait n'ayant subi son action que pendant quelques jours. Cela fait croire que le *Tyrothrix filiformis* ne s'attaque pas au sucre de lait. Il respecte de même la glycérine.

Les spores, quand on les chauffe lentement à des températures croissantes, meurent avant 110 degrés quand elles proviennent de la gélatine, et résistent une minute à 120 degrés quand elles proviennent du lait, qui est toujours un peu plus alcalin que l'autre liqueur. Pour les adultes, ils meurent lorsqu'ils sont chauffés pendant une minute à 100 degrés dans une liqueur acide. Dans du lait, ils résistent à l'action d'une température de 100 degrés.

III. *Tyrothrix distortus.* — Cultivé dans du lait et au contact de l'air, ce microbe donne des bâtonnets granuleux ayant environ 0,9 µ et dont la longueur est de cinq à dix fois la largeur. Ces bâtonnets se meuvent, lorsqu'ils sont isolés, avec des mouvements vifs et un peu flexueux. Lorsqu'ils sont en chaînes de quatre ou cinq articles, le mouvement est plus lourd et plus lent, et disparaît tout à fait quand les chaînes sont plus longues.

Il est aussi plus rapide et plus général à l'origine, lorsque le microbe est jeune et le lait encore bien liquide. Mais bientôt le lait devient un peu visqueux, par suite d'un fin précipité de caséum. Ce précipité augmente sans devenir cohérent et se réunit à la partie inférieure du liquide, laissant au-dessus de lui un liquide séreux presque décoloré. C'est alors dans ce liquide que les mouvements persistent. La masse du caillé se feutre de longs filaments immobiles dont les segmentations, d'abord très espacées et très peu visibles, se multiplient ensuite et résolvent le fil en articles distincts et plus ou moins coudés les uns sur les autres. Ces filaments liquéfient peu à peu le caséum autour d'eux.

Le liquide se colore peu à peu, puis devient gélatineux, et arrive à ressembler, comme consistance et comme couleur, à de la gelée de viande. Les articles du microbe sont alors plus ou moins transformés. Quelques-uns ont avorté sans donner de spores. Les contours de ceux-ci sont comme gonflés, ils sont à peine apparents. Une autre portion des filaments du *Tyrothrix distortus* a donné des spores sur lesquelles nous allons revenir.

Les détails dans lesquels nous venons d'entrer témoignent que le microbe ne sécrète pas une présure bien énergique. Sa caséase semble un peu plus active, mais ni l'une ni l'autre ne se développent beaucoup avec le lait. On en obtient davantage en faisant vivre le microbe dans du bouillon Liebig ou de la gélatine. Après la culture, ces liquides peuvent décolorer du lait, après coagulation préalable, si la température est élevée, sans coagulation, si la température est voisine de 15 ou 20 degrés.

A la fin de la culture, le liquide de culture renferme de la leucine, de la tyrosine, un mélange de valérianate et d'acétate d'ammoniaque où le premier sel prédomine, et enfin du carbonate d'ammoniaque qui rend le tout assez fortemen alcalin. La nature des sels ammoniacaux pourrait permettre de confondre le *T. distortus* avec le *T. filiformis*, étudié plus haut, mais la grosseur des bâtonnets et leur mode de développement fournissent des caractères distinctifs suffisants.

Il se distingue du *T. geniculatus* que nous allons rencontrer tout à l'heure, et avec lequel on pourrait être tenté de les assimiler, par un caractère très net, quand on cultive les deux êtres dans du bouillon Liebig. Le *T. distortus* est mobile, surtout à l'origine, le *T. geniculatus* est toujours immobile. Le premier a d'ailleurs une ténuité un peu plus grande, et, à toutes les époques de la vie, un caractère granuleux plus marqué.

Dans le bouillon Liebig la formation des spores de ce tyrothrix est très active, et on les trouve sous deux aspects assez différents. Ce sont d'abord des rangées de spores bien caractérisées comme telles, oblongues, très réfringentes, en file à l'intérieur d'un filament dont les contours sont plus ou moins avancés dans leur voie de disparition. Celles-là apparaissent de préférence dans les longs filaments. Dans les articles plus courts, isolés ou par paires, on voit se former en un point de la longueur une granulation plus grosse et plus régulière que celles qui remplissent le corps du microbe, presque ronde, occupant sans le renfler, toute la largeur du bâtonnet, moins réfringente, et à contours plus fins que les spores décrites plus haut. Elle finit par rester seule à l'intérieur de l'article, toutes les autres granulations ayant disparu. Puis elle s'isole par résorption du sac qui la contient. Il n'est pas démontré que cette forme sporique, que nous retrouverons plus bas, soit identique à la spore ordinaire. On observe dans le lait les mêmes phénomènes un peu moins marqués.

Dans la gélatine, le développement est très rapide et le liquide se peuple du jour au lendemain d'articles agiles et de fils plus ou moins longs, immobiles, qui finissent par se segmenter en articles assez courts. Les spores apparaissent assez vite.

Le *T. distortus* ne s'attaque pas au sucre de lait ni à la glycérine. Somme toute, il vit un peu moins facilement dans le lait que ceux que nous avons étudiés jusqu'ici ; mais il est encore, à proprement parler, un ferment de la caséine.

Comme ceux qui précèdent, il est aérobie. Il peut pourtant encore se développer en présence de traces d'oxygène, mais dans la mesure même où l'oxygène est présent, et sans jamais prendre le caractère de ferment à dégagement gazeux.

Ses limites de résistance à la chaleur sont entre 100 et 105 degrés quand il est à l'état de spores, entre 90 et 95 degrés quand il est à l'état adulte.

IV. *Tyrothrix geniculatus* (1, fig. 8). — A l'air et dans le lait, ce microbe se développe en fils enchevêtrés, à coudes plus ou moins brusques, quelquefois avec des courbures élégantes, qui flottent dans le liquide et ne se forment pas en pellicules superficielles. Leur diamètre est de 1 μ, mais peut présenter, lorsque la température n'est pas convenable, des renflements irréguliers. Leur contenu, d'abord homogène, ne tarde pas à se remplir de granulations très fines à l'origine et donnant au bâtonnet un aspect doux et velouté, plus grosses ensuite et donnant au microbe, par suite des inégalités de réfraction qu'elles produisent, un aspect verruqueux. A tous les âges, le bâtonnet est immobile.

Dans la profondeur du liquide vivent et se développent des fils tout pareils, mais moins longs, moins enchevêtrés, formés d'articles qui sont quelquefois à peine plus longs que larges. Le caractère granuleux est aussi plus marqué. Tout est encore immobile. Quelquefois, dans une chaîne un peu longue, un ou deux des articles deviennent évanescents, c'est-à-dire qu'ils semblent se vider et que leurs contours perdent toute netteté. Ceci témoigne que le lait n'est pas, pour cet être, un aliment très favorable. Ce qui le prouve encore, c'est qu'un grand nombre de filaments avortent sans donner de spores. Leurs granulations se condensent en amas irréguliers sur certains points, et l'enveloppe commune semble se dissoudre. C'est à la surface que les spores se forment le plus facilement. On les trouve régulièrement rangées dans les longs filaments, dont elles conservent la largeur.

C'est dans le bouillon Liebig que le microbe se développe le plus vite et le mieux. A une température de 25 à 30 degrés, il donne, en six heures, des fils longs et entrelacés en quantité suffisante pour former des flocons flottants visibles à l'œil nu.

Au microscope, ces fils ont un aspect faiblement granuleux. Du commencement à la fin de la culture, le liquide garde une limpidité parfaite.

Ce microbe sécrète à la fois de la présure et de la caséase, mais en quantités plus faibles que ceux que nous avons déjà étudiés. Le lait où il a vécu ne peut guère coaguler que 12 ou 15 fois son poids de lait naturel. La caséase semble un peu plus active. Les deux diastases exercent leurs effets de front, et, quand la température n'est pas élevée, le caséum se dissout à mesure qu'il se produit. S'il fait plus chaud, la présure est favorisée, le caillé qui se forme empâte les filaments et les entraîne avec lui au fond du vase, mais ils ne tardent pas à se dégager en dissolvant la gangue de caséum qui les entoure.

Quand on fait agir sur du lait de la caséase seule, on trouve qu'il a conservé sa réaction amphotère et ne contient que de la caséone. Il y a seulement, visible au fond, le dépôt que nous connaissons bien de phosphate tribasique de chaux.

Le lait qui a nourri le *T. geniculatus*, en outre, est devenu un peu alcalin par suite de la formation de carbonate d'ammoniaque. Il y a de la leucine et de la tyrosine, et un mélange de valérianate et d'acétate d'ammoniaque où le premier sel prédomine beaucoup. Il y a en outre une matière très amère. Ces produits de destruction sont proportionnellement d'autant plus abondants que la vie du microbe s'est mieux faite au contact de l'air. Quand l'air manque, la réaction finale est beaucoup moins alcaline et les produits de l'action des diastases proportionnellement plus abondants.

Le sucre n'est pas atteint. Le microbe respecte aussi la glycérine.

Chauffé dans du lait dont la réaction est à peu près neutre, il ne supporte pas, lorsqu'il est à l'état adulte, d'être porté pendant une minute à la température de 80 degrés. Mais lorsqu'il est à l'état de spores, toujours dans du lait, il supporte facilement et sans en paraître affecté, un séjour d'une minute dans un bain chauffé à 100 degrés. A 105 degrés, son développement est retardé de quelques jours, mais il finit par se faire. A 110 degrés, il est tué définitivement.

V. *Tyrothrix turgidus.* — Cet être se présente, lorsqu'il est jeune et qu'on le cultive dans du lait exposé en grande surface à l'air, sous la forme d'articles courts et turgescents, ayant environ un μ de largeur et une longueur double ou triple. Ils manifestent au plus haut degré le caractère aérobie. Quand ils sont en couche mince sous le verre du microscope, on les voit, au bout d'une ou deux minutes, rassemblés aux bords de la goutte. Ils y forment un liséré étroit, visible à l'œil nu, dont l'extrême bord est limité par une ceinture continue de ces petits boudins, rangés parallèlement les uns aux autres, et ayant chacun une extrémité en contact avec l'air vivifiant qui circule à l'extérieur. Ceux qui occupent cette situation privilégiée restent tout à fait immobiles. De temps en temps seulement, l'un d'entre eux, dérangé par la foule des êtres qui grouillent derrière lui, abandonne le bord, laissant une place libre qui est immédiatement occupée par un autre.

Pendant que ce premier développement se poursuit, les couches superficielles du lait perdent leur opacité, en restant liquides si la température n'est pas trop élevée, en se coagulant légèrement dans le cas contraire. Mais le coagulum ne tarde pas à se dissoudre, et le lait se trouve bientôt transformé dans toute son épaisseur en un liquide translucide un peu trouble et faiblement coloré en jaune. La présure et la caséase y sont entrées en action, mais elles sont plus faibles ici qu'avec aucun des microbes qui précèdent : la force de la présure, mesurée comme plus haut, ne dépasse pas le chiffre 6 à 7.

Dans ce lait transformé, la vie du microbe se poursuit. Les boudins courts s'allongent en pla-

ments qu'un cloisonnement ultérieur partage
bientôt en articles quelquefois à peine plus longs
que larges. Ces filaments s'enchevêtrent dans tous
les sens, se feutrent, et forment à la surface une
pellicule résistante et empâtée de matière albuminoïde. Puis se forment les spores.

Pendant tout son procès végétatif, le *T. turgidus* est aérobie, absorbe l'oxygène, et le transforme en un volume à peu près égal d'acide carbonique. C'est une véritable combustion qui se
produit. Quand elle est terminée. le lait est
devenu alcalin et contient du carbonate d'ammoniaque. On y trouve aussi du butyrate d'ammoniaque qui a été plus abondant pendant que la fermentation était en train, mais qui a été peu à peu
brûlé vers la fin. Une portion de la matière albuminoïde a pris le goût d'extrait. Il y a aussi de la
leucine et de la tyrosine. Bref, on a sous les yeux
tous les caractères d'une combustion véritable. et
pour donner une idée du point auquel elle est
quelquefois portée, je dirai que dans une expérience, j'ai trouvé : 13 pour 100 de la matière
albuminoïde initiale à l'état de carbonate d'ammoniaque, 48 pour 100 à l'état de syntonine ou
d'extractif, 7 pour 100 à l'état de matière organique vivante, formant le tissu des filaments ou
des spores. Le reste, 30 pour 100 environ. avait
été totalement brûlé, et n'était plus représenté que
par de faibles proportions de leucine ou de
tyrosine.

Le sucre reste absolument inaltéré. Le microbe
peut pourtant vivre. quoique péniblement, dans
l'amidon et dans la glycérine. Il se refuse à vivre
dans le lactate de chaux. Dans le lait. il laisse
intacte, comme du reste tous ceux qui précèdent,
la matière grasse, qui ne subit qu'un commence-

ment de saponification sous l'influence de l'alcalinité croissante du liquide.

Le *T. turgidus* périt, à l'état adulte, à une température voisine de 80 degrés. A l'état de spores, il n'est tué qu'à 115 degrés.

VI. — *Tyrothrix scaber* (2, fig. 8). — Ce microbe se présente, lorsqu'il est jeune, sous la forme d'articles assez courts, plus larges que le précédent, car leur épaisseur est de 1, 1 à 1, 2 μ. Ils se distinguent de tous ceux que nous avons étudiés en ce que, dès l'origine, et lorsqu'ils ont encore leurs contours délicats et leur aspect turgescent d'adultes, ils contiennent déjà une foule de granulations très fines qui les tapissent comme d'un pointillé imperceptible. Cet aspect granuleux et la raideur des articles jeunes permettraient de les rapprocher du *bacillus ulna* de Cohn. La forme ondulée et les mouvements flexueux qu'ils possèdent quelquefois les rapprochent du *vibrio Rugula* du même auteur. Pour éviter toute difficulté, je leur ai donné un nom nouveau qui rappelle leur principal caractère.

Ces êtres sont mobiles quand ils sont jeunes, mais leurs mouvements, lents et lourds, n'existent guère que dans les articles isolés ou réunis par paires, et sont rares dans les chaînes plus longues. Ils persistent plus longtemps dans les profondeurs du liquide qu'à la surface, où le microbe se développe assez vite en fils enchevêtrés qui se divisent en chapelets d'articles courts, lâchement unis à leurs articulations, et se séparant très facilement sous la moindre traction.

Tous les grains de ces chapelets, lorsqu'ils se forment dans le lait, n'ont pas le même sort. Les uns se flétrissent, laissent leur protoplasma se coaguler en grosses granulations amorphes, se résorbent en prenant des contours de plus en plus indistincts, et finissent par se réduire à un simple fil imperceptible. D'autres, au contraire, à côté des premiers, deviennent le siège de la série des phénomènes qui aboutissent à la spore. Chez ceux-ci, on voit les granulations disparaître, comme si elles étaient absorbées et utilisées pour la formation des spores qui restent seules, quelquefois en nombre multiple, à l'intérieur d'un sac à contours très nets, plus ou moins réguliers.

Cet avortement d'une portion des grains des chapelets témoigne que le lait n'est pas un milieu très favorable au développement de ces petits êtres. Ils préfèrent en effet les dissolutions de gélatine, où se forment très bien les sacs sporiques, à une ou plusieurs spores, dont j'ai parlé plus haut. Ils vivent aussi très bien dans le bouillon Liebig, où ils sont même plus volumineux et plus dodus que partout ailleurs.

Ce filament est un aérobie, absorbant l'oxygène et en faisant de l'acide carbonique. Rien, sauf la formation de la pellicule superficielle, ne trahit dès les premiers jours son existence dans le lait. Aucune coagulation, aucun changement dans la couleur et l'opacité. Les diastases de la caséine sont évidemment très peu actives avec cet être. Elles ne sont pourtant pas complètement absentes. Peu à peu, en effet, le liquide prend la couleur et la demi-transparence du petit-lait. Il est alors alcalin et a une odeur faible. Il contient, outre la leucine et la tyrosine, du carbonate et du valérianate d'ammoniaque. Presque toujours, on trouve encore un peu de caséine non transformée et se coagulant par la chaleur en présence des acides. Il est clair que le microbe ne l'attaque pas facilement. Il préfère les matières albuminoïdes déjà élaborées, soit par l'organisme des animaux supérieurs, soit par d'autres microbes, par exemple la syntonine, la gélatine, la matière extractive du bouillon Liebig malgré sa réaction acide, qui du reste devient bientôt alcaline sous l'action du microbe. Bien qu'il soit surtout un ferment de la substance azotée, le *T. scaber* attaque peu à peu le sucre dans le lait, il vit aussi aux dépens du sucre de canne.

Dans les fromages, le *T. scaber* ne se développe pas à l'origine et attend que ses congénères lui aient préparé ses matériaux nutritifs. Aucun des procédés de fabrication en usage n'entrave du reste son développement ; car, à l'état adulte, il meurt en une minute entre 90 et 95 degrés, et à l'état de spores entre 105 et 110 degrés.

VII. *Tyrothrix virgula* (3, fig. 8). — A la suite du *T. scaber* vient naturellement se placer un autre microbe qui le rappelle par la propriété qu'il possède de ne pouvoir se développer ni dans le lait, ni dans les dissolutions artificielles de caséine, ni dans l'albumine, ni dans la syntonine. Ce microbe nouveau se développe au contraire, quoique péniblement, dans la gélatine et très facilement dans le bouillon Liebig. Il ne peut, par conséquent, intervenir dans le fromage qu'après qu'un des êtres précédents y a déjà exercé son action. Malgré cela, il y est fréquemment présent, et joue son rôle dans la maturation.

Développé dans du bouillon Liebig, il se présente d'abord sous la forme de bâtonnets très minces, un peu moins larges que ceux du *T. tenuis*, à contours bien nets, bien cylindriques, isolés ou formant des chapelets à un petit nombre d'articles. A l'origine, ils sont très raides et n'ont pas de mouvements flexueux. Ils prennent bientôt une forme très irrégulière, par suite de renflements qui se produisent sur leur longueur, de préférence au voisinage des articulations. Ce renflement grossit pendant que la portion du bâtonnet qu'il n'a pas atteint se résorbe et s'amincit de plus en plus, de sorte que l'être tout entier prend des formes très singulières, dont la figure ne donne qu'une idée affaiblie. Quelques-uns d'entre eux rappellent d'une manière frappante les spermatozoïdes. C'est dans les renflements que se fait ensuite le travail de formation des spores.

Dans la gélatine, le développement est évidemment plus difficile ; les contours sont moins nettement accusés, les segmentations plus nombreuses, les renflements plus irréguliers. Quelques-uns de ces derniers avortent et se flétrissent sans donner de spores. Dans d'autres, au contraire, on trouve une ou plusieurs spores bien sphériques, rangées comme des boules dans une sorte de sac à parois épaissies. Nous avons déjà observé ce fait, et précisément avec de la gélatine, dans l'étude du filament granuleux. Je n'ai pas besoin d'ajouter que l'enveloppe des spores se résorbe à son tour et laisse les germes isolés à l'intérieur du liquide.

Le *T. virgula* est aérobie comme les précédents. Le liquide où il se développe devient bientôt alcalin par du carbonate d'ammoniaque. On y trouve aussi du butyrate d'ammoniaque. Il est difficile de dire ce que devient la matière albuminoïde, à cause de l'état mal défini sous lequel elle est prise et laissée par le microbe. La gélatine n'est plus de la gélatine après son action. Une portion en a été brûlée et détruite sans donner de produits ayant un goût ou une odeur désagréable.

Cette combustion et cette production de substances à peu près inoffensives pour le goût ou l'odorat constituent un caractère commun à tous les êtres aérobies que j'ai décrits jusqu'ici, et je suis conduit à lui attribuer un haut degré de généralité, car je le retrouve chez un certain nombre d'autres microbes que j'ai commencé à étudier, mais que je connais encore trop peu pour pouvoir faire ici leur histoire détaillée.

Je citerai diverses espèces de bactéries difficiles à isoler à cause de leur petitesse, mais qui toutes sont des ferments des matières albuminoïdes, ont le caractère aérobie et produisent des combustions en général très complètes, avec production d'acides gras et de carbonate d'ammoniaque qui rend la liqueur alcaline. Ces bactéries sont toujours présentes dans les couches superficielles de tous les fromages. Sous leur influence se forment parfois des produits amers, semblables à celui que nous avons vu produit par le *T. geniculatus*, qui, comme lui, n'ont qu'une existence transitoire et sont brûlés ultérieurement. Quelques-unes de ces bactéries développent à la surface des fromages des colorations variées, et se rapprochent évidemment des espèces chromogènes que Schroeter a étudiées en les rapportant au genre bactérie, et dont Cohn a cru devoir depuis faire des micrococcus.

On trouve fréquemment dans le fromage du Cantal une espèce qui est très certainement une bactérie, et qui forme sur la croûte de belles plaques couleur jaune de chrome. Cultivée dans du lait, elle le transforme assez rapidement en un liquide dichroïque jaune, dont le ménisque supérieur présente un reflet vert très intense. Si l'on évapore, la matière colorante se dépose sous forme de cristaux corrodés sur leur surface, et grossièrement terminés, insolubles dans l'alcool et l'éther, solubles dans l'acide chlorhydrique d'où l'ammoniaque les précipite à nouveau. Si on laisse l'action de la bactérie s'épuiser, la coloration vert-jaune disparaît de plus en plus, et est remplacée par une teinte brune qui donne au lait la teinte du bouillon Liebig concentré. L'alcalinité a commencé aussitôt que la couleur est devenue apparente et augmente de plus en plus.

Enfin les mucédinées ont la même propriété que les bactéries. Ensemencées sur une matière albuminoïde, elles en brûlent une partie, en donnant aussi du carbonate d'ammoniaque et des produits de combustion moins avancés, parmi lesquels nous avons déjà trouvé l'acide oxalique. Lorsqu'on cultive, en lui laissant peu d'air, le *pénicillium* sur une dissolution d'albumine ou de gélatine, les filaments mycéliens qui s'enfoncent dans le liquide se couvrent bientôt de cristaux octaédriques d'oxalate de chaux, fortement réfringents, brillant à la lumière comme autant de petits lustres microscopiques. Il faut noter que l'acide oxalique provient ici d'une substance originairement azotée. Enfin les mucédinées, comme les bactéries et les microbes étudiés plus haut, donnent aussi de petites quantités de leucine, de tyrosine et de l'urée.

CHAPITRE XV

MICROBES ANAÉROBIES DE LA MATURATION
DES FROMAGES

Nous avons vu, dans le chapitre précédent, que les espèces aérobies qui concourent à la maturation des fromages ont un grand nombre de caractères communs. Elles produisent les mêmes diastases en quantités plus ou moins abondantes, déterminent à leur aide dans les milieux où elles vivent, que ce milieu soit du lait ou du fromage, une matière albuminoïde identique pour tous, transforment ensuite, pour leurs besoins vitaux, cette caséine transformée en produits nouveaux qui s'échelonnent en matériaux de moins en moins compliqués, de plus en plus brûlés, à partir de la matière primitive jusqu'aux sels ammoniacaux à acides gras et au carbonate d'ammoniaque.

Nous voyons en outre qu'avec les êtres aérobies, ces acides gras sont toujours saturés et même sursaturés par l'ammoniaque, ce qui les rend beaucoup moins sapides et odorants. Il n'y a jamais, en outre, avec ces microbes, de dégagement gazeux sensible. Ils se contentent de prendre l'oxygène et de le transformer en acide carbonique. Ils ne sont pas des ferments dans le sens qu'on donne d'ordinaire à ce mot. La production de gaz dans les masses qu'ils envahissent est au contraire le caractère commun des êtres anaérobies, dans l'étude desquels nous allons maintenant entrer.

VIII. *Tyrothrix urocephalum* (fig. 9, 2) . — Cet être est un des agents les plus actifs de la putréfaction des matières animales. où il se développe

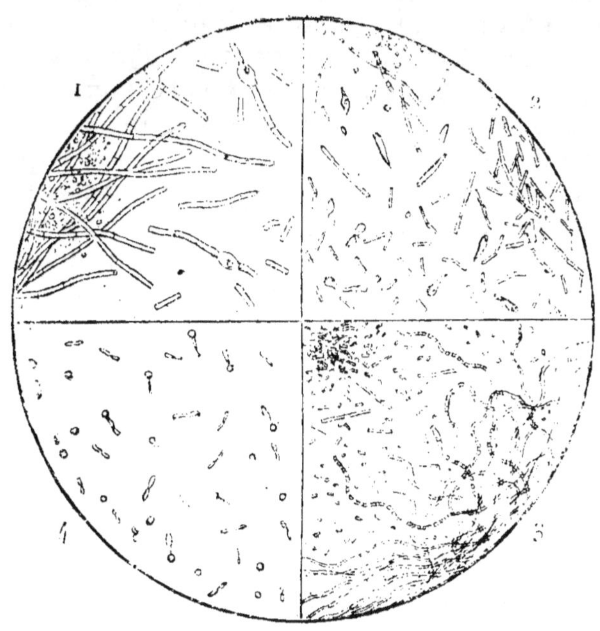

Fig. 9. — Ferments du lait.
1. *Tyrothrix catenula.*
2.   —   *urocéphalum.*
3.   —   *filiformis.*
4.   —   *claviformis.*

très facilement. car bien qu'il soit anaérobie. il se rattache aux microbes qui précèdent, en ce qu'il peut vivre aussi au contact de l'air.

Avec du lait exposé à l'air. il se présente d'abord sous la forme de bâtonnets cylindriques d'environ $1\,\mu$ de diamètre, se mouvant avec rapidité. Puis ces bâtonnets s'allongent en fils qui s'enchevêtrent, et forment à la surface des plaques disséminées, ou plutôt des îlots gélatineux, transparents, et se distinguant ainsi très bien de la masse opaque et laiteuse du liquide qui les porte. Si la température n'est pas trop élevée, ces taches claires finissent par devenir confluentes et envahissent peu à peu tout le liquide sans le coaguler. Si la température est telle qu'un coagulum se forme, on le voit s'infiltrer dans diverses directions de veines transparentes et se diviser en une série de lobes muqueux qui disparaissent peu à peu. On reconnaît là l'intervention successive ou simultanée de la présure et de la caséase, présentes encore ici, mais en très faibles proportions. Dans les deux cas, il n'y a, à la fin de la fermentation, qu'un liquide à peine louche, surnageant les masses gélatineuses formées par le microbe.

Dans ces dépôts, les longs filaments de l'origine ont disparu et se sont segmentés en articles plus courts, isolés ou par groupes de deux. Chacun de ces articles se renfle en un de ses points, presque toujours à une de ses extrémités, en prenant ainsi la forme d'une massue. La figure 9 montre quelques-uns de ses autres aspects. Dans le renflement apparaît la spore qui s'isole par résorption du tissu environnant.

L'air que renfermait le matras à l'origine a tout d'abord perdu son oxygène, qui a été remplacé par un volume égal d'acide carbonique. Puis le microbe, privé d'air, est devenu ferment, et donne un dégagement gazeux formé de deux parties d'acide carbonique et de une partie d'hydrogène. Il y a transformation partielle de cet hydrogène en hydrogène sulfuré, et le liquide prend une odeur putride très désagréable.

On peut faire jouer tout de suite au microbe son rôle de ferment, en l'ensemençant dans un tube rempli de lait, en présence de l'acide carbonique. Les bâtonnets sont alors plus gros en moyenne, ne donnent plus d'aussi longs fils et prennent plus volontiers la forme de longs chapelets d'articles très souvent irréguliers de formes, surtout au moment où ils se renflent et commencent à donner des spores. Quelquefois même on voit des articles jeunes et isolés se renfler sur toute leur longueur, en conservant leur mobilité, et se mouvoir lourdement dans le liquide avec les mouvements vermiculaires que leur permet la quasi-diffluence de la matière de leur corps, devenu transparent, à contours indistincts, presque gélatineux.

Lorsque le microbe est cultivé dans ces conditions, le lait prend tout de suite une odeur désagréable, et le dégagement gazeux commence bientôt. Toutefois, ce dégagement ne dépend pas uniquement de la forme anaérobie de l'existence du microbe. Il est aussi en relation avec la nature de la matière albuminoïde qu'on lui offre pour aliment. Il est abondant avec le lait; mais si, lorsqu'il a cessé, on stérilise le liquide par une température convenable, et si on le reprend comme nouveau terrain de culture du même être, celui-ci se développe aisément à l'aide de la matière albuminoïde produite par la première fermentation, mais ne donne plus de nouveau dégagement gazeux. Le résultat est le même lorsqu'on ensemence directement ce filament dans du bouillon Liebig en présence de l'acide carbonique. Mais ce milieu semble être moins favorable que le précédent à la vie du microbe.

La gélatine est encore moins bonne.

Le lait est l'aliment de prédilection de notre microbe qui y respecte la matière grasse et le sucre.

Le liquide prend une réaction très nettement acide. Il renferme en dissolution, outre de la leucine, de la tyrosine, un troisième amide cristallisable que je n'ai pu encore reconnaître, de l'acide valérianique uni à un mélange complexe d'ammoniaque et d'ammoniaques composées. La quantité de valérianate est d'autant plus faible que la fermentation s'est produite plus à l'abri de l'air. L'odeur est alors très désagréable, alliacée et putride. Elle est beaucoup plus franche et presque bonne dans le lait fermenté en large surface au contact de l'air.

Quelques-uns des caractères morphologiques de ce microbe le rapprochent du vibrion butyrique, et l'on pourrait être tenté de les confondre. Mais le vibrion butyrique est un pur anaérobie, et le *T. urocephalum*, de son côté, ne donne que de l'acide valérianique et pas d'acide butyrique. Je me suis assuré de plus qu'il n'attaque ni le lactate de chaux, ni la glycérine, dans lesquels le vibrion butyrique se développe très bien. Si ces deux êtres sont voisins, ils ne sont pas identiques.

Les conditions de résistance à la chaleur du vibrion butyrique n'ont pas encore été déterminées à ma connaissance; voici celles du *T. urocephalum* : à l'état adulte, et chauffé dans un liquide alcalin, il périt en une minute entre 90 et 95 degrés; à l'état de spores, il meurt entre 100 et 105 degrés dans un liquide neutre, et entre 95 et 100 degrés dans un liquide très légèrement acide comme celui dans lequel il se trouve vivre à la fin d'une fermentation qu'il a provoquée dans le lait.

IX. *Tyrothrix claviformis* (4, fig. 9). — Ce microbe se distingue des précédents par son caractère purement anaérobie. Il ne se développe pas au contact de l'air, même dans le liquide le mieux approprié. Il exige une atmosphère d'acide carbonique ou le vide. Le lait lui convient très bien. Il y prend tout d'abord la forme de petits bâtonnets, de moins d'un millième de millimètre de diamètre, tantôt cylindriques, tantôt étranglés en leur milieu lorsqu'ils sont en voie de division. Je n'ai jamais trouvé plus de deux articles unis ensemble, et n'ai pas réussi à obtenir cet être sous forme de longs fils. A un certain moment, une des extrémités du bâtonnet se renfle en une boule gélatineuse à contours très peu accusés, qui finit par se condenser en une petite spore ronde et noire, dont le diamètre est à peu près double de celui du fil. L'être ressemble alors à un clou ou plutôt à une épingle. Quand les articles sont doubles, les têtes sont aux deux extrémités ou bien réunies côte à côte au milieu.

Une fois la spore formée, le filament se résorbe. Il s'amincit pour cela quelquefois au voisinage de la tête, pendant qu'il se renfle légèrement à l'autre extrémité. Il affecte alors la forme d'un *point d'admiration*. Le corps de l'être est à ce moment très difficile à apercevoir si le liquide est en mouvement: à cause de sa faible réfringence, et si le liquide est en repos, il se cache pour l'observateur sous la spore qui paraît plus légère que l'eau et occupe toujours la partie supérieure de la goutte, comme un flotteur. Ensemencées dans un nouveau liquide, ces spores se renflent un peu, s'allongent et donnent de nouveaux articles.

Pendant que ce développement s'accomplit, le lait se coagule d'abord, mais au bout de vingt-quatre heures, le coagulum se redissout très régulièrement par le bas, et est remplacé par un liquide à peine trouble. Du gaz se dégage, formé d'environ deux volumes d'acide carbonique contre un volume d'hydrogène.

Les proportions de ces deux gaz n'ont pas la constance qu'elles présentent avec les êtres précédents. C'est un fait qui est sans doute en relation avec cet autre, que ce filament claviforme n'attaque pas seulement la caséine, mais aussi le sucre de lait. On trouve même dans le liquide de l'alcool ordinaire, faiblement mélangé d'alcools supérieurs, et dont la quantité correspond à peu près à celle qu'aurait dû fournir le sucre disparu, en vertu de l'équation ordinaire de la fermentation alcoolique. Il se forme aussi, outre la leucine et la tyrosine, de l'acétate d'ammoniaque pur. La caséine primitive a disparu, et est remplacée par une substance qui se coagule à l'ébullition comme l'albumine, et que l'eau de baryte précipite à froid, mais où le tannin et le bichlorure de mercure ne déterminent qu'un louche peu abondant.

Le liquide légèrement acide n'a jamais une odeur bien désagréable, bien qu'il ait nourri un être anaéorobie. Les gaz qui se dégagent ont même une bonne odeur, rappelant celle de la poire ou du coing, et due certainement à des traces d'éther dont la présence de l'acide acétique et de divers alcools explique la formation.

Ce qui semble d'accord avec cette manière de voir, c'est que le lait, à l'origine, lorsqu'il n'y a pas encore de sucre atteint en quantités sensibles, ou bien encore les liquides albuminoïdes non sucrés, comme le bouillon Liebig, ont toujours avec ce microbe une odeur nettement putride.

Le caractère anaérobie s'accompagne ici d'une diminution notable dans l'activité des diastases qui ne sont pourtant pas encore complètement absentes. Elles le sont assez pour que le lait ne soit pas éminemment favorable au *Tyrothrix claviformis*, et corrélativement, nous voyons cet être pouvoir vivre aux dépens de substances différentes de la caséine. Nous avions déjà trouvé, dans les ferments aérobies, des exemples du même fait. Voici un être qui ne peut plus redissoudre la caséine précipitée.

X. *Tyrothrix catenula* (1, fig 9). —Le polymorphisme de ce microbe est nettement accusé. Développé dans le vide ou dans l'acide carbonique pur, il prend la forme de filaments courts, extrèmement ténus, de moins de 0,6 μ de diamètre, immobiles, au moins sous le microscope, et d'aspect assez irrégulier. Quelques-uns sont composés d'une série de granulations accolées. Aussi sont-ils très difficiles à apercevoir, et on ne les reconnaît souvent qu'à une petite zone plus claire qui les borde, et qui est due à un phénomène de diffraction.

Si on essaie d'ensemencer ce microbe dans du lait exposé à l'air en grande surface et en petite épaisseur, il ne se développe pas, à moins que la semence n'ait été extrèmement abondante. Mais on peut le cultiver dans du lait en profondeur dans lequel l'air dissous, une fois appauvri ou privé d'oxygène, ne se remplace pas facilement. On trouve alors le microbe en filaments plus épais que tout à l'heure, voisins de 1 μ, à intérieur plus homogène, à contours plus nets et plus réguliers. Quand ces filaments sont isolés, ils ont des mouvements vibrioniens très actifs. Ces mouvements persistent dans les chaînes d'articles, mais deviennent d'autant plus lents que la chaîne est plus longue. On trouve quelquefois des chapelets de dix à douze articles, soudés bout à bout, se mouvant par suite d'un mouvement commun, mais évidemment assez lâchement unis à leurs points d'articulation, et gardant une certaine indépendance d'action, car la file ressemble à une file de bateaux en mouvement sur une rivière.

Ces fils, à l'origine, sont assez régulièrement cylindriques, mais ils ne tardent pas à s'isoler et à prendre les formes les plus diverses, d'olive, de navette, de fuseau, en s'élargissant en un point de leur longueur. Quelquefois cet élargissement se fait sur l'un des articles d'un couple de deux, dont l'ensemble prend alors la forme d'un têtard, d'autres fois l'élargissement porte sur un article tout entier, qui devient méconnaissable, ayant pris une largeur double, et perdu tout mouvement. Ce premier changement en annonce de nouveaux. L'article renflé ou épaissi devient quelquefois de plus en plus réfringent en conservant sa forme et son volume, comme s'il s'entourait d'une espèce de kyste. Ce qu'il y a de sûr, c'est qu'il reste vivant. D'autres fois, l'être, une fois renflé, amincit de plus en plus ses contours et se condense en une spore volumineuse, ovale, ayant en général une épaisseur supérieure à celle du filament primitif.

Toutes ces diverses formes paraissent au premier abord si différentes qu'on ne les croirait pas appartenir à la même espèce, si on n'en suivait avec soin les transformations successives. Il y a toujours, du reste, un grand nombre de formes de passage. On trouve, par exemple, des chaînes d'articles en files de bateaux dont un seul article est fortement renflé. Il occupe en général une extrémité, mais n'exerce aucune action prépondérante sur la marche générale, car s'il est quelquefois en tête, on voit au bout d'un instant la file s'arrêter, et repartir en sens inverse, avec l'article renflé en queue. De même on trouve encore des groupes de deux articles dont l'un renflé en têtard est déjà en kyste, tandis que l'autre, resté cylindrique, a conservé son aspect jeune et ses contours délicats. La figure 9 donne une idée de toutes ces variétés de formes, de dimensions et de contours.

Dans tous les cas, le développement de ce vibrion s'accompagne d'un dégagement de gaz tellement abondant qu'on croirait avoir sous les yeux une fermentation alcoolique. Ce gaz est formé d'à peu près trois volumes d'acide carbonique pour deux volumes d'hydrogène, dont une portion se transforme, surtout au commencement de la fermentation, en hydrogène sulfuré. Malgré la présence de ce dernier gaz, l'odeur du liquide ne devient jamais franchement putride, et le goût en reste frais. Par sa consistance et ses propriétés organoleptiques, il rappelle tout à fait le lait à moitié digéré que vomissent quelquefois les enfants à la mamelle.

Son mode de coagulation diffère de celui auquel conduisent d'ordinaire les ferments de la caséine. Le lait où vit le ferment devient tout d'abord un peu acide. Son opacité augmente par suite de la formation dans son intérieur d'un fin dépôt granuleux qui s'accroît de plus en plus. Lorsque ce précipité est devenu assez volumineux, il tombe au fond du vase, laissant au-dessus de lui du sérum presque totalement privé de caséine. La forme est tout à fait celle de la coagulation survenant par l'action des acides.

Quand le dépôt de caséum se forme lentement, et comme nous venons de le dire, les microbes qui habitent le liquide sont restés en liberté ; mais quand, le lait étant déjà un peu acide, il survient dans l'étuve un coup de feu qui en élève rapidement la température, le coagulum se forme tout d'un coup et empâte les vibrions. Tout dégagement gazeux cesse alors brusquement, et ce seul fait témoigne que le vibrion n'a aucune action sur la caséine.

On retrouve en effet celle-ci inaltérée avec l'aspect du coagulum formé par les acides. Le sucre de lait reste intact, surtout dans les premiers moments, mais finit par être attaqué en partie. La seule substance atteinte en proportions sensibles est la portion de caséine dissoute dans le lait, qui se transforme en une sorte d'acidalbumine précipitable à froid par les bases, soluble même à chaud dans une liqueur acide, précipitable à l'ébullition dans une liqueur neutre. Une portion de la caséine est atteinte plus profondément et donne, outre la leucine et de la tyrosine, de l'acide butyrique dont partie rend la liqueur acide, partie est saturée par l'ammoniaque.

L'action s'arrête en général de bonne heure à cause de l'acidité qui gêne le vibrion. On peut réveiller une fermentation arrêtée en ajoutant du carbonate de chaux stérilisé. Mais il vaut mieux additionner le lait à l'origine d'un peu de carbonate de chaux. Le liquide reste pourtant, même dans ce cas, un peu acide, l'acide butyrique ne décomposant pas la craie lorsqu'il est en solution très étendue. Mais la matière albuminoïde, résultat de la vie du microbe, paraît se précipiter.

Du moins, quand on filtre le liquide fermenté, il passe aussi peu coloré et aussi limpide que de l'eau, et évaporé, il ne laisse déposer que des cristaux de sucre de lait, sans mélange sensible d'une matière azotée incristallisable.

L'inaptitude à agir sur la caséine précipitée est accompagnée, chez notre microbe, de l'absence complète de toute présure et de toute caséase, nouvelle preuve que tous les ferments de la caséine ne se ressemblent pas.

Quand on étudie la résistance à la chaleur des adultes et des germes de ce microbe, il faut tenir compte de la difficulté avec laquelle ils se développent dans les liquides trop exposés au contact de l'air. Des adultes chauffés à 85 degrés pendant une minute, semés ensuite dans un tube Pasteur, comme nous l'avons dit en commençant, ne se développent pas, et on pourrait les croire morts. Mais si on fait seulement le vide dans le tube, on le voit se peupler. Les êtres étaient donc restés vivants, mais ils avaient contre eux deux choses, l'aération de la liqueur, et l'état de souffrance où les avait réduits le chauffage. Peut-être auss souffraient-ils de la réduction qu'ils avaient subie dans leur nombre à cette température, qui étant une sorte de température limitée, avait pu tuer les plus jeunes en respectant les autres. Si on diminue la proportion d'air, si on ensemence en plus larges quantités, le développement peut se produire; mais à 90 degrés les adultes sont définitivement détruits. A l'état de spores, il ne périt qu'à 105 degrés.

L'aspect général des formes de ce vibrion, son caractère anaérobie, l'acide butyrique qu'il produit, pourraient faire croire qu'il est identique au vibrion butyrique du lactate de chaux. Il en diffère pourtant par un peu plus de ténuité, mais, quand il prend ses formes renflées, la ressemblance s'accuse davantage. Les deux êtres sont pourtant différents. Le nôtre ne se développe pas dans le lactate de chaux, ni au contact, ni à l'abri de l'air. Nouvelle raison de ne pas traiter de vibrions butyriques tous ceux qui produisent de l'acide butyrique. Voici le second microbe anaérobie que nous rencontrons jouissant de cette propriété, et néanmoins incapable de transformer le lactate de chaux, comme le fait si facilement le vibrion qui, depuis les travaux de M. Pasteur, doit être seul revêtu du nom de *vibrion butyrique*.

Nous ne pousserons pas plus loin l'étude des ferments anaérobies de la caséine. Ce qui précède suffit à mettre en évidence les traits généraux de leur histoire. On voit qu'ils sont en moyenne de plus médiocres producteurs de diastases que les aérobies, que tout en donnant les mêmes acides gras que ces derniers, ils les saturent moins d'ammoniaque, et créent des milieux plus acides, plus sapides et plus odorants. Cette odeur est augmentée par celle du dégagement gazeux, qui, renfermant toujours de l'hydrogène libre, se formant dans un milieu réducteur où abondent les matériaux sulfurés et phosphorés, s'accompagne toujours d'un peu d'hydrogène sulfuré et d'hydrogène phosphoré. Si, à l'odeur que prend ainsi le gaz dégagé, on ajoute l'inconvénient du boursouflement qu'il amène dans les fromages où vivent ces microbes, on conclura facilement que les anaérobies sont plus redoutables que les aérobies pour l'industrie du lait.

Si nous cherchons maintenant à résumer en

quelques mots les faits que vient de nous fournir l'étude des ferments aérobies et anaérobies du lait, nous voyons que tous ces êtres, bien que pouvant vivre aux dépens de la caséine, n'en vivent pas tous avec la même facilité. Pour certains d'entre eux, comme le *T. tenuis*, cette caséine est un aliment admirablement approprié. Pour d'autres, comme le *T. catenula*, elle ne le devient qu'après avoir subi l'action de la caséase. Pour d'autres, tels que le *T. virgula*, elle ne devient facilement assimilable qu'après avoir subi une transformation plus profonde, qui en fasse une matière analogue à l'extrait de viande. Pour le *T. scaber*, c'est seulement lorsqu'elle est gélatinisée qu'elle est facilement absorbée. Chacun de ces êtres prenant la caséine initiale à un certain point de son échelle de destruction, la fait descendre de quelques degrés, après quoi son action s'arrête, lorsqu'il l'a amenée à un état tel qu'il ne s'en accommode plus que difficilement, et, en principe, la destruction complète de la caséine exigera le concours de plusieurs espèces.

Nous sommes bien préparés maintenant à comprendre le mécanisme de la disparition de la caséine dans un lait qui ne serait envahi que par les divers ferments de cette substance, ou dans une masse de caillé provenant d'un lait envahi, comme il l'est d'ordinaire, par une foule d'êtres de nature diverse. A la surface de la masse, que ce soit du lait ou du caillé, pulluleront les êtres aérobies, empruntant à l'air son oxygène, et l'employant à brûler les matières organiques en contact.

Quelques-uns, qui peuvent s'accommoder d'une privation plus ou moins complète d'oxygène,

s'enfonceront plus ou moins dans les profondeurs
de la masse, et s'y mélangeront avec des anaérobies purs. Là, il y aura fermentation et dégagement gazeux.

Une fois développés dans la masse du liquide,
tous ces êtres forment en quelque sorte une
société de secours mutuels. Ceux de la surface
préparent des diastases pour ceux de la profondeur, et les préservent de l'action de l'oxygène ;
ceux de la profondeur produisent des gaz qui
brassent le liquide, favorisent la volatilisation du
carbonate d'ammoniaque, et rendent la vie plus
facile aux aérobies. Quelques-uns de ces êtres
prennent comme point de départ les matériaux
élaborés par d'autres et respectés ensuite parce
qu'ils sont devenus impropres ou même nuisibles. Ils les détruisent, les décomposent, les
amènent à une forme plus simplifiée sous laquelle
ces aliments sont repris par une espèce moins
difficile. De sorte qu'en résumé, la matière organique initiale se réduit à ses éléments minéraux
qui restent, et à des matières gazeuses qui passent dans l'air pour y recommencer une nouvelle
série de pérégrinations.

Si nous jetons maintenant un coup d'œil sur la
question de la digestion du lait, nous constatons
que les phénomènes sont les mêmes dans leur
essence sinon dans leur modalité. La caséine
inattaquable par certaines cellules de l'organisme,
parce que ces cellules ne produisent pas de diastases, et qui n'est peut-être sécrétée que parce que
ces cellules ne peuvent pas l'utiliser (1), ren-

(1) Dans cette hypothèse, le mécanisme de l'apparition
et de la disparition du lait chez les femelles des mammifères
après la parturition, serait lié à la disparition et à la réappa
rition de ces diastases digestives, comme, dans les tissus de

contre, lorsqu'elle est introduite comme substance alimentaire dans le canal digestif du jeune animal : dans l'estomac, de la présure qui la coagule; à la hauteur des conduits pancréatiques, une caséase qui la peptonise et la liquéfie. Les diastases qui produisent ces phénomènes sont, autant qu'on peut le voir, identiques à celles des microbes. Le point de départ est donc le même dans la digestion et dans l'action des ferments. Partant de là, nous voyons, dans l'action de ces derniers, la matière albuminoïde commencer un exode, et passer successivement par plusieurs espèces vivantes pour arriver à sa destruction complète. Nous la voyons, dans la digestion, portée au contact de cellules de natures diverses dont chacune y puise sans doute la variété d'aliments qui lui convient le mieux, et lui cède des matériaux nutritifs usés pour elle, mais capables d'en alimenter d'autres en d'autres points du corps. En un mot, les phénomènes profonds de la nutrition des cellules de diverses natures nous apparaissent les mêmes, que ces cellules soient agrégées en tissus et fassent partie de l'organisme des animaux supérieurs, ou qu'elles soient capables d'une vie autonome et indépendante, comme le sont celles qui constituent le monde des infiniment petits.

Nous avons maintenant en main les éléments suffisants pour pouvoir aborder l'étude de la fabrication et de la maturation des fromages. Mais auparavant, il faut nous faire encore, comme à propos du lait, une méthode d'analyse en rap-

la betterave, l'apparition et la disparition du sucre cristallisable sont en rapport avec l'absence ou la présence du ferment inversif.

port avec les faits nouveaux que nous venons de découvrir, et nous permettant d'en suivre l'étude dans les fromages. Ce sera l'objet du prochain chapitre.

CHAPITRE XVI

MÉTHODE GÉNÉRALE D'ANALYSE DES FROMAGES

D'après ce que nous avons vu au chapitre XIII, la masse coagulée qui est destinée à devenir du fromage est formée, d'un côté, de caséine authentique ayant entraîné dans ses mailles une partie du phosphate de chaux en suspension dans le lait, de l'autre, de sérum avec tous ses éléments, sucre de lait, caséine dissoute et sels minéraux solubles ; cette masse complexe devient bientôt le siège de modifications qui finissent par la transformer en fromage, et, d'une matière toujours à peu près identique à elle-même, l'expérience a appris à tirer une foule de produits très divers. Quoi de plus différent que le fromage de Parme et de Brie, que le Gruyère et le Camembert ! A quelles lois obéissent ces fromages si divers dans leur fabrication et dans leur maturation ? c'est ce que nous devons maintenant rechercher.

On peut prévoir à l'avance que la solution du problème n'est pas facile. La presque totalité des modifications subies se passe dans une matière albuminoïde qu'on connaît mal à son point de départ, et dont les transformations successives sont impossibles à suivre dans l'état actuel de la science. Ce n'est que lorsqu'elle arrive à son dernier degré de dégradation chimique, lorsque la simplification de sa molécule lui permet l'état cristallin ou la volatilité, quand elle est arrivée aux états de glycocolle, de leucine, de tyrosine ou de sels ammoniacaux, que nous pouvons la saisir, et à ce moment-là, il est déjà trop tard, elle a perdu les qualités qui la rendent si précieuse pour l'alimentation.

Il résulte de là qu'une analyse complète des phénomènes qui accompagnent la maturation des fromages est impossible, à raison de l'état imparfait de nos connaissances sur les matériaux qui y prennent part, et que lorsqu'elle commence à être possible, elle est inutile, parce qu'elle porte sur des matériaux à peu près sans intérêt.

Mais si le problème est impossible à résoudre dans son entier, nous pouvons au moins essayer d'en trouver une solution provisoire à l'aide des notions établies dans les chapitres qui précèdent. Qu'y avons-nous vu ? que les agents ordinaires de la maturation des fromages commencent par transformer la caséine insoluble en caséone soluble dans l'eau et filtrable au travers de la porcelaine ; que celle-ci, devenue capable d'entrer ainsi dans le cycle vital des microbes, y subit une série de transformations qui en font successivement de la matière extractive soluble dons l'eau, de la matière extractive soluble dans l'alcool, des amides cristallisables, des sels ammoniacaux à acides gras volatils et finalement du carbonate d'ammoniaque rendant la masse plus ou moins alcaline. La caséone est uniquement le produit de l'action de la caséase, les autres matériaux de destruction uniquement le produit de l'action vitale des infiniment petits.

Il résulte de là que nous pourrons trouver une mesure du degré variable d'intervention des microbes dans la maturation d'un fromage en mesurant, d'un côté la quantité de caséine devenue soluble dans l'eau et filtrable au travers de la porcelaine, de l'autre la quantité de caséine transformée en carbonate d'ammoniaque ou en sels ammoniacaux. Nous trouverons d'autant plus de la première que l'action de la caséase aura été plus longue ou plus énergique, d'autant plus de la seconde que les ferments se seront multipliés plus à l'aise et auront trouvé de meilleures conditions d'existence ; mais, a priori, bien que ces deux catégories de produits aient la même origine, rien ne prouve qu'ils doivent varier proportionnellement, la dessiccation graduelle de la masse gênant la vie des microbes, tandis qu'elle favorise l'action graduelle des diastases que ceux-ci peuvent avoir secrétées au moment où ils s'endorment.

Nous pourrons même essayer de faire un pas de plus, et distinguer, dans la portion de caséine soluble dans l'eau, celle qui se concrète sous l'action de la chaleur, et qu'on a revêtue jusqu'ici du nom d'albumine. Il est certain que la transformation est ici moins avancée que dans la caséone, et qu'il peut y avoir, dans quelques cas, intérêt à voir ce qu'il reste de caséine dans cet état ; mais il ne faut pas oublier, d'un autre côté, que cette précipitation d'une prétendue albumine est fonction de mille circonstances, l'acidité ou l'alcalinité de la liqueur, la nature et la quantité des sels présents, et que sa valeur documentaire est médiocre. Toutefois, notre procédé d'analyse devra nous la fournir.

Enfin, il sera utile aussi, dans l'étude des sels ammoniacaux, de distinguer l'ammoniaque libre ou à l'état de carbonate de l'ammoniaque combinée, de rechercher si elle est combinée à des acides fixes ou à des acides volatils, et de rechercher, au moins grossièrement, quelle est la nature de ces acides. Tous ces renseignements divers sont fournis par la méthode générale d'analyse suivante.

Méthode d'analyse. — *Prise de l'échantillon.* La croûte du fromage ayant d'ordinaire une composition très différente de celle du reste de la pâte, et ne servant pas à l'alimentation, il est bon en général de la séparer et d'aviver les surfaces jusqu'au point où commence l'homogénéité absolue de la pâte ; c'est ce que j'ai fait pour tous les fromages dont on trouvera l'étude plus bas.

A l'aide d'une sonde à fromages ordinaire, on prélève alors une prise d'essai à une place qui donne, aussi bien que possible, un échantillon moyen. On pèse immédiatement l'échantillon, après l'avoir enfermé dans un tube cylindrique bouché par un bouchon à l'émeri. On opère sur 2 à 3 grammes de matière.

On pèse ensuite 20 grammes de sable de Fontainebleau, desséché, tamisé et calciné, de façon à détruire tout ce qu'il pourrait renfermer de matière organique. On en met les 7/8 environ dans un mortier émaillé ; on ajoute l'échantillon pesé de fromage, et on broie le tout ensemble, de façon à faire une masse homogène, qui s'agglomère très peu et reste presque pulvérulente. On introduit le tout sans pertes dans un tube cylindrique de 3 à 4 centimètres de diamètre, effilé à sa partie inférieure, de façon à recevoir un petit tube de caoutchouc, et ressemblant beaucoup à celui de la fig. 1 sauf qu'il ne porte pas de tubulure latérale.

Si le fromage est mou, on en coupe simplement en fragment qu'on pèse rapidement dans la capsule de porcelaine où se fera le mélange avec le sable, et d'où on portera le tout dans le tube effilé.

Pour éviter toute perte de sable par l'effilure, on y pratique un étranglement qu'on ferme avec un petit fil de platine façonné en clou. On lave le mortier et le pilon avec le sable qu'on a conservé, et qu'on rajoute à celui qui est déjà dans le tube. On place alors le tube à fromage dans un bain chauffé à 5o ou 6o degrés, et on le fait en même temps parcourir par un courant d'air qui entre par le bas, et sort par le haut en entraînant la vapeur d'eau. On peut recueillir cette eau et étudier sa réaction.

Quand la dessiccation est terminée, ce dont on s'aperçoit à la disparition de toute buée sur le tube de sortie, à son insertion sur le bouchon, on retire le tube du bain, on le sépare, on le laisse refroidir et on le pèse. On a ainsi le poids d'eau contenu dans l'échantillon étudié.

On fait ensuite traverser le tube par du sulfure de carbone qu'on verse à la partie supérieure. A raison de la division extrême de la matière, la dissolution des corps gras est très rapide. Quand elle est terminée, on dessèche de nouveau dans un courant d'air sec et on pèse.

On peut de la même façon, en faisant traverser le tube par de l'alcool concentré, par de l'eau chaude ou de l'eau froide, arriver à séparer les matières solubles dans ces divers liquides. L'alcool entraînera les sels minéraux solubles, les sels ammoniacaux, une partie des amides cristallisables et l'extractif soluble dans l'alcool, c'est-à-dire la partie de la matière albuminoïde la plus avancée dans la voie de la destruction. On l'évaporera, on desséchera le résidu à 100° et on le pèsera. Une calcination à blanc, faite avec précaution à cause du sel marin, permettra de déterminer ce qu'il renferme de sels minéraux. Le dosage particulier du sel marin dans ce résidu est inutile.

Généralement, ce dosage des matériaux solubles dans l'alcool pourra être négligé, et il sera possible de se contenter de l'étude des matériaux qu'enlève l'eau bouillante versée sur la masse de sable. La filtration en est en général rapide et le lavage bientôt terminé. Ici encore on évapore l'eau, on sèche à 100°, on pèse, et on calcine pour pouvoir faire la défalcation des sels minéraux, et trouver la quantité de matière organique soluble dans l'eau chaude. La comparaison du chiffre ainsi trouvé avec la proportion de matière organique soluble dans l'eau froide, et que nous allons apprendre à déterminer, nous dira s'il y a une partie de cette matière qui se précipite à l'ébullition, c'est-à-dire s'il y a de l'albumine.

Cendres et sel. — On pourrait à la rigueur déterminer la proportion de sel en partant de l'échantillon broyé avec du sable, en déterminant ce que les extraits alcooliques et aqueux ont entraîné de ce corps ; mais les cendres minérales et insolubles ne pourraient être exactement dosées par cette méthode, et il vaut mieux les déterminer en même temps que les proportions de chlorure de sodium, au moyen d'un nouvel échantillon qui, une fois pesé dans une capsule de platine, est desséché avec précaution, pour éviter les projections. On y arrive facilement en chauffant les bords de la capsule plus que son centre. Il suffit pour cela de la poser sur un petit bloc de terre cuite qu'on place à une certaine distance d'un bec de gaz brûlant en veilleuse. Le courant de gaz chaud qui s'en dégage vient lécher les parois montantes de la capsule, et la dessiccation se poursuit d'ordinaire sans encombre. Quand elle est terminée, on calcine, on blanchit les cendres à la façon ordinaire et on pèse. Un dosage avec le chromate d'argent permet d'y déterminer le sel marin. Le reste est compté comme cendres minérales. Les deux tiers environ de ce résidu sont formés de phosphate de chaux.

Caséine et autres matériaux solubles dans l'eau froide. Pour déterminer ces éléments de notre analyse, il nous faut opérer sur un poids de matière un peu plus grand que plus haut. J'en emploie toujours environ 10 grammes qui, aussitôt pesés, sont finement broyés dans un mortier avec environ leur volume d'eau. On réussit ainsi à en faire une pâte très homogène qu'on laisse reposer pendant une demi-heure afin d'assurer le contact parfait de l'eau et de tous les éléments restés solides. On rajoute ensuite peu à peu de l'eau, tout en agitant dans le mortier. On voit alors se séparer la matière grasse qui, si le fromage n'est pas très envahi par les microbes, c'est-à-dire très alcalin, se forme en grumeaux ayant la consistance du beurre, et en ayant aussi conservé un peu le goût. Si le fromage a au contraire subi une transformation rapide ou profonde, cette matière grasse s'émulsionne plus facilement dans l'eau, et il en remonte moins à la surface.

Quoi qu'il en soit, on continue à tout délayer dans l'eau, jusqu'à atteindre le volume total de 100 centimètres cubes par exemple. Dans ce volume total on peut savoir, en partant des nombres fournis par l'analyse qui précède, ce qu'il y a de matériaux solides et insolubles, et ce qu'il y a d'eau. Le fromage y aura par exemple apporté en tout 6 grammes de caséine, de matière grasse, de sel marin, etc. Il n'y aura donc que 94 grammes d'eau dans le mélange. En traduisant dans les deux cas les grammes en centimètres cubes, on

commet une erreur légère de un centième environ, qui se retrouvera dans le résultat. Mais l'approximation est encore bien suffisante, comme
nous allons le voir.

Ce mélange est soumis alors à l'action du filtre
de porcelaine comme dans le cas du lait. Quelques
heures suffisent à en séparer 60 ou 70^{cc} d'un liquide
limpide renfermant tous les éléments en solution,
et qu'on traite de la façon suivante :

10^{cc} évaporés à 100° dans une capsule de platine sont pesés, puis calcinés et les cendres pesées.
La différence donne la quantité de matière organique. Cette matière organique est formée en ma-
jeure partie de la caséone résultant de l'action de
la caséase, et pour une faible partie des produits
de la destruction de cette caséone, depuis le point
de départ jusqu'aux sels ammoniacaux et au carbonate d'ammoniaque; ces derniers sont toujours
en faible quantité, et nous pouvons pour le moment les laisser confondus dans l'ensemble de ces
corps solubles dans l'eau qui, provenant directement de l'action des microbes, pourront servir à
mesurer le degré de leur intervention. Malgré le
caractère complexe de ce mélange, nous continuerons, pour abréger, à lui donner le nom de caséone, c'est-à-dire du corps qui y domine sûrement, et nous mesurerons le degré d'intervention
des microbes par le rapport qu'il y a entre cette
caséone et la caséine totale déterminée par la première analyse, c'est-à-dire à tout ce qui, dans le
fromage, n'est ni eau, ni beurre, ni sels minéraux.

Il nous reste maintenant à nous préoccuper des
témoins de l'activité vitale des microbes, c'est-à-
dire de l'ammoniaque et des sels ammoniacaux
à acides gras volatils. Ces corps sont d'ordi-

naire, et à moins de circonstances exceptionnelles, en proportions très faibles. Au lieu de les faire figurer dans la composition centésimale, comme les corps de tout à l'heure, il vaut mieux les rapporter au kilogramme. On les déterminera facilement de la façon suivante :

Ce qui reste du liquide filtré est additionné d'eau de façon à être amené à environ 150^{cc}, et distillé directement pour savoir ce qu'il renferme d'ammoniaque libre. Cette recherche n'est jamais extrêmement précise. On observe, contrairement à ce qui se passe quand on distille des solutions ammoniacales pures, que la distillation d'ammoniaque est continue, ou du moins ne se réduit pas rapidement à des fractions infinitésimales ; cela tient, d'un côté, à la présence du carbonate d'ammoniaque, de l'autre, à la destruction lente que subissent à l'ébullition quelques-uns des amides ou des sels ammoniacaux à acides gras non volatils du fromage. Malgré l'incertitude qui plane toujours sur le nombre fourni par cette expérience de mesure, il est bon de la faire, parce qu'elle donne approximativement la richesse de la pâte en alcali libre, c'est-à-dire un des éléments qui jouent le plus grand rôle dans la sapidité du fromage.

On s'arrête dans cette distillation quand on a recueilli environ la moitié du liquide. On y dose l'ammoniaque par les procédés ordinaires.

Ammoniaque combinée. — On rajoute alors dans la cornue une pincée de magnésie calcinée en suspension dans 20 ou 25^{cc} d'eau, et on distille environ les 2/5 du liquide total. On a ainsi l'ammoniaque combinée.

Acides volatils. — Ces acides peuvent avoir une double origine. Ils proviennent soit de l'action des microbes sur la caséine, soit de la saponification des corps gras sous l'influence du temps, de la lumière et de l'alcalinité de la masse. Ils forment en général, à cause de cette double origine, un mélange compliqué dont on peut, si on veut, rechercher les éléments à l'aide de la méthode des distillations fractionnées sur laquelle j'ai assez insisté pour n'avoir pas besoin d'y revenir. Mais, d'ordinaire, on peut se contenter de chercher seulement la quantité totale de ces acides, évaluée en acide butyrique, qui est l'acide le plus important d'ordinaire et le plus fréquemment présent.

Pour cela, on filtre le liquide resté dans la cornue et on lave sur filtre pour séparer la magnésie en excès; on ajoute au liquide un petit excès d'acide sulfurique, on amène à 55^{cc} et on distille 40^{cc} par prises de 10^{cc} qu'on sature à part par l'eau de chaux. Cela revient à distiller 110^{cc} à 80^{cc} par doubles prises de 10^{cc}, et ces nombres qu'on obtient correspondent aux nombres pairs des tableaux de p. 322. De la somme de ces quatre nombres on conclut approximativement la quantité totale en multipliant le total de l'acide distillé par le rapport 90,2 résultant du tableau de p. 314 pour l'acide butyrique. On note seulement, ce qu'on peut voir rapidement par la marche des nombres, s'il y a des acides supérieurs ou inférieurs à l'acide butyrique, et l'analyse est terminée.

C'est par ce procédé qu'ont été déterminés presque tous les nombres qu'on trouvera dans les chapitres qui vont suivre. Dans quelques cas seulement on n'a pas poussé les études aussi loin, et on a volontairement ou accidentellement négligé de déterminer quelques termes de la série qui, du reste, comme nous l'avons vu, n'ont pas tous la même importance.

Voyons maintenant ce que nous pouvons tirer de cette méthode pour l'étude de la fabrication et de la maturation de diverses espèces de fromage. Je choisirai pour type celle que j'ai le plus étudiée et que je connais actuellement le mieux, celle du fromage du Cantal, fromage gras non cuit et à maturation lente. Le fromage de Brie, non cuit aussi, et à maturation rapide, nous servira de type pour les fromages mous, le fromage de Gruyère et le Parmesan de type pour les fromages cuits et de conserve.

CHAPITRE XVII

FABRICATION ET MATURATION DU FROMAGE DU CANTAL

Pour mettre de l'ordre dans mon exposé, je passerai en revue les divers actes de la fabrication du Cantal, en les rapprochant, autant que possible, des raisons scientifiques qui les expliquent ou les déterminent. Je commencerai par la coagulation du lait.

Coagulation du lait. — Le lait après la traite est transporté au buron dans des vases cylindriques de bois de la contenance d'un hectolitre environ, où il se refroidit très lentement. On le met aussitôt en présure et on l'abandonne à lui-même pendant une heure environ, après laquelle sa température est voisine de 30º C.

La présure employée est presque partout le liquide de macération d'une caillette de veau, où on remplace par du petit-lait ce qu'on en distrait pour la consommation journalière. Ce liquide est toujours peuplé d'infusoires microscopiques parmi lesquels on distingue des globules de levure de bière, du ferment lactique et acétique, des vibrions butyriques, et la tribu encore confuse des êtres qui prennent part à la putréfaction des matières organiques complexes. L'action coagulante de la présure est indépendante de l'existence actuelle de ces divers ferments, mais ils se disséminent avec elle dans la masse du lait, s'y multiplient pendant l'heure de repos qu'on lui laisse, grâce aux bonnes conditions de milieu et de température qu'ils y rencontrent, se concentrent ensuite dans le caillé dont les mailles les retiennent, et passent tout naturellement ainsi dans la pâte du fromage, où ils deviennent, comme nous allons le voir, d'abord des auxiliaires de la fabrication, puis des éléments dangereux pour la conservation du produit.

Lorsqu'on substitue, comme on commence à le faire de plus en plus, la présure danoise ou une présure concentrée à la macération dont nous parlions tout à l'heure, l'ensemencement du lait se fait moins abondamment, mais il a lieu tout de même par les mille sources auxquelles nous avons vu que le lait pouvait emprunter ses infiniment petits. Leur nombre originel a diminué, ceux qui sont présents sont plus exclusivement aérobies que ceux que peut y apporter la macération de caillette, et il peut y avoir de ce fait un certain avantage ; mais ce qui nous importe pour le moment, c'est de savoir que, dans un cas comme dans l'autre, le lait est habité par des êtres nombreux qui passent dans le caséum pendant les opérations qui vont suivre.

Le caillé, après trois quarts d'heure ou une heure de repos, est arrivé à maturité parfaite. On le reconnaît facilement à l'un des caractères suivants : si on enfonce verticalement dans la masse une lame de couteau qu'on incline ensuite à droite ou à gauche, il se forme une boutonnière, béante à la moindre inclinaison, et le couteau retiré n'emporte à son extrémité qu'une goutte de liquide incolore. Le doigt enfoncé dans la masse y fait une fente dont les bords s'écartent aussi jusqu'à une certaine distance du doigt, et se rejoignent lorsqu'on le retire. Il y a des inconvénients à ne pas attendre ce moment pour procéder au travail du caillé : on risque de laisser dans le sérum un peu de caséine non coagulée ; il y a des inconvénients à le dépasser trop : le caséum devient trop cohérent, et l'élimination du sérum devient plus difficile.

On ne peut remplacer par aucun moyen, dans la fabrication du fromage de Cantal, cette étude attentive du caillé. On se contente le plus souvent de donner à la coagulation une durée déterminée dont le vacher ne se départ guère, habitué qu'il est à consacrer ce temps à des opérations régulières et méthodiques. Il revient à son caillé dès qu'elles sont terminées, et dose approximativement sa présure de façon à ce qu'il n'ait, en moyenne, ni à se presser, ni à attendre. Cela lui est plus facile avec les présures concentrées, dont la force est constante. Mais, comme nous l'avons vu, la présure n'est pas seule à jouer un rôle, le lait intervient aussi, par son acidité ou son alcalinité, par sa température qui n'est jamais constante, par les proportions plus ou moins grandes de sels qu'il peut contenir, et dont quelques-uns, nous l'avons vu, n'ont pas besoin d'être en quantités considérables pour influencer le temps de la coagulation. Bref, nous avons dit, et nous nous sommes expliqué qu'au point de vue de la coagulation, il peut y avoir des différences très grandes dans le lait d'un jour à l'autre. De là l'impossibilité d'avoir pour le temps de la coagulation une règle fixe, invariable, à laquelle on fait seulement de légers changements de saison en saison. Il faut étudier chaque jour la coagulation par un des moyens très simples mentionnés plus haut.

Quand elle est à point, on divise, dans le Cantal, le caillé à l'aide d'un instrument en bois, appelé *frénial*, et on le réduit en tout petits grumeaux pour lui permettre d'expulser son sérum. Nous avons déjà vu que ces grumeaux, contractés et débarrassés du liquide qui les imprégnait, devenaient plastiques et pouvaient se souder les uns aux autres. Pour arriver à ce résultat, le vacher promène circulairement et d'un mouvement très lent, dans son vase cylindrique, une lame de bois mince, dont la largeur est un peu moindre que le rayon du cylindre. Il pousse ainsi devant lui les morceaux du caillé, que la douce pression résultant du mouvement qu'on leur imprime transforme en une masse cohérente; le volume du caséum diminue graduellement par suite de la soudure de ses divers éléments et de l'élimination du petit-lait, et il finit par former au fond du vase une sorte de gâteau élastique qui, mis à égoutter, malaxé à plusieurs reprises et fortement comprimé avec les mains et les genoux, constitue ce qu'on appelle la *tome*.

Ce premier acte de la fabrication est celui qui, dans le Cantal, est le mieux conduit. On ne peut qu'être frappé de voir l'habileté avec laquelle la pratique profite, au moment voulu, des propriétés si fugitives du caséum pour le séparer, à l'état compact, d'une masse de petit-lait dix fois plus considérable, et cela sans l'intervention d'aucun agent étranger. Le fabricant de gruyère n'arrive guère à un résultat meilleur, en employant la chaleur qui exalte à la fois les qualités contractiles et les qualités agglutinatives du caséum. Mais il faut reconnaître que ses opérations sont plus faciles et moins délicates, mettent moins en jeu l'habileté personnelle du fromager, et conduisent par suite à une fabrication plus régulière et mieux assise.

Sous ce point de vue, elles sont incontestablement supérieures à celles du Cantal.

Quoi qu'il en soit, la tome du Cantal, travaillée comme nous l'avons dit, peut être considérée comme présentant la composition suivante sur cent parties :

Caséum........................ 25
Beurre........................ 25
Petit-lait..................... 50

Le beurre et le caséum sont à peu près en parties égales, ce qui s'explique quand on songe que le lait n'est pas écrémé. Mais ce qui doit surtout fixer notre attention, c'est que la masse est restée imprégnée de petit-lait dans la proportion d'à peu près moitié de son poids.

Ce petit-lait existe dans la tome avec tous ses éléments, parmi lesquels les seuls intéressants sont la caséine dissoute, qui est en proportion inférieure à $1/1000$ du poids du sérum et à $1/2000$ du poids du caillé, et le sucre de lait qui, comme nous l'avons vu, se concentre légèrement dans le sérum qui imprègne la masse. C'est ce sucre qu'il faut d'abord faire disparaître, à cause de la facilité avec laquelle il donne, sous l'action des infiniment petits, des produits acides qui seraient gênants pour la maturation du fromage. On y arrive par un moyen qui conduit au résultat voulu, et, en outre, met en train le phénomène de maturation. Ce moyen, c'est la fermentation préliminaire du caséum, de ce que nous continuerons à appeler la tome.

Fermentation de la tome. — Une fois séparée et convenablement égouttée, la tome est abandonnée dans un vase de bois, fermé par un couvercle, à une fermentation spontanée dont les agents sont les êtres microscopiques qu'elle renferme. Cette fermentation est favorisée par la proportion de sérum que la tome a conservée et qui y rend la vie des microbes très facile, par le degré assez grand de chaleur qui lui reste, par la température qu'elle trouve dans le vase où on l'entrepose, et où on a la précaution de conserver toujours quelques gâteaux en fermentation.

Le sucre de lait est le premier atteint. Une portion est brûlée intégralement par les réactions vitales des aérobies. Une autre partie est transformée en acide lactique qui lui-même ne reste pas à cet état. Les sels alcalins du lait en saturent une partie. Une fermentation purement butyrique en remplace une autre fraction par une proportion plus faible d'acide butyrique. Enfin, l'excédent reste libre, et communique à la masse une réaction acide. Mais à raison des causes de disparition de l'acide que nous venons de signaler, la proportion qui reste dans la pâte est toujours inférieure à celle qu'aurait pu donner la quantité de sucre primitivement présente. J'ai trouvé des tomes fermentées régulièrement et renfermant 3 pour 100 d'acide lactique. Mais d'ordinaire la proportion ne dépasse pas 4 à 5 millièmes, dont une partie sortira sous l'action de la presse, dont l'autre va être saturée peu à peu par les produits alcalins de la fermentation que subit en même temps le caséum.

Le caséum subit, en effet, sous l'action de ses ferments, dont nous connaissons quelques-uns, des transformations qui ne sont jamais très profondes, mais dont l'influence n'en est pas moins considérable, ainsi que nous allons le voir.

Ces ferments déposent d'abord dans la pâte des doses sensibles de caséase qui sont en trop faible quantité pour agir de suite, et même pour modifier d'une façon apparente la couleur de la pâte, si la fermentation préliminaire ne dure pas plus de un à deux jours. Mais nous savons que, pour la caséase, l'influence du temps peut compenser, dans une large mesure, la faiblesse des doses. De très petites quantités de cette diastase peuvent au bout de quinze jours, d'un mois, de deux, produire le même effet que des doses plus fortes en huit ou quinze jours. Les phénomènes d'oxydation, qui contrarient l'action de la présure, sont beaucoup moins à craindre avec la caséase, ou parce qu'elle est moins sensible à l'action de l'oxygène, ou parce qu'elle agit ici dans une masse où ce gaz n'existe pas en quantités sensibles.

Pratiquement, l'expérience montre qu'on peut obtenir un commencement de maturation en moulant cette tome après la fermentation préliminaire, après avoir soumis le fromage obtenu à une dessiccation suffisante pour y rendre difficile une action ultérieure des infiniment petits.

Il n'est même pas besoin d'une preuve pareille. Le caséum qui a subi la fermentation préliminaire est resté blanc, et n'a pas pris la couleur jaune du fromage qui a mûri. Mais, bien que son aspect autorise à le croire intact, il n'en a pas moins subi une transformation moléculaire remarquable.

Lorsqu'on vient de le retirer du lait, c'est une masse blanche, craquante sous la dent, sèche au toucher. Soumise à l'action de la presse, elle laisse suinter de l'eau, et peut être ainsi amenée facilement à n'en renfermer que 20 ou 25 pour 100. Si on la presse plus fort, elle laisse échapper une partie de sa matière grasse. Si on la broie entre les mains et sous l'eau, c'est à peine si on peut recueillir, à la surface du liquide, une légère couche de beurre que le caséum retient, comme on voit, assez fortement. Enfin si on chauffe l'eau qui tient en suspension le caillé, on voit que les fragments s'en soudent difficilement ensemble. Même à une température de 80 à 85° C., la plasticité du caillé reste toujours médiocre.

Au bout de quelques jours et après la fermentation, la pâte est devenue jaunâtre, plus onctueuse et plus liante. Elle est humide et laisse suinter de l'eau à la moindre pression. Mais on ne lui enlève facilement ainsi que tout ce qu'elle renferme en sus d'une proportion à peu près constante, qui est de 44 ou 45 pour 100. Si on essaye, en la comprimant davantage, d'en extraire plus d'eau, on ne retire que de la matière grasse dont l'adhésion avec le caséum a évidemment diminué. Elle se sépare aussi beaucoup plus facilement lorsqu'on malaxe la tome sous l'eau. Enfin, les propriétés plastiques et agglutinatives de la tome ainsi modifiée sont devenues beaucoup plus marquées, et à 50 degrés la tome devient filante comme le produit bien connu sous le nom de pâte de guimauve, dont elle a un peu l'aspect nacré.

Il est évident qu'elle a subi une modification moléculaire profonde, attestée par le renversement presque complet de ses affinités pour l'eau et la matière grasse. On pourrait dire, en forçant un peu l'expression, que dans la tome parvenue à la maturité, il y a environ 45 pour 100 d'eau combinée, toute celle qui se trouve en excès sur ce chiffre pouvant être éliminée par l'action de la presse. Comme confirmation, beaucoup de fromages du Cantal présentent des teneurs en eau voisines du chiffre qui précède. En voici des exemples :

Fromage de Cuelhes (bonne qualité)..   44.2 p. 100 d'eau.
   —   Cuelhes (pâte grisâtre)..   44.2   —
   —   Salers. ....   44.8   —
   —   Salers..................   44.0   —
   —   Fau....................   44.7   —

Grâce à cet ensemble de phénomènes, la pâte possède maintenant, même à la température ordinaire, un liant dont le fromager profite pour en fabriquer une pièce compacte. Il triture entre les mains les gâteaux de tome mûrs, de façon à les diviser en petits fragments, saupoudre le tout de sel, et range la masse mélangée, par assises superposées, dans un moule en bois (1) qui, une fois plein, est soumis à l'action de la presse.

L'eau qui s'écoule alors entraîne avec elle un nombre prodigieux d'êtres vivants ayant pris part à la fermentation préliminaire, mais elle ne les entraîne pas tous. Un bon nombre d'entre eux restent retenus dans le réseau solide où ils sont enchevêtrés. La plus grande partie des diastases qu'ils ont sécrétées reste aussi, retenue mécaniquement par la matière albuminoïde. Diastases et ferments vont continuer à agir dans la pièce de fromage que son volume protège contre une dessiccation trop rapide, et où la proportion d'eau est restée assez élevée. Ils y amèneront une maturation moins rapide que dans les fromages affinés, moins lente que dans le gruyère.

On voit toute l'importance de cette fermentation préliminaire. Nous pouvons du reste établir d'un seul mot sa valeur pratique. J'ai essayé de fabriquer du fromage du Cantal sans faire inter-

---

(1) Ce vase en bois porte en patois le nom de *fachure,* qui est à rapprocher du mot italien *fassera,* employé en Lombardie pour désigner le même ustensile.

venir cette fermentation, en soumettant à la presse de la tome égouttée récente. Une pression qui laissait 44.7 pour 100 d'eau dans le fromage de tome fermentée, en laissait 51.4 pour 100 dans celui que j'ai fait sans fermentation préliminaire.

La maturation de ce dernier a été très lente, s'est faite par la surface au lieu de s'accomplir régulièrement dans toute la masse, et la saveur est restée tout le temps différente de celle du fromage du Cantal. Elle se rapprochait de celle des fromages affinés à pâte molle, lorsqu'ils sont encore très peu avancés dans leur maturation. Bref, la pratique la plus essentielle de la fabrication du fromage du Cantal paraît être la fermentation préliminaire.

Ceci ne veut pas dire que cette pratique n'ait que des avantages; on peut même en prévoir d'avance les inconvénients. D'abord, le fromage, qui aurait avantage, à raison de son éloignement des marchés de grande consommation, à devenir un fromage de conserve, prend pendant la fermentation préliminaire une avance notable, et arrive ensuite trop rapidement à une période de maturité qui dure peu, et au delà de laquelle il décline. Puis, grâce à la forte proportion d'eau restée dans la masse, la fermentation continue dont elle est le siège peut dévier facilement, et s'accomplir en partie ou en totalité sous l'action des anaérobies, dont la forme massive des fromages favorise du reste le développement. De là ces boursouflures, ces viciations de goût qu'on a trop souvent l'occasion de constater, lorsque, pour une raison ou pour une autre, le fromage a été exposé quelque temps à la chaleur. Les facilités nouvelles que trouvent les microbes à vivre dans ce caséum ramolli y activent encore leur développement, qui s'accélère de plus en plus, par suite du jeu naturel des phénomènes.

Mais nous avons à examiner toutes ces actions de plus près, et à voir ce que nous n'avons pas encore eu l'occasion d'étudier : ce que devient un fromage sous l'influence des ferments divers qui y vivent d'ordinaire.

Maturation des fromages. — Dans la tome récente, il y a, nous venons de le voir, 50 pour 100 de ce sérum dont nous avons vu la composition au chapitre XIII, et qui renferme d'ordinaire moins de 1/1000 de caséine dissoute ou moins de 0,05 pour 100 du poids de la tome ; cette proportion si faible diminuerait encore pendant le pressage de la masse si elle n'augmentait pas pendant la fermentation préliminaire par suite du jeu des actions que nous venons d'apprendre à connaître. Cette fermentation terminée, la proportion de caséine soluble dans l'eau a en effet augmenté, ainsi qu'en témoigne l'analyse suivante, faite sur une tome de deux jours, et où le gonflement de la pâte et le nombre des vacuoles témoignaient d'une fermentation très énergique. Dans cette analyse, on a fait la distinction de la caséone soluble dans l'eau froide et chaude, de la caséine soluble dans l'eau froide et insoluble dans l'eau chaude, que pour abréger on a appelée albumine, enfin de la caséine insoluble dans l'eau froide à laquelle on a conservé son nom.

Eau........................	40.7	—
Matière grasse.	30.1	51.4
Caséine...................	20.0	34.2
Albumine...............	4.1	7.0
Matière soluble dans l'eau.	4.3	7.4
Sel marin.	0.8	—

Les fromages arrivés à maturation doivent présenter une composition analogue à la précédente, mais où la transformation de la caséine est encore plus avancée. Voici, en effet, les résultats de l'analyse de fromages du Cantal de bonne qualité.

	Fromage de Salers.	Fromage de Cuelhes.	Fromage de Cuelhes.
Eau......................	44.8	44.2	44.2
Matière grasse.............	22.5	24.0	25.2
Caséine.	12.4	15.0	13.7
Albumine.................	10.6	6.6	7.8
Matières solubles dans l'eau.	7.5	7.1	7.0
Sel marin.................	2.2	3.1	2.1

Dans ces analyses on n'a pas tenu compte des sels minéraux, autres que le sel marin, et qui se trouvent répartis entre les diverses espèces de caséine. On voit que chez ces fromages, âgés seulement de cinq à six mois au moment de l'étude, la quantité de caséine soluble dans l'eau froide a beaucoup augmenté. De moins de 1 pour 100 elle a atteint 10 et 15 pour 100 du poids de la pâte.

J'ai eu la bonne fortune de rencontrer un fromage du Cantal beaucoup plus âgé et qui avait vieilli sans se détériorer. La chose est rare dans ces produits, chez lesquels la vie des microbes, que la richesse en eau du fromage laisse maîtres du terrain, s'accompagne presque toujours de la formation de produits piquants, odorants ou amers. Celui que j'ai analysé s'était conservé sain et j'en ai fait l'étude complète. Elle se résume dans les chiffres suivants :

```
Eau...............................    36.26
Matière graase......  ............    34.70
Caséine et albumine..............    11,09
Matières solubles dans l'eau.......   13.50
Sel marin........................     2.23
Autres sels et phosphate de chaux.    2.22
                                    ─────────
                                     100.00
Ammoniaque libre et combinée....     98.0  par kilog.
Acides volatils (en ac. acétique)....  18.4    ──
```

Il y avait donc un peu plus de la moitié de la
caséine transformée et devenue ce mélange de caséone et de matières extractives que nous sommes
convenus d'appeler caséone et qui figurera sous
ce titre dans tous les tableaux qui vont suivre.

En laissant davantage vieillir le produit, on arrive naturellement à des transformations plus avan-
cées. Pour savoir jusqu'où on pouvait aller sous
ce rapport, j'ai conservé pendant cinq ans, de 1880
à 1885, à la cave, dans un vase de verre dans lequel l'air se renouvelait facilement, un petit fromage du Cantal que j'ai ensuite étudié.

Dans un fromage conservé dans ces conditions,
ce n'est qu'avec une peine infinie qu'on pourrait
éviter l'intervention des acarus, Mais cette inva-
sion se limite bientôt elle-même, au bout d'un
temps variable, plus court si la maturation du fromage est rapide, plus long s'il est exposé au froid
ou à l'air sec; la pâte, primitivement élastique et
résistante, devient molle et presque butyreuse, et
prend une alcalinité de plus en plus prononcée.
Dans ces conditions, la vie des acarus semble devenir impossible, la couche grouillante qu'ils for-
maient originairement à la surface du fromage
s'immobilise, devient farineuse et noirâtre, et en
la séparant on trouve en dessous une masse molle,

grisâtre ou même noire, zébrée de traînées plus blanches dans lesquelles dominent des cristaux d'acides gras.

En la malaxant pour la rendre homogène, on lui donne un aspect nacré, dû aux traînées de cristaux blancs, leucine, tyrosine, acides gras, qui s'allongent dans la masse. Elle contient 50,68 pour 100 d'eau. C'est plus que le fromage initial qui n'en contenait certainement pas plus de 44 ou 45 pour 100. La cave était assez humide. Le liquide de condensation de la portion desséchée est sensiblement alcalin. La réaction de la pâte du fromage était elle-même alcaline.

En traitant par l'éther, on obtient un liquide un peu trouble et légèrement coloré qui a dissous de la matière grasse sur laquelle nous allons revenir tout à l'heure. Il y en a 28,31 pour 100.

Ce fromage contient d'ailleurs 5 pour 100 de sel. Il ne reste donc plus que 16,01 pour 100 pour la caséine et les produits divers de ses transformations. Ceci revient à dire que la proportion actuelle de matière grasse est plus d'une fois et demie et près de deux fois la proportion actuelle de caséine. Elles étaient certainement à peu près égales à l'origine. Elles ont diminué l'une et l'autre, comme le démontre l'augmentation dans les proportions d'eau et de sel, mais elles ont diminué inégalement, et celle de la caséine s'est plus réduite que l'autre.

Pour avoir une idée du degré de transformation subie par la caséine, on a recherché, en appliquant d'une façon complète le procédé d'analyse décrit plus haut, ce qu'il y avait de matières solubles dans l'alcool concentré, on en a trouvé 7,31 pour 100. On a recherché ensuite ce qu'il y avait de caséine soluble dans l'eau chaude, on en a trouvé 5,48 pour 100. Il ne restait donc plus que 3,22 pour 100 de caséine ayant conservé ses propriétés initiales d'insolubilité. Cela fait seulement 20 pour 100 de la caséine totale.

L'étude du liquide filtré au travers de la porcelaine nous ramène aux mêmes conclusions. Les matériaux solubles azotés de ce liquide représentaient 75 pour 100 de la matière azotée totale. Nous verrons tout à l'heure que, dans un fromage aussi avancé, toutes les matières qui entrent en solution dans l'eau et filtrent au travers de la porcelaine ne proviennent pas de la caséine. Il y a aussi des sels ammoniacaux à acides gras provenant de la saponification de la matière grasse initiale, mais en prenant les choses en gros, comme nous sommes obligés de le faire dans une étude en somme aussi superficielle, on voit que nos prévisions se sont réalisées et que la maturation se résume dans une désagrégation et une destruction de plus en plus complète de la caséine initiale.

Nous allons être ramenés à la même conclusion par l'étude des acides volatils et de l'ammoniaque libre ou combinée de ce fromage.

Les acides volatils n'y sont qu'en très faible quantité. En les évaluant en acide butyrique, on en trouve à peine 0,05 pour 100 de fromage, soit $0^{gr},050$ environ pour 100 grammes.

L'ammoniaque libre y est en proportion dix fois plus forte, 0,5 pour 100 environ, et l'ammoniaque combinée en proportion de 1,9 pour 100. Il y a donc une grande quantité de sels ammoniacaux dont les acides sont presque exclusivement des acides fixes.

Quels sont ces acides? Presque uniquement des acides gras provenant du procès de saponification de la matière grasse. Ceci nous avertit que notər méthode de travail n'est pas irréprochable. Une partie des matériaux provenant originairement du beurre passe au compte de la caséine en prenant l'état de matières solubles dans l'eau. Le rapport de la matière grasse totale à la caséine totale, dans le fromage vieux, est donc évalué trop bas dans notre calcul de la page 283, et ceci prouve que le phénomène de destruction de la caséine, sur lequel nous insistions alors, est encore plus marqué que nous ne l'avions dit. Par contre, la proportion de 75/100 de caséine soluble que nous avons trouvée tout à l'heure, est à son tour évaluée un peu haut, mais le chiffre est tellement élevé qu'il nous donne de la marge, et peut s'abaisser beaucoup sans que notre conclusion soit invalidée.

Rôle de la matière grasse. — Nous voici tout naturellement conduits à examiner le rôle que joue la matière grasse pendant le phénomène de la maturation. C'est une question qui a été beaucoup controversée et sur laquelle ont régné pendant quelque temps dans la science des idées qui, je le crois, sont inexactes. Elles avaient été introduites par M. Blondeau.

Dans un travail dont les conclusions dépassent de beaucoup la portée des faits observés, ce savant a cru prouver que la caséine atteinte par la fermentation, ou sous l'influence des mucédinées, se transformait en matière grasse. Plus tard, M. Brassier a trouvé qu'au lieu d'augmenter par suite de la maturation en présence des cryptogames, la matière grasse diminuait.

Je ne peux pas affirmer que cette dernière observation soit inexacte. Dans l'infinie variété des êtres microscopiques qui peuvent envahir un fromage, il peut y en avoir qui attaquent la matière grasse et donnent raison aux conclusions, d'ailleurs consciencieuses, de M. Brassier. Mais je n'ai jamais rencontré d'êtres pareils, et dans toutes mes expériences la matière grasse n'a subi que des variations de proportions insignifiantes. En revanche, partout et toujours, elle a subi une saponification plus ou moins avancée.

Ce phénomène commence dans la tome dès les premiers moments de sa préparation. Dans le lait et dans la tome fraîche, aucune proportion de la matière grasse n'est saponifiée. Mais la transformation commence aussitôt qu'apparaissent les ferments, et augmente d'autant plus que leur intervention est plus active. C'est ce que montrent les nombres suivants, qui donnent la proportion d'acides gras formés sur 100 de matière grasse, dans divers produits :

```
Tome tout à fait récente..............................  0.04
Tome âgée de 5 jours, fermentée...................  0,55
Tome âgée de 8 jours fermentée. .................  2.33
Fromage de la tome précédente au bout de deux mois,
    non fermenté dans l'intervalle................ ,,  3 o
Fromage du Cantal (ferm. butyrique)..............  3.2
Matière grasse du fromage précédent, non lavée et
    rancie, au bout d'un mois.......................  0 2
Fromage de Salers (goût amer) ...................  8.8
    —         —     (bon goût)......................  2.0
Fromage de 5 ans................. .................  71.2
```

Le proportion de matière grasse saponifiée peut donc quelquefois s'élever très haut. De là résultent diverses conséquences.

Au point de vue analytique d'abord, cette saponification se traduira par une perte en matière grasse, lorsqu'on séparera celle-ci par l'action de l'éther, qui ne dissout que très difficilement la glycérine. Cette perte sera faible, à cause de la prédominance pondérale de l'acide gras dans le corps gras, mais elle ne sera pas insensible.

M. Blondeau, dans ses analyses, aurait donc dû observer une diminution de la proportion de matière grasse. S'il a observé le contraire, c'est sans doute, comme semblent le prouver les détails qu'il donne sur ses expériences, parce qu'il a laissé ses fromages exposés à l'air, où ils ont subi une combustion plus ou moins avancée et une diminution de poids correspondante, qui, à raison de la stabilité de la matière grasse, a porté de préférence sur la caséine. En réalité, la matière grasse subit, sous l'influence de l'alcalinité de la masse du fromage, une saponification qui en change un peu la constitution, qui en change très peu la composition centésimale, et sa quantité totale ne subit d'autres variations que celles qui résultent de cette saponification, poussée, en effet, très loin dans quelques cas, mais qui reste d'ordinaire tout à fait insignifiante.

Mais quand cette saponification est plus avancée, elle joue un rôle notable dans l'odeur, la saveur et l'aspect du fromage. Au point de vue de l'odeur, elle fait apparaître celle des acides de saponification, c'est-à-dire, outre celle de l'acide butyrique qui peut exister déjà, l'odeur des acides caprique et caprinique. Ces acides ne persistent pas, il est vrai, dans la masse. Ils sont saturés par l'ammoniaque, emportés par l'évaporation, oxydés et transformés en produits nouveaux par l'air. Mais leur production est continue. Rappelons-nous qu'au chapitre v, nous avons trouvé dans la matière grasse d'un fromage vieux de cinq ans, qui est précisément celui dont nous venons de parler, encore 0.9 pour 100 de glycérides à acides gras volatils, où les termes voisins de l'acide caprique étaient en proportion plus notable que dans le beurre frais; il faut en conclure que les acides normaux du beurre avaient peu à peu disparu, l'acide butyrique plus vite que les autres, mais qu'il en restait encore au bout de cinq ans.

Voilà pour l'odeur. Pour la saveur l'influence n'est pas moindre. La saveur sèche de tous les fromages vieux est imputable en grande partie aux acides gras fixes et à leurs combinaisons salines qui dessèchent en effet le palais et la langue. Enfin quant à l'aspect, les changements subis avec le temps proviennent presque exclusivement des changements subis par ce corps gras. Le noircissement de la pâte est le résultat de la formation des oxyoléates d'ammoniaque et des matières résineuses noires dont nous avons parlé. Si on ajoute à cela que la caséine y devient de plus en plus soluble, par le jeu des actions que nous connaissons, et que sa fermeté naturelle l'abandonne de plus en plus, on s'explique le caractère butyreux que prennent les fromages en vieillissant lorsqu'ils sont maintenus suffisamment humides, la coloration noire, et l'aspect d'émulsion de l'éther qu'on fait servir à dissoudre leur matière grasse, bref, l'ensemble de caractères que nous avons constaté dans le très vieux fromage que nous avons analysé plus haut.

CHAPITRE XVIII

FROMAGE DE BRIE

Les détails dans lesquels je suis entré à propos
de la fabrication et de la maturation du fromage
du Cantal me permettront d'être plus bref à propos
du fromage de Brie, que nous prendrons comme
type des fromages non pressés et à pâte molle.
Ici, l'objectif de la fabrication est tout différent.
Il s'agit d'obtenir : 1° un fromage à maturation
rapide ; 2° un fromage à maturation régulière.
Examinons comment on arrive à réaliser ces deux
points. Le premier est surtout une affaire de manipulation, le second une affaire de cultures d'espèces microscopiques.

Pour qu'un fromage mûrisse vite, il faut un
caillé peu cohérent et très aqueux. Pour qu'un
caillé soit peu cohérent, il faut le préparer avec
très peu de présure et se résigner à des coagulations très longues. On s'arrange dans la Brie pour
qu'elles durent environ deux heures et quelquefois trois. Le lait venant de l'étable est immédiatement mis en présure, à une température voisine
de 33°, dans un local qui en général communique
avec l'étable, et dont la température est toujours
bonne pendant l'hiver. Le lait est tantôt emprésuré en bloc et distribué ensuite dans des pots de
20 litres ou un peu plus, contenant la quantité de
lait nécessaire pour la fabrication d'un fromage

tantôt réparti à l'avance et emprésuré dans ces pots.

Dans tous les cas, on juge que l'opération est terminée quand en enfonçant le doigt dans la masse, on n'en retire qu'une goutte de liquide incolore, et sans grumeaux blancs ni coloration qui la rendent visible sur le doigt. D'autres fermières appliquent le dos de la main sur le caillé et jugent ainsi de sa résistance. Le caillé obtenu, il s'agit de lui permettre d'évacuer la plus grande partie de son sérum sans le rompre, pour ne pas altérer l'homogénéité de la masse, et sans le presser pour ne pas le dessécher trop et retarder ainsi sa maturation.

Pour cela on le découpe en tranches horizontales minces et à bords aigus, en promenant horizontalement ou dans une direction peu inclinée, dans le vase qui le contient, une petite assiette métallique à bords tranchants, analogue à un plateau de balance de Roberval, et nommée *saucerette*. On étale sans les briser les tranches obtenues dans un moule en bois d'une hauteur de 6 centimètres, en ayant soin de les disposer de façon que la surface reste toujours horizontale. Ce moule destiné à contenir la quantité de caillé correspondante à un fromage est rempli seulement à moitié tout d'abord. Ce n'est qu'au bout de douze heures, et à la traite suivante, qu'on achève de le remplir. Puis on abandonne le tout à l'égouttage.

C'est ici surtout que sert la chaleur venue de l'étable, car le fromage s'égoutte d'autant mieux qu'il fait plus chaud. Il faut noter que la fabrication du Brie est une fabrication d'hiver, et que le sens du mot *plus chaud* est relatif à cette saison. La température la meilleure est voisine de 15 à 16° ;

il faut plus de chaleur pour égoutter un fromage maigre.

Le sérum qui s'écoule dans ces conditions de repos absolu est naturellement à peine coloré. Mais il est tellement acide qu'il a fallu renoncer au bois pour les tables d'égouttage, et qu'on les fait en ardoise ou en plomb qui est lui-même souvent corrodé et percé. L'acidité est surtout due à de l'acide lactique provenant de la fermentation lactique du sucre de lait. Pour savoir si cet acide lactique modifiait notablement la richesse du sérum en caséine, j'ai fait l'analyse du liquide d'égouttage d'une des fermes de la Brie les plus connues pour la valeur de ses produits; cette analyse, conduite comme pour le lait, a donné les résultats suivants :

	Eléments en suspension.	Eléments en solution.
Sucre de lait....	»	4.91
Acide lactique..	»	0,35
Caséine........	0,50	0,54
Sels.......... ...	»	0,74
	0,50	6,04

Sauf les 3^{gr} 5 par litre d'acide lactique, c'est donc à peu près la même composition que celle du sérum du fromage du Cantal. Il y a encore de la caséine dissoute et de la caséine en suspension, et le total de ces deux poids de caséine, 1,04 pour 100, est assez notable et implique une perte d'au moins 20 pour 100 sur la caséine totale du lait.

N'oublions pas la présence de cet acide lactique, c'est lui qui va désormais commander le mode de fabrication. Nous avons laissé le fromage s'égouttant dans son moule. Il y reste vingt-quatre heures, puis il est introduit entre des éclisses reposant sur une claie de jonc, dans lesquelles l'égouttage continue. Au bout de quarante-huit heures, on enlève l'éclisse et on sale avec du sel blanc pilé très fin et très sec, et même chaud, pour qu'il ne forme pas de grumeaux et qu'on puisse le distribuer également sur toute la surface du fromage. On sale d'abord les bords verticaux dont on a coupé au couteau les parties saillantes, puis on saupoudre la surface avec du sel de façon à faire un glacis léger. En examinant par réflexion devant une fenêtre la surface salée, on juge par des différences d'éclat de la région la moins salée, et on tâche d'arriver à une répartition aussi exacte que possible. Puis on abandonne le fromage à lui-même pour laisser le sel pénétrer. Douze heures après, on retourne le fromage pour saler l'autre côté. Finalement, après un séjour au saloir de durée variable avec la température, le fromage est transporté au séchoir, pièce plus fraîche que la précédente, dont la température est pourtant voisine de 14°, mais où l'état hygrométrique est encore très élevé et voisin de 0,95.

Au moment où il arrive au séchoir, le fromage est une masse solide encore assez résistante, mais friable et très acide. Il n'y a aucune trace de végétation à la surface, et l'acidité de la masse a certainement arrêté le développement des ferments de la caséine qui pourraient présider à la maturation. Il s'agit pourtant de leur préparer un milieu favorable. On y arrive par l'intermédiaire des mucédinées, qui se développent de préférence dans les milieux acides, y brûlant les acides organiques, comme nous l'avons vu, de préférence au caséum.

Au bout de quelques heures de séjour au séchoir, on voit en effet apparaître à la surface des fromages une couche blanche formée d'un mycélium rameux appartenant presque toujours à une espèce de pénicillium. L'ensemencement a lieu par les claies ou l'air du séchoir. Peut-être y a-t-il quelques différences entre les espèces qui habitent les très bonnes fermes, celles qui obtiennent les plus hauts prix sur le marché de Meaux, et les fermes ordinaires. Mais je ne le crois pas. J'ai retrouvé partout à peu près les mêmes espèces, et le problème de la bonne fabrication est bien moins dans la culture d'une espèce particulière que dans la bonne conduite de celle qui peuple l'atelier dans lequel on opère.

On s'en rendra compte en se représentant bien le but poursuivi. Il faut brûler l'acide en excès sans laisser trop se développer la plante qui, si elle multipliait trop ses éléments mycéliens, si elle formait *peau* à la surface du fromage, l'épuiserait et le dessécherait trop rapidement. Il n'est pas moins utile, pour éviter une dessiccation et une décomposition trop rapide du caséum, d'empêcher la plante de fructifier et de donner ses bouquets de spores, qui constituent, suivant les espèces, le *bleu* ou le *noir* si redoutés des fermières Briardes. Il faut pour cela qu'il ne fasse pas trop chaud. *La chaleur pousse au bleu.* Il ne faut pas non plus qu'il fasse trop froid pour que la plante pousse vite. Les choses sont au mieux quand le mycélium forme à la surface un lacis léger, le *blanc*, réparti d'une façon à peu près uniforme sur la surface.

Le fromage placé le premier jour sur la plus élevée et la plus chaude des étagères du séchoir descend chaque jour d'un étage et subit deux retournements, qui ont le double avantage d'égaliser le développement du mycélium sur les deux faces et de l'empêcher de prendre trop de développement. Son intervention doit, en effet, être passagère, il doit préparer le terrain pour une espèce amenant une maturation plus prompte, puis disparaître.

On voit en effet, sous son influence, l'acidité disparaître peu à peu des couches superficielles, puis des couches profondes. Aussitôt que la neutralité est à peu près atteinte à la surface, on voit apparaître, au-dessous de la couche de blanc, une couche rougeâtre, plus abondante dans les dépressions causées par les brins de jonc sur lesquels repose le fromage, et formée d'une masse glaireuse de bactéries appartenant à diverses espèces, mais toutes très riches en caséase. C'est là le *rouge*, dont on salue toujours avec tant de joie l'apparition quand elle se fait au moment voulu. Par contre, quand elle se fait attendre ou qu'elle manque, c'est une agitation sans trève et sans direction; on ouvre les portes et les fenêtres, on les ferme, on porte ses fromages sur tous les points de la ferme pour chercher le *bon endroit*, et même dans la cabane aux lapins. C'est qu'on méconnaît les conditions du phénomène. Lorsque le rouge manque, c'est presque toujours que le sérum était originairement trop acide, et la fermentation lactique du commencement trop avancée par suite de la malpropreté des vases, de l'abondance trop grande des germes, de la température trop élevée, ou de la durée trop longue de l'égouttage ou de la coagulation.

Quand la dose d'acide lactique dans le sérum ne dépasse pas 5 grammes par litre, 36 heures de séjour au séchoir en présence du *blanc* suffisent à rendre la surface assez alcaline pour se prêter à l'implantation des bactéries dont les germes sont toujours assez abondants, si l'opération marche bien, sur les cajets de paille ou de jonc qui servent de support aux fromages. A partir de ce moment, les phénomènes auxquels on assiste sont ceux qu'on peut prévoir en partant de ce que nous avons appris au sujet des microbes de la caséine.

Extérieurement, on voit les couches mycéliennes de *blanc*, ou de *bleu*, s'il s'est formé, corrodées et déracinées à leur base par le milieu glaireux et demi-liquide que se créent les bactéries de la couche de *rouge*, comprimées et disloquées en outre par les retournements fréquents du fromage, se briser, s'effriter, et leurs débris rester attachés aux cajets. Pourtant il se reforme constamment du blanc, mais en petite quantité. Dans les fromages vendus tous les samedis sur le marché de Meaux, dans lesquels l'œuvre de la fermière est à peu près terminée, et qui partent pour les *caves de perfection* des marchands au détail, le rouge couvre toute la surface, et il n'y a qu'un lacis très fin et très régulier de mycélium blanc ou gris courant sur ce fond.

Intérieurement, la couleur blanche du caséum disparait peu à peu et régulièrement de la surface au centre, et prend la transparence jaunâtre de la caséone. Il faut que cette transformation ne marche pas trop vite pour que les couches superficielles ne deviennent pas *couleuses* lorsque le centre est à peine mûr. Dans un fromage bien fait, on doit, après l'avoir coupé, et en pressant les bords de la section, obtenir un bourrelet saillant et ferme ayant l'épaisseur du fromage, et non pas deux bourrelets superficiels laissant entre eux la masse résistante du caséum non encore mûr.

Cette demi-fermeté de la pâte mûre résulte évidemment d'un état d'équilibre, et par cela même est plus ou moins difficile à réaliser. Pour une proportion de caséone, de caséine et d'eau, donnant à une certaine température le mélange de mollesse et de fermeté voulue, le fromage deviendra couleux si la température s'élève et si la perte en eau ne vient pas compenser l'augmentation dans la plasticité. Aussi a-t-on bien soin, quand le fromage quitte le séchoir, de le porter dans des caves aussi sèches que possible, et à températures graduellement décroissantes jusqu'à 8 ou 10° cent. L'état hygrométrique doit aussi aller en décroissant et finir par tomber au voisinage de 0,80. Quand les fromages sont *finis*, et en attendant la vente, on les entrepose plus ou moins longtemps dans une cave encore plus froide.

Étude des fromages mûrs. — Tel est le gros de la fabrication, mais si nous voulons savoir à quoi elle aboutit et en étudier de plus près quelques détails, nous devons faire l'analyse de ce qu'elle fournit quand elle marche bien. Pour avoir toute assurance à ce sujet, j'ai pris des échantillons de fromage de Brie parmi ceux qui ont été primés aux expositions annuelles de 1884 et 1885, au concours de Paris. Ce sont les n⁰ˢ 1, 2, 3, 4, du tableau qui suit. Le n° 5 est un fromage plus vieux que les précédents, provenant de la ferme de M. Roussel, à Marcy, et jugé très bon dans un déjeuner de fermières très expérimentées.

	1	2	3	4	5
1 Eau............	53.84	49.73	50.51	50.05	46 06
2 Matière grasse.	24.60	28.74	27.61	27.04	29.50
3 Caséine insol..	11.75	11.97 }	17.87	19.34	19 94
4 Caséine solub.	5.65	5.19 }			
5 Sel marin.....	3.26	3 42	3.04	2 67	3.70
6 Cendres......	0.90	0.95	0.97	0.90	0 80
	100 00	100.00	100 00	100.00	100.00

	1	2	3	4	5
7 Caséone.......	3.71	6.57	3.18	6.51	8.61
8 Rapport $\frac{7}{3+4}$	0.21	0.38	0.17	0 34	0 43
Ammoniaque-libre, par kil....	0^{g}89	0^{g}36	} 7^{g}8	{ 1 ^{g}6	0 ^{g}5
Ammon. combinée, par kil ...	0^{g}56	2^{g}95		3 ^{g}8	2 ^{g}0
Ac. butyr. par kil.	2^{g}0	1^{g}1	0^{g}7	0^{g}5	0 ^{g}4

Ces nombres sont à mettre en regard des particularités reconnues dans nos fromages. La première est qu'ils étaient tous de bonne qualité. On voit donc que dans de bons fromages de Brie, la proportion de la caséone à la caséine peut varier entre 15 et 35 pour 100. A 15 pour 100, le fromage est mûr; à 35 pour 100, il devient *couleux*, car les fromages 2 et 4 étaient respectivement plus couleux que les fromages 1 et 3 qui dataient des mêmes époques Pour le fromage n°5, la proportion est plus forte, mais ce fromage était plus sec, et n'était pas non plus *couleux*.

Dans tous ces fromages, la proportion d'ammoniaque libre est faible par rapport à celle de l'ammoniaque combinée. De plus, les acides qui saturent cette ammoniaque sont surtout des acides fixes, la quantité d'acides volatils étant insuffisante à saturer toute l'ammoniaque trouvée. Ces acides fixes sont surtout formés d'acide lactique. Il y a aussi un peu d'acide oxalique provenant de l'action de la mucédinée. La saponification est à peine commençante dans les bons fromages, et ses acides ne prennent pas part au phénomène de maturation tant qu'il reste normal.

Mais tous ces résultats ne s'appliquent qu'à la pâte, débarrassée, par un râclage à vif, de ses couches superficielles. Cette pâte est surtout le résultat de l'action de la caséase, mélangée avec une partie des produits sapides que donnent les ferments de la surface et ceux aussi qui continuent à vivre dans l'intérieur de la masse. Dans les couches mycéliennes ou bactériennes superficielles, nous allons voir au contraire dominer les produits vitaux des ferments. En filtrant sur de la porcelaine le liquide où on a mis ces râclures en suspension, j'y ai trouvé, dans le cas du fromage n° 4, une matière extractive, ayant à l'état sec une odeur assez agréable de croûte de pain, et représentant 24 pour 100 du poids des râclures humides, et 51 pour 100 de leur poids sec. Ce sont des chiffres notablement plus grands que ceux de tout à l'heure. La proportion d'ammoniaque libre dans les râclures est à peu près trois fois plus grande que dans la pâte, celle de l'ammoniaque combinée aussi. Enfin, il y a environ l'équivalent de 0 gr. 7 d'acides volatils par kilogramme de fromage, et dans ces acides figure pour une partie notable un acide très oxydé, le plus oxydé des acides volatils stables formés par les microbes, l'acide acétique. Malgré cette augmentation, les acides volatils sont encore incapables de saturer toute l'ammoniaque, dont une partie est encore en combinaison avec des acides fixes provenant ici en partie de la saponification du corps gras.

La fabrication du Camembert et des autres fromages à pâte molle repose sur les mêmes principes que celle du Brie. Quelques différences dans les procédés opératoires conduisent seulement à quelques différences dans les résultats. On peut aussi rapprocher de ces fabrications celle du fromage italien dit *Crescenza* et aussi celle du fromage du Port-du-Salut, dont on trouvera les analyses à la fin du chapitre. Il serait trop long d'entrer dans les détails que comportent ces diverses fabrications. Nous avons donné à propos du Brie un exemple suffisant de cette étude, et les résultats généraux que nous avons obtenus sont applicables à tous les cas et donnent la note générale de la fabrication. La maturation de ces fromages mous est toujours, et presque uniquement, une action de diastases produites à la surface ou dans l'épaisseur de la masse.

Ce qui diffère d'un fromage à un autre, c'est la nature des êtres chargés de sécréter ces diastases et d'accomplir la maturation. L'habileté du fabricant consiste à utiliser toujours la même espèce ou les mêmes espèces, celles qui, depuis des siècles, fabriquent le type qu'il veut reproduire (1), et à n'en pas laisser d'autres s'implanter dans son atelier.

Généralement, quand la fabrication marche bien, les germes utiles ont une grande avance sur ceux qui pourraient être nuisibles. Ils imprègnent les vases, l'air, le sol et les agrès de la fromagerie, les vêtements des fromagers. Leur ensemencement est spontané, et une longue pratique, je devrais dire une longue routine, a appris à les en-

---

(1) On trouve dans les œuvres de Saint-Amand (1594-1661) une pièce de vers en l'honneur du fromage de Brie, dont le poëte compare la couleur à celle de l'or :

> Il est aussi jaune que lui,
> Toutefois ce n'est pas d'ennui,
> Car sitôt que le doigt le presse,
> Il rit et se crève de gresse.

Ce fromage ressemblait donc à ce qu'il est maintenant. Furetière fait pourtant de lui comme du fromage de Pont-l'Evêque, un fromage *sec, dur et de garde*. Saint-Amand ne les confond pas, car dans un autre passage il s'écrie :

> Béni soit le terroir de Brie !
> Pont l'Evêque, arrière de nous !
> Auvergne et Milan, cachez-vous

tourer des conditions de température et d'humidité les plus favorables à leur développement. Mais tous ces organismes sont très délicats, et si un jour ces conditions font défaut, même temporairement et à l'insu de tous, l'espèce active est exposée sinon à périr, du moins à laisser la prédominance à une espèce voisine, incapable de produire la maturation ou de la produire dans le sens voulu. Le fabricant dit alors que sa cave est *malade*, et n'a souvent d'autre ressource que d'abandonner pour un certain temps sa fabrication, pour la reprendre pendant la saison de l'année où son industrie marche spontanément le mieux. On voit là tout le secret de ces accidents. si fréquents dans les caves de maturation. On voit aussi combien il serait facile, ou bien de les éviter, ou bien de les guérir, si on connaissait bien pour chacune des espèces actives, car il y en a souvent deux ou trois qui se succèdent les unes aux autres, les conditions les plus favorables d'existence et de développement.

Je place à la suite de cette étude sur le fromage de Brie les analyses d'autres fromages qui lui ressemblent par le mode de fabrication ou par leurs propriétés à l'état mûr. C'est d'abord le camembert (1), puis le fromage de Port-du-Salut (2 et 3), enfin un fromage carré provenant d'Italie, où il est connu sous le nom de *crescenza* (4).

	1	2	3	4
Eau..............	45.24	47.51	48.02	56.75
Matière grasse...	30.31	25.93	24.00	21.34
Caséine insol....	13.96	18.96	20.88	15.63
Caséine soluble..	5.79	3.60	3.41	3.28
Chlor. de sodium.	3.69	1.90	1.56	1.34
Cendres.........	1.01	2.10	2.13	1.56
Total	100.00	100.00	100.00	100.00

	1	2	3	4
Caséine filtrable.	7.98	4 92	3.61	6 65
Rapp. de matur.	0.40	0.22	0.16	0,35
Ammoniaque libre par kil.....	0g67	0g05	0g 00	0g 00
Ammon. combinée par kil.....	1g42	5g 3	5g 4	0g 00
Ac butyr. par kil..	0g 7	2g 1	2g 6	0g 2

Les conclusions générales qui ressortent de ce
tableau sont les mêmes que pour le fromage de
Brie. J'y ai désigné sous le nom de rapport de
maturation le rapport, que j'ai étudié tout à l'heure,
entre la quantité de caséone et la quantité totale
de caséine soluble et de caséine insoluble. On voit
quel est notablement plus faible dans le fromage
de Port-du-Salut que dans le Camembert, qui sous
ce rapport comme sous beaucoup d'autres, se
rapproche du Brie. Le fromage de Port-du-Salut
est plus sec à la surface, et murit surtout par les
microbes de la profondeur, producteurs moins
actifs de diastases que les microbes vivant à l'air
libre.

CHAPITRE XIX

FROMAGES DE ROQUEFORT, DE GRUYÈRE, DE PARME

Avec ce que nous avons appris dans les chapitres précédents, quelques pages peuvent nous suffire à exposer les détails principaux de la fabrication et de la maturation des divers fromages énumérés en tête de ce chapitre, et de quelques autres que nous aurons le droit d'en rapprocher.

C'est le fromage de Roquefort qui ressemble le plus au fromage de Brie par les qualités de sa pâte, et qui peut nous servir de transition avec les fromages cuits et pressés de Hollande, de Gruyère et de Parme. Mais son mode de fabrication met en jeu des actions tout autres que celles que nous connaissons, et sur lesquelles il est bon de dire un mot.

Roquefort.—Je laisse de côté, dans cette fabrication, tout ce qui est relatif au choix du lait de brebis, et même au mode de coagulation, attendu qu'on peut faire sinon du Roquefort, du moins un bon fromage façon Roquefort avec un lait quelconque emprésuré et caillé d'une façon quelconque. On perd certainement, à ne pas suivre les pratiques de la vraie fabrication du Roquefort, quelque chose du côté des qualités délicates de saveur et de parfum qui caractérisent les produits de cette localité, mais ce serait là un détail trop long, et nous devons nous borner ici à ce qu'il y a d'essentiel dans cette fabrication, l'ensemencement du caillé avec des spores de pénicillium et le séjour dans des caves aussi fraîches que possible.

Envisagé comme agent de maturation du fromage, le pénicillium présente un double inconvénient: il vit difficilement dans la pâte du fromage, et est un très médiocre producteur de diastases. Toutes les pratiques de la fabrication tendent à pallier ce double défaut, et à profiter des propriétés utiles que nous rencontrerons tout à l'heure.

La première est d'ensemencer le caillé, finement broyé, assez largement pour assurer aux spores de pénicillium une large avance sur les autres espèces microscopiques qui sont présentes dans la pâte. Mais cela ne suffirait pas, et ces espèces prendraient rapidement le dessus si on laissait le fromage mûrir à la température ordinaire, même à celle de nos caves. Le séjour au froid, c'est-à-dire au voisinage de o°, arrête au contraire à peu près leur développement, tandis qu'il ne fait que gêner et ralentir celui du pénicillium. De là l'utilité des caves fraîches. De là aussi une partie de la supériorité des produits de Roquefort, dont les caves, sans cesse traversées par des courants d'air venant de l'extérieur après avoir traversé des fissures humides, sont constamment à basse température et à un état hygrométrique très élevé.

Dans cet air froid et humide, la vie du pénicillium se poursuit lentement sans que la masse se dessèche. Mais ce pénicillium a besoin d'air; il faut le lui laisser arriver. Or, à la surface du fromage se forme bientôt un couche glaireuse de bactéries avides d'oxygène, qui l'absorbent avec une telle puissance que la couche ne pourrait pas se laisser pénétrer par lui. Il faut donc racler cette couche de temps en temps. La maturation qu'elle pourrait produire n'aurait d'ailleurs pas les caractères voulus. Mais cela ne suffit pas; il faut ouvrir dans la pâte des voies directes de pénétration à l'oxygène gazeux. Il faut que ces voies ne soient pas trop larges, pour ne pas donner l'élan à la fructification du pénicillium, dont le mycélium ne demande, lorsqu'il a de l'air à sa disposition, qu'à y lancer ses tubes sporifères; ceux-ci sont, nous l'avons dit à propos du fromage de Brie, des agents de combustion très actifs; ils rendraient la pâte sèche, farineuse. En revanche ils ont un avantage, c'est que leur vie active développe rapidement les produits odorants et sapides auxquels le fromage de Roquefort doit ses qualités. Il faut donc qu'il s'en forme, il faut qu'il ne s'en forme pas trop. Autrefois on comptait pour cette pénétration modérée de l'air sur les fissures ordinaires de la pâte, ou sur des trous d'épingle dont on la criblait au besoin. La société des caves de Roquefort a régularisé et simplifié cette pratique au moyen d'une petite machine qui lui permet de cribler en un seul coup la pâte du fromage de plusieurs centaines de trous percés de part en part.

Le fromage de Gorgonzola ressemble au Roquefort pour la façon dont la maturation se produit, et pour l'espèce à laquelle elle est confiée. Voici l'analyse de deux échantillons excellents de cette fabrication que je dois à M. Susani.

	1	2
Eau	42.80	38.69
Matière grasse	29.70	34.07
Caséine insoluble	10.77	13.22
Caséine soluble	12.37	9.56
Chlorure de sodium	2.21	2.64
Cendres	2.15	1.82

	1	2
Caséine filtrable.................	11.72	8.50
Rapport de maturation...........	0 51	0.38
Ammoniaque libre, par kil....	2^g 0	4^g 0
Ammoniaque combiné, par kil.	5^g 1	
Acide butyrique, par kil......	1^g 8	0^g 7

Le fromage n° 2 était, à l'œil et au goût, moins *fait* que le premier. Il renferme en effet moins de produits volatils, et le rapport de la maturation y est inférieur à celui de l'autre. Dans les deux pourtant le rapport de maturation est supérieur en moyenne à ce qu'il est pour le Brie, ce qu'il faut attribuer à la durée de la conservation, compensant et au delà la faiblesse de la diastase. Mais comme contrepartie nécessaire, il faut que le fromage soit moins aqueux que le Brie, sans quoi il deviendrait trop mou, s'aglutinerait et interromprait ainsi la vie du pénicillium. Les analyses mettent bien ce caractère en évidence. Enfin les proportions d'ammoniaque libre et combinée sont en moyenne supérieures à celles des fromages de Brie, ce qu'il faut attribuer à la longue durée de la végétation. Une partie de l'ammoniaque est encore ici combinée à des acides fixes, l'autre à des acides volatils.

Hollande. — Le fromage de Hollande, à pâte ferme, pressé et non cuit, établit une transition entre les fromages qui précèdent et les fromages à pâte dure comme le Gruyère et le Grana. Sa fabrication se rapproche même de celle du Gruyère plus qu'on ne pourrait le croire. Elle comprend, comme premier acte, une coagulation très rapide du lait, ce qui donne un caillé ferme, résistant, compacte, et possédant quelques-unes des qualités qu'on lui donne dans la fabrication du gruyère par l'action de la chaleur. Ce caillé n'est pas soumis à une fermentation préalable comme dans le cas du Cantal, il est moulé encore chaud, et pour exalter ses qualités agglutinatives, au moins à la surface, on plonge la boule de caillé à plusieurs reprises dans de l'eau tiède ou chaude. Ce fromage est en outre salé par la surface, comme le Gruyère, et sa maturation se fait aussi très lentement.

Il n'a pourtant pas la pâte homogène du Gruyère, plus chaud et plus plastique au moment du moulage. La fermentation, au lieu d'y développer des *yeux*, n'y creuse que des vacuoles très fines, et les gaz en excès s'échappent facilement par les fissures de la masse. La pâte est restée plus aqueuse que dans le Gruyère et la fermentation y va beaucoup plus loin. Les rapports de maturation sont en moyenne beaucoup plus élevés que dans le Gruyère, ainsi qu'on pourra le voir dans les analyses suivantes de fromage de Hollande.

De ces fromages, les nᵒˢ 1 et 2 proviennent de la même ferme, à un an de distance l'un de l'autre et à peu près à la même époque de l'année. Ils avaient le premier seize mois, le second quatre mois au moment de l'analyse. Il est rare qu'on conserve et même qu'on puisse conserver aussi longtemps des fromages de Hollande. Ceux-ci avaient été l'objet de soins particuliers et étaient très bons. Je les dois à l'obligeance de M. Saltet.

Le nᵒ 3 avait été acheté à Paris chez M. Moreau, bien connu pour la bonne qualité de ses produits. Les nᵒˢ 4 et 5 sont des fromages façon Hollande, faits en France avec les pratiques hollandaises et même par des ouvriers hollandais.

	1	2	3	4	5
Eau............	35.37	32.74	44 43	38.04	35.08
Matière grasse....	24.72	24 63	23 75	24.03	25.00
Caséine insol....	22.38	25.87	25.59	31.66	24.10
Caséine soluble..	11.74	10.17			10.24
Chlor. de sodium.	2.89	3.61	3.84	2.30	1.58
Cendres.........	2.90	3.68	2.39	3.07	2.80
Total.......	100.00	10 .00	100.00	100.00	100.00
Caséine filtrable..	8.43	9.78	6.07	7.67	10.24
Rapp. de maturat.	0.25	0.27	0.24	0.24	0 29
Ammon. libre...	0g 0	0g 0	0g 0	0g00	0g 3
Ammon. comb..	0g95	0g61	0g43	5g70	0g30
Acide butyrique par kil....	185	185	162	185	581

On voit, en comparant les deux fromages 1 et 2, que la maturation de celui qui était âgé de seize mois n'était guère plus avancée que chez l'autre. La masse en effet était assez sèche pour avoir interrompu le travail des microbes. On voit en outre que les rapports de maturation sont assez constants dans ces fromages arrivés à maturité. Le n° 5 seul est en avance, mais ce fromage était défectueux et c'est pour cela qu'il avait été soumis à mon examen. Comme son congénère le n° 4, il avait souffert de fermentations trop actives, révélées par l'augmentation notable de la quantité d'ammoniaque libre, tandis que tous les autres étaient à pâte acide et ne contenaient que de l'ammoniaque combinée.

Une dernière remarque est à faire. Le rapport de maturation de ces fromages de Hollande est très voisin de celui des fromages de Brie. Ils sont pourtant secs, les fromages de Brie sont mous. On voit que la qualité de la pâte n'est pas d'accord avec son aspect. Les différences extérieures tiennent à ce que le Hollande est plus sec, de 10 ou

15 pour 100 environ, et en outre à ce qu'il provient d'ordinaire de lait en partie écrémé.

Gruyère, Parmesan, grana Reggiano. Tous ces fromages ont ceci de commun qu'ils sont cuits, et nous aurons fait leur histoire commune en nous rendant compte du pourquoi de ce chauffage.

Le problème est d'éliminer le plus possible le sérum qui imprègne le caillé. On pourrait aller très loin dans cette voie, mais il faut en même temps laisser les moyens de s'accomplir à la fermentation destinée à mûrir la pâte. On y arrive en chauffant assez et en ne chauffant pas trop.

Le chauffage à son tour demande des précautions. Les fragments de caséum coagulé, chauffés dans du sérum, se chauffent par l'extérieur, et se couvrent à la surface d'une couche élastique et imperméable qui empêcherait la sortie du sérum des profondeurs. Il faut donc que le caillé soit d'abord amené, à une température voisine de celle des coagulations ordinaires, à un degré de division qui évite cet inconvénient. On peut alors chauffer davantage, et, en exaltant les facultés contractiles et agglutinatives du caseum, en *mouvant* constamment la masse pour ne pas se laisser reformer les gros grumeaux dont on a voulu éviter la présence, on arrive à avoir une élimination du sérum plus complète que dans aucun fromage non cuit. Les grumeaux qui nagent dans le liquide chauffé sont assez durs, s'émiettent sous la dent, ont une élasticité très grande, et ne doivent pas se souder en masse sous la pression de la main. S'il en était ainsi, on aurait trop chauffé. La soudure doit avoir lieu sous l'action de la presse, à la fois par l'effet de l'augmentation de la pression et des modifications de constitution de la pâte du fromage.

Il faut encore en effet une fermentation destinée

à faire disparaître le sucre de lait qui reste dans la masse pressée, et à fournir de la caséase nécessaire à la maturation de la pâte. Les ferments de ces fermentations complexes sont présents dans le caillé, il ne faut pas les arrêter dans leur action, et de là viennent les difficultés particulières du chauffage.

Si, en effet, le fromager ne chauffe pas assez, il laisse trop de sérum, trop de sucre de lait par conséquent; d'où, sous la presse, une fermentation active et la production de vacuoles confluentes, ou d'une infinité de petits yeux dans la pâte. Le fromage est alors dit *mille trous* et perd beaucoup en valeur. Si, au contraire, on a trop chauffé, la pâte est trop sèche et mûrira difficilement, parce que les microbes vont avoir de la peine à y vivre; il n'y a pas de fermentation sous la presse, le fromage est dit *mort*.

Avec une cuisson bien faite, on a des vacuoles sans en avoir trop. Une fois le sucre de lait disparu, les ferments peuvent encore vivre dans la pâte quelque temps; leurs diastases peuvent au moins continuer à la pénétrer et amener lentement sa maturation. « En général, dit M. Schatzmann, plus la cuisson s'effectue à une température élevée et convenablement progressive, plus le fromage qui en résulte est ferme et de conserve, mais aussi plus il lui faut de temps pour mûrir. Le contraire a lieu pour les produits provenant de cuissons à températures trop basses. » Ces indications d'une pratique séculaire sont, comme on peut le voir en y réfléchissant un peu, en accord parfait avec notre manière d'expliquer les phénomènes.

Les analyses qui suivent ne sont pas moins probantes au même point de vue. Le n° 1 est celle d'un fromage de Gruyère primé au concours de

Paris, très homogène d'aspect et de constitution, car j'ai trouvé exactement la même quantité de sel dans deux tranches parallèles à la base, prises l'une au voisinage de l'une des deux bases, l'autre à égale distance des deux surfaces. Je dois à M. Susani les deux échantillons n⁰ˢ 2 et 3 de fromage de Parme et de grana de Reggio. Ces deux fromages, souvent confondus dans le langage, sont pourtant très différents d'aspect et de goût, sinon de constitution. Le grana Reggiano a une structure granuleuse et se brise en donnant une coupure analogue à celle de la cire vierge. Sa pâte est jaune et conserve sa couleur à l'air. Le grana de Lombardie prend au contraire peu à peu, dans sa coupure, une coloration verdâtre due à des causes dont j'ai commencé l'étude. Les résultats de l'analyse sont les suivants :

	1	2	3
Eau	36.00	30.09	32 56
Matière grasse	29.29	26.04	21.75
Caséine insoluble	24 54	23.70	25.56
Caséine soluble	6.30	14.72	16 71
Chlorure de sodium	0.57	1.76	1.65
Sels minéraux	3·30	3.69	3.42
Total	100.00	100.00	100.00
Caséine filtrable	4 33	15.8	18.5
Rapport de maturation	0.14	0.41	0.43
Ammoniaque libre par kil.	0ᵍ29	0ᵍ03	0ᵍ02
Ammon. combiné —	0ᵍ58	2ᵍ5	1ᵍ50
Acide butyrique —	2ᵍ5	1ᵍ8	2ᵍ

On voit dans ce tableau que le rapport de maturation est peu élevé dans le gruyère et inférieur à ce qu'il est pour tous les fromages que nous avons étudiés jusqu'ici. On s'explique donc bien que la caséine de ce fromage reste filante quand il est chauffé ou introduit dans des aliments chauds. Elle est à peine atteinte. La matière grasse elle-même est à peine modifiée. Mais il y a pourtant une saveur marquée, due à l'abondance des acides volatils, qui dépassent beaucoup ce qui serait nécessaire pour saturer la portion de l'ammoniaque trouvée qui n'est pas combinée avec des acides fixes. Pour les fromages de Grana, cette fermentation poussée plus loin se révèle par l'augmentation dans les proportions d'ammoniaque, et par un accroissement notable de la valeur du rapport de maturation. Les acides volatils sont aussi en proportion assez grande, et on s'explique bien la saveur relevée et piquante de ces fromages.

Je me suis borné dans ce qui précède à l'étude en gros des phénomènes. Pour en pousser plus avant l'examen, il faudrait un chapitre spécial sur chaque espèce de fromages. J'ai déjà réuni de nombreux documents dans ce but, mais je ne sais s'il me sera donné d'écrire ces histoires particulières. Je dois, en tous les cas, me contenter pour le moment de ces renseignements généraux qui indiquent, je crois, le gros des phénomènes, et pourront servir de guide à ceux qui voudront pénétrer dans le détail.

NOTES ET DOCUMENTS

A. — CALCUL DES RESULTATS

DANS L'ANALYSE DES BEURRES

Nous avons fait au chapitre III de ce livre l'exposé de la méthode, mais sa mise en œuvre exige des détails circonstanciés sur lesquels il est bon d'insister ici. Ils sont relatifs à l'examen du liquide de seconde distillation, de celui dont on peut tirer les proportions des acides principaux du beurre, les acides butyrique, caproïque, caprique et caprylique.

De ces acides, l'acide caprique est à peu près insoluble dans l'eau, et échappe par cela à cette étude. Il n'est d'ailleurs qu'en faibles quantités, et forme tout au plus 1/100 du poids des autres acides. Nous le négligerons, d'autant mieux qu'à la distillation, il se sublime à l'état solide sur les premières portions refroidies du tube réfrigérant, et n'arrive pas jusqu'au récipient.

L'acide caprylique est très peu soluble dans l'eau. Il est en proportions un peu supérieures à celles de l'acide caprique. Les acides butyrique et caproïque sont les plus importants.

Voici la marche de la distillation de ces acides, lorsqu'on distille 110 centimètres cubes d'une de leurs solutions étendues, et qu'on fait 10 prises égales de 10 centimètres cubes. Les nombres donnent les rapports des quantités d'acides passées dans les 10, 20, 3o.... premiers centimètres cubes, à la quantité totale d'acide contenue dans la cornue.

	Acide butyrique.	Acide caproïque.	Acide caprylique.
1.........	17.1	33.5	55.5
2.........	32.7	56.0	78.0
3.........	46.3	75.5	91.0
4.........	58.5	86.0	93.0
5.........	68.8	92.5	95.0
6.........	77.5	96.5	96.8
7.........	84.3	97.5	97.8
8.........	90.2	98.4	99.0
9.........	94.6	99.3	99.5
10.........	97.5	100.0	100.0

Tous ces acides passent en quantités d'autant plus grandes dans les premiers produits de la distillation qu'ils sont à équivalents plus élevés, et c'est là une loi tout à fait générale dans la série des acides gras.

Lorsqu'on se contente, comme nous l'avons fait plus haut, de recueillir et de doser les huit premières prises, ces acides s'y distribuent de la façon suivante, qu'on déduit des nombres ci-dessus.

	Acide butyrique.	Acide caproïque.	Acide caprylique
1.........	19.0	35.0	56.2
2.........	36.3	60.0	78.7
3.........	51.3	76.5	91.9
4.........	65.0	87.0	94.0
5.........	76.3	93.5	96.0
6.........	85.9	97.0	97.8
7.........	93.5	99.0	99.0
8.........	100.0	100.0	100.0

L'acide caprylique, qui est toujours en faible quantité, passe donc en entier ou à peu près dans le premier tiers du produit, et ce qui en reste après est tout à fait négligeable. On le trouve en effet sous forme de gouttelettes huileuses flottant à la surface de la première prise, rarement de la seconde, jamais de la troisième. Il empêche, à la saturation par l'eau de chaux, la teinture de tournesol de virer franchement au bleu, ou plutôt, si on opère vite, on a un virage net, mais, au bout de quelques instants, il s'est dissous une nouvelle quantité de gouttelettes superficielles d'acide caprylique, et la couleur repasse au rouge. Pour la ramener et la maintenir au bleu franc, il faut ajouter, la première saturation rapidement faite, de nouvelles quantités d'eau de chaux, dont la somme peut servir de mesure grossière à la quantité d'acide caprylique ainsi flottante. Cette quantité flottante est du reste très voisine de la quantité totale, car s'il y a aussi un peu d'acide caprylique dissous, l'acide caprylique, insoluble, entraîne à son tour à la surface une petite quantité des acides caproïque et butyrique en solution. On ne s'éloigne certainement pas beaucoup de la vérité en admettant qu'il se fait une compensation entre ces deux très petites causes d'erreur. On trouve, dans cette hypothèse, que l'acide caprylique n'entre guère que pour un centième environ, $1/75$ au maximum, dans le total des acides gras volatils.

Mais le procédé de la distillation fractionnée, appliqué à la recherche des proportions respectives des deux acides butyrique et caproïque, est tellement sensible, que la présence de cette trace d'acide caprylique retentit désagréablement sur les résultats, et qu'il est important de discuter son influence sur le nombre qu'on recherche.

Pour le faire commodément, supposons d'abord que nous n'ayons affaire qu'à un mélange de deux acides, et qu'il y ait une quantité x d'acide butyrique et une quantité y d'acide caproïque dans 110 centimètres cubes d'une solution étendue, qu'on distille en faisant 8 prises égales de 10 centimètres cubes. x et y sont bien entendu évaluées en équivalents et fractions d'équivalents, et sont représentées par les quantités relatives de la même eau de chaux nécessaires pour saturer séparément les deux acides. La saturation de ces prises fournit, pour la distribution entre elles de l'acide distillé, une série analogue à celle de la page 314. Soient A' B' C' les nombres de cette série, soient a, b, c, et a', b', c', les nombres des séries correspondantes à l'acide butyrique et à l'acide caproïque purs, c'est-à-dire, en d'autres termes, les nombres du tableau de la page 314.

En vertu de la loi que nous avons énoncée plus haut, chacun des acides se comporte comme s'il était seul, et la proportion A de l'acide total passé dans la première prise se compose de 19,0 pour 100 de l'acide butyrique et de 35,0 pour 100 de l'acide caproïque, c'est-à-dire que l'on a :

$$ax + a'y = A\,(x + y)$$

On a de même : $\quad bx + b'y = B\,(x + y)$

Et aussi : $\qquad cx + c'y = C\,(x + y)$

$$\cdots\cdots\cdots\cdots\cdots$$

c'est-à-dire en tout huit équations d'où on tire pour le rapport x/y des valeurs de la forme :

$$\frac{x}{y} = \frac{a' - A}{A - a}$$
$$\frac{x}{y} = \frac{b' - B}{B - b}$$

et ainsi de suite.

Les huit valeurs de x/y tirées de ces équations sont théoriquement identiques, si l'opération a été bien faite, et s'il n'y a que deux acides présents. Pratiquement, elles ne le sont jamais, à cause des petites erreurs d'expérience, qui en faisant seulement varier de quelques dixièmes de centimètre cube les quantités d'eau de chaux nécessaires aux diverses saturations, changent beaucoup leurs rapports. Remarquons, en outre, que l'influence de ces erreurs d'expérience retentit inégalement sur les huit valeurs de x/y. Leur influence sera évidemment d'autant plus faible que les différences ins-

crites au numérateur et au dénominateur seront plus
grandes, et comme A est toujours intermédiaire entre
a et a', B entre b et b', l'influence d'une erreur expérimentale sera d'autant plus faible, toutes choses égales
d'ailleurs, que a et a', b et b', etc., seront plus différents Un simple coup d'œil jeté sur les nombres du tableau de la page 314 témoigne que cette condition n'est
guère remplie que pour les premiers chiffres. Les derniers sont nécessairement identiques, les avant-derniers
se rapprochent beaucoup. Restent donc seulement les
six premiers.

On obtient donc en somme six valeurs de x/y qui, si
l'opération est bien faite, ne présentent entre elles que
de petites différences qu'on peut éliminer en prenant
leur moyenne. J'ai donné d'assez nombreuses preuves
de ce fait dans mes mémoires antérieurs, et je n'y reviendrai pas. Les choses changent un peu quand on introduit dans le mélange, même en très faible quantité
comme celle de l'acide caprylique dans le cas du beurre,
un acide distillant encore plus rapidement que l'acide
caproïque, le plus volatil des deux acides du mélange
sur lequel nous opérions. L'introduction de cet acide
nouveau peut être considéré en gros comme augmentant
la valeur de A, B, C... dans les équations précédentes,
c'est-à-dire comme diminuant la valeur du rapport x/y,
dont le numérateur se trouve réduit et le dénominateur
augmenté.

On obtiendrait donc ainsi des nombres trop faibles.
Une autre cause d'erreur les rend à son tour un peu
trop forts. Il faut, pour n'avoir pas trop peu d'acides
volatils à doser, opérer sur 3 grammes de beurre au
moins, et même augmenter la prise avec les beurres
margarinés. Le liquide de saponification contiendra
donc à la fin 5 ou 6 grammes de sulfate de potasse et
d'acide sulfurique libre, dont l'effet sera insensible au
commencement de la distillation, mais qui, en se con-
centrant dans les dernières portions du liquide, modi-
fieront peu à peu la loi de distillation. Les dernières
prises deviendront un peu plus riches, par rapport aux
premières, que si les acides volatils étaient en simple

solution dans l'eau. Les nombres A, B, C..., rapports des quantités d'eau de chaux employées aux saturations partielles à la quantité totale, seront donc tous un peu trop faibles, et par conséquent donneront des valeurs un peu trop fortes pour x/y.

Pour éviter cette double difficulté, on opère de la façon suivante :

Au lieu de fractionner les prises du liquide de saponification, on recueille 80 centimètres cubes sur les 110, et on les sature en bloc par l'eau de chaux.

On obtient ainsi le nombre qui servira à calculer la quantité d'acide totale. Mais au lieu de déduire la valeur de x/y de cette première distillation, on la tirera d'une seconde faite sur la solution de sels de chaux. Le butyrate et le caproate de chaux sont très solubles, le caprylate l'est peu. Il forme toujours à la surface du liquide des pellicules grasses et élastiques, moitié solides, moitié liquides, analogues à une couche de *fleurs de vin*. On évapore à 30 ou 40 centimètres cubes le liquide saturé par la chaux, on laisse refroidir, on filtre, et on fait un lavage sommaire à l'eau froide. Le caprylate de chaux se trouve ainsi en grande partie séparé. On ajoute au liquide filtré un très léger excès d'acide tartrique, calculé sur la quantité d'eau de chaux ajoutée, on laisse le tartrate de chaux se déposer quelques heures en vase clos. On décante, on ramène la solution d'acides gras à 110 centimètres cubes, et on la distille à la distillation fractionnée comme il a été dit plus haut. L'opération est facile, régulière, et n'exige plus qu'un peu d'habitude dans l'appréciation du changement de teinte qui correspond à la saturation.

On a ainsi 8 équations et par conséquent 8 valeurs pour x/y. Les deux premières sont en général un peu trop faibles, à cause de la petite quantité de caprylate de chaux dissous que la filtration n'a pas séparé. Les deux dernières sont un peu incertaines pour la raison théorique que nous avons donnée plus haut, mais les quatre valeurs intermédiaires sont à peu près concordantes et exactes, et on peut prendre leur moyenne pour valeur du rapport x/y dans le liquide de distillation.

Cette donnée obtenue, le calcul des quantités d'acide butyrique et caproïque contenues dans le beurre est facile à faire. Soit N le titre de l'eau de chaux dont on s'est servi, *n* le nombre de centimètres cubes employés à saturer le produit de la distillation du liquide de saponification, $nx/(x+y)$ et $ny/(x+y)$ sont les quantités d'eau de chaux correspondant à l'acide butyrique et à l'acide caproïque, et comme N correspond à $0^{gr},088$ d'acide butyrique et à $0^{gr},116$ d'acide caproïque, on aura, pour le poids d'acide butyrique contenu dans le liquide de la distillation

$$\frac{n}{N} \cdot \frac{x}{x+y} \cdot 0^{gr},088$$

et pour le poids d'acide caproïque,

$$\frac{n}{N}\ \frac{y}{x+y}\ 0^{gr},116.$$

Pour remonter jusqu'au beurre, il suffit maintenant de remarquer que dans la distillation des 8/11 du liquide de saponification, il est passé, d'après le premier tableau de la page 17, 90,2 pour 100 de l'acide butyrique, et 99,3 pour 100 de l'acide caproïque. Le poids *b* d'acide butyrique contenu dans l'échantillon de beurre analysé est donc, en définitive,

$$b = \frac{n}{N} \cdot \frac{x}{x+y} \cdot \frac{0^{gr},088}{90,2}$$

et le poids *c* d'acide caproïque,

$$c = \frac{n}{N} \cdot \frac{y}{x+y}\ \frac{0^{gr},116}{99,3}.$$

Quant à l'acide caprylique, il est compté en acide butyrique et en acide caproïque, dont les poids équivalents ne diffèrent pas beaucoup du sien. Comme il est en faible quantité, cette cause d'erreur est négligeable. Le plus fâcheux effet de la présence de l'acide caprylique est l'incertitude qu'il amène dans la valeur du rapport de distribution des deux autres acides volatils.

Encore y a-t-il à remarquer, de ce côté, que cette incertitude n'influe pas beaucoup sur le chiffre trouvé pour la teneur totale en acides volatils, à cause de l'égalité approchée des deux rapports 88/90 2 et 116/99,3 dans l'expression :

$$b + c = \frac{n}{N}\left(\frac{0,088}{90,2}\cdot\frac{x}{x+y} + \frac{0,116}{99,3}\cdot\frac{y}{x+y}\right)$$

En donnant à x/y ses valeurs extrêmes, trouvées par l'expérience, 1,5 et 3,0,

on a pour

$$\frac{x}{y} = 1.5$$

$$b + c = \frac{n}{N}.\ 105.2,$$

et pour

$$\frac{x}{y} = 3.0$$

$$b + c = \frac{n}{N}.\ 102.3,$$

or l'incertitude sur la valeur de x/y, du fait de l'acide caprylique, n'est jamais que de 2 à 3 dixièmes au maximum. Son influence sur la richesse totale en acides volatils est donc négligeable.

On pourrait échapper à cette incertitude en ne la faisant pas naître, et en évaluant les acides volatils en acide butyrique ($C^8H^8O^4 = 88$). Il est clair qu'on obtiendra ainsi des nombres trop faibles, dont on pourra se contenter quand il s'agira de comparaisons grossières, et qui auront l'avantage d'être constants, à cause de la régularité des phénomènes de distillation quand le mode opératoire reste le même Mais quand on voudra pénétrer plus avant dans l'étude du beurre et des modifications qu'il peut subir, il faudra appliquer dans toute sa rigueur la méthode ci-dessus, qui, si elle n'est pas parfaite, nous permet au moins de découvrir, comme nous l'avons montré p. 32, des faits que les autres méthodes eussent laissés dans l'ombre.

Ce long exposé de méthode resterait un peu confus sans un exemple. Je choisirai un beurre normand, primé à l'exposition de beurres à Paris, en 1886. Il était très homogène et d'une saveur très agréable.

Analyse immédiate. — Poids de l'échantillon mis dans le tube à éponge :

$$5^{gr},902 - 2^{gr},472 = 3^{gr},430.$$

Après deux heures passées à 95° sous l'influence du courant d'air desséché, le poids a diminué de :

$$2^{gr},919 - 2^{gr},472 = 0^{gr},447,\ \text{d'où } 13.03 \text{ p. } 100 \text{ d'eau.}$$

Après traitement par le sulfure de carbone et dessiccation nouvelle, la perte de poids est de :

$$5^{gr},880 - 2^{gr},919 = 2^{gr},961,\ \text{d'où } 86.33 \text{ p. } 100$$
$$\text{de matière grasse.}$$

Dans l'éponge on ne trouve pas de sel.

La détermination du sucre de lait, faite sur un nouvel échantillon de 50 grammes de beurre, donne le chiffre de 0,11 pour 100.

$3^{gr},970$ de ce beurre calcinés ne laissent que $0^{gr},003$ de cendres, soit 0.08 pour 100.

Il reste donc en somme, pour le caséum et les impuretés diverses, la différence à 100 de la somme des nombres ci-dessus, et la composition immédiate de ce beurre est la suivante :

Eau	13.03
Matière grasse	86.33
Sel marin	0 00
Sucre de lait	0.11
Sels minéraux	0.08
Caséum et impuretés	0.45
	100.0

Duclaux. — Le Lait.   21

Le beurre était donc très bien lavé.

Etude de la matière grasse. — On opère sur $3^{gr},003$ de beurre, pesés au même moment que l'échantillon soumis à l'analyse, et renfermant $2^{gr},590$ de matière grasse, qu'on saponifie avec $1^{cc},6$ d'une solution de potasse à 50 pour 100. Le liquide de saponification amené à 110^{cc}, rendu acide et distillé aux $81,11$, exige $40^{cc},6$ d'eau de chaux titrant $21^{cc},4$ avec une dissolution décime d'acide oxalique à $0^{gr},3$ par litre.

On l'évapore à 30 centimètres cubes après saturation, on filtre, et on y ajoute un très petit excès d'acide tartrique correspondant à la quantité d'eau de chaux employée à la première saturation. On laisse le tartrate de chaux se déposer pendant 24 heures, ce qui est utile pour éviter les irrégularités de distillation, on décante, on amène de nouveau à 110 centimètres cubes, et on distille. Voici les quantités d'eau de chaux nécessaires à la saturation des huit premières prises, leurs rapports à la quantité totale, et les diverses valeurs du rapport x/y qu'on en tire :

1	$8^{cc},0$	25.8	1.3
2	14 ,0	45.1	1.7
3	18 ,8	60,6	1.7
4	22 ,5	72.6	1.9
5	25 ,4	82.0	2.0
6	27 ,8	89.8	1.9
7	29 ,6	95.5	1.9
8	31 ,0	100.0	1.7

En laissant de côté les deux ou trois premières valeurs du rapport x/y, faussées par les raisons diverses que nous avons énumérées, on voit qu'on peut prendre 1.9 pour la valeur de ce rapport, dans le liquide de première distillation.

Dans le beurre, ce rapport est de $1.9 \times 99,3/90,2 = 1.9 \times 1.10 = 2.1$. C'est un chiffre très normal, comme nous pourrons le constater bientôt.

Quant au poids des acides volatils du beurre, les formules de la page 319 donnent $0^{gr},125$ d'acide butyrique, soit $4,85$ pour 100 du poids de la matière grasse, et

0^{gr},071 d'acide caproïque, soit 2,76 pour 100, en tout 7,61 pour 100 du poids de la matière grasse.

Les calculs sont faciles et courts quand on n'a qu'une analyse à faire. Quand on en a plusieurs, il est commode de simplifier les calculs à l'aide des deux tables suivantes :

La première donne la valeur du rapport x/y pour les valeurs les plus fréquentes des nombres A, B, C, des pages précédentes, c'est-à-dire des rapports, à la quantité totale d'acide distillé, des quantités passées dans les 1, 2, 3, 4.... premières prises. La portion entière du rapport est inscrite dans la première colonne, les dixièmes dans les neuf colonnes suivantes, les valeurs de x/y à l'intersection des deux colonnes verticale et horizontale qui correspondent au nombre trouvé.

	0	1	2	3	4	5	6	7	8	9
24	2.2	2.2	2.1	2.0	1.9	1.9	1.8	1.8	1.7	1.7
25	1.7	1.6	1.6	1.5	1.5	1.4	1.4	1.4	1.3	1.3
26	1.3	1.2	1.2	1.2	1.2	1.1	1.1	1.1	1.1	1.0
27	1.0	1.0	1.0	0.9	0.9	0.9	0.9	0.8	0.8	0.8
43	2.5	2.5	2.4	2.4	2.3	2.3	2.2	2.2	2.2	2.1
44	2.1	2.0	2.0	1.9	1.9	1.9	1.8	1.8	1.8	1.8
45	1.7	1.7	1.7	1.6	1.6	1.6	1.6	1.5	1.5	1.5
46	1.4	1.4	1.4	1.4	1.3	1.3	1.3	1.2	1.2	1.2
58	2.7	2.7	2.6	2.6	2.5	2.5	2.5	2.4	2.4	2.3
59	2.3	2.2	2.2	2.2	2.1	2.1	2.0	2.0	2.0	1.9
60	1.9	1.9	1.8	1.8	1.8	1.7	1.7	1.7	1.6	1.6
61	1.6	1.5	1.5	1.5	1.5	1.5	1.4	1.4	1.4	1.4
71	2.7	2.6	2.6	2.5	2.4	2.4	2.3	2.3	2.2	2.2
72	2.1	2.1	2.0	2.0	2.0	1.9	1.9	1.8	1.8	1.8
73	1.7	1.7	1.7	1.6	1.6	1.6	1.6	1.5	1.5	1.5
81	2.6	2.6	2.5	2.5	2.4	2.3	2.2	2.2	2.1	2.1
82	2.0	2.0	1.9	1.9	1.8	1.8	1.7	1.7	1.6	1.6
83	1.5	1.5	1.5	1.4	1.4	1.4	1.3	1.3	1.3	1.3
89	2.6	2.5	2.4	2.3	2.2	1.1	2.0	1.9	1.8	1.7
90	1.7	1.6	1.6	1.5	1.5	1.4	1.4	1.3	1.3	1.2

La seconde table donne, pour les valeurs les plus communes du rapport x/y, la valeur des facteurs

$$\frac{x}{x+y} \cdot \frac{0^{\mathrm{g}},088}{90,2}$$

$$\frac{y}{x+y} \cdot \frac{0^{\mathrm{g}}116}{99,7},$$

par lesquels il faut multiplier le rapport n/N de la page 319 pour avoir les quantités pondérales d'acide butyrique et d'acide caproïque dans l'échantillon de beurre analysé. La même table donne aussi leur somme S, c'est-à-dire le nombre qui, multiplié par n/N, donne la quantité totale d'acides volatils.

Valeurs de $\frac{x}{y}$.	Acide butyr.	Acide caproïque.	S.
—	milligr.	milligr.	milligr.
1.5	58.5	46.7	105.2
1.6	60.0	44.9	104.9
1.7	61.4	43.2	104.6
1.8	62.7	41.7	104.4
1.9	63.9	40.3	104.2
2.0	65.0	38.9	103.9
2.1	66.1	37.6	103.7
2.2	67.1	36.5	103.6
2.3	68.0	35.4	103.4
2.4	68.8	34.4	103.2
2.5	69.6	33.4	103.0
2.6	70.4	32.4	102.8
2.7	71.2	31.5	102.7
2.8	71.8	30.7	102.5
2.9	72.5	29.9	102.4
3.0	73.1	29.2	102.3

En appliquant l'emploi de ces deux tableaux au cas du beurre pris pour exemple, on trouve d'abord, pour la distillation, les mêmes nombres pour le rapport x/y que ceux qui sont inscrits à la page 322. On en tire facilement le rapport 2.1 pour le beurre, et en appliquant au rapport $n/N = 40.6/21.4$ les deux facteurs 66.1 et 37.6 correspondant au rapport $x/y = 2.1$, dans le tableau qui précède, on retrouve les nombres de $0^{\mathrm{gr}},125$ d'acide butyrique et $0^{\mathrm{gr}},071$ d'acide caproïque.

B. — TABLEAUX D'ANALYSE DES BEURRES

	1	2	3	4	5	6	7	8	9
Eau...................	12.40	13.36	12.28	10.72	13.34	11.62	14.00	13.03	15.40
Matière grasse..........	86.71	85.48	86.76	88.33	86.01	86.52	85.31	86.33	83.52
Sel marin..............	»	»	»	»	»	»	»	»	»
Sucre de lait.	0.16	0.20	0.17	0.13	0.20	0.30	0.20	0.11	0.40
Caséum et sels	0.73	0.96	0.79	0.85	0.45	1.56	0.49	0.53	0.68 (1)
Total.........	100.00	100.00	100.00	100.00	100.00	100.00	100.00	100.00	100.00

Étude de la matière grasse (2).

	1	2	3	4	5	6	7	8	9
Acide butyrique p. 100.	5.01	4.92	4.93	5.04	5.09	4.76	4.98	4.85	4.42
Acide caproïque p. 100.	2.64	2.76	2.75	2.83	2.86	2.52	2.60	2.76	2.39
Somme des acides......	7.65	7.68	7.68	7.67	7.93	7.28	7.58	7.61	6.81
Rapport en équivalents.	2.2	2.1	2.1	2.1	2.1	2.2	2.2	2.1	2.1

(1) Il y avait un peu d'amidon mélangé à ce beurre.

(2) La différence des derniers nombres de cette page avec ceux que j'ai publiés dans mon mémoire sur le beurre tient à une erreur de calcul qui a été rectifiée ici.

	10	11	12	13	14	15	16	17	18
Eau..................	13.40	13 60	17.22	21.10	15.05	14.08	13.10	13.67	12.9
Matière grasse............	84.30	82.58	78.74	75.81	83 55	84.84	85.89	85.38	83.93
Sel marin..............	0.94	1.65	1.63	0.60	»	»	»	»	2.25
Sucre de lait............	0.60	0.73	0.66	0.26	0.65	0.41	0.32	0.41	0.52
Caséum et sels..........	0.76	1.34	1.75	2.23	0.75	0.67	0.69	0.60	0.39
Total..........	100.00	100.00	100.00	100.00	100.00	100.00	100.00	100.00	100.00

Étude de la matière grasse.

	10	11	12	13	14	15	16	17	18
Acide butyrique p. 100...	3.72	4.42	4.35	4.86	4.76	4.31	4.44	4.10	4.14
Acide caproïque p. 100...	2.05	2.43	2.41	2.68	2.85	2.89	3.00	2.58	2.65
Somme des acides.......	5.77	6.85	6.76	7.54	7.61	7.20	7.44	6.68	6.79
Rapport en équivalents...	2.4	2 4	2.4	2.4	2.0	1.8	1.8	1.9	2.0

	19	20	21	22	23	24	25	26	27
Eau..................	12.84	13.23	12.63	14.24	12.33	12.83	12.86	11.96	12.36
Matière grasse............	86.06	85.66	85.68	84.82	81.23	85 17	80.81	80.43	80.36
Sel marin.............	»	»	»	»	6.03	1.70	5.84	6.63	5.68
Sucre de lait............	0.48	0.68	0.44	0.50	0.03	0.00	0.24	0.31	0.57
Caséum et sels..........	0.62	0.43	0.25	0.44	0.38	0.20	0.25	0.67	1.43
Total...........	100.00	100.00	100.00	100.00	100.00	100.00	100.00	100.00	100 00

Étude de la matière grasse.

	19	20	21	22	23	24	25	26	27
Acide butyrique p. 100...	5.06	3.74	4.25	3.68	4.18	3.77	3.92	3.30	3.10
Acide caproïque p. 100...	2.83	3.01	3.18	2.24	2.21	2.75	2.59	1.89	1.77
Somme des acides........	7.89	6.75	7.43	5.32	6.39	6.58	6.51	5.29	4.87
Rapport en équivalents...	2.1	1.5	1.6	1.8	2.5	1 8	2.0	2.0	2.0

	28	29	30	31	32	33	34	35	36
Eau..................	12.35	16.02	14.21	14.04	9.68	8.47	10.09	10.93	11.44
Matière grasse...........	80.00	79.40	83.03	83.14	83.23	83.17	84.13	79.65	78.34
Sel marin..............	6.20	2.25	1.81	0.86(1)	6.12	6.57	4.47	6 30	7.11
Sucre de lait...........	0.36	0.80	0.70	0.28	0.34	0 40	0.42	0.72	2.68
Caséum et sels...........	1.09	1.53	0.25	0.68	0.53	1.39	0 89	2.40	0.43
Total.........	100.00	100.00	100.00	100.00	100.00	100.00	100.00	100.00	100.00

Étude de la matière grasse.

	28	29	30	31	32	33	34	35	36
Acide butyrique p. 100.	3.88	4.04	3.47	3.37	3.82	3.62	3.75	3.85	4.00
Acide caproïque p. 100.	2.76	1.76	2.09	2.00	2.53	2.41	3.00	2.52	2.38
Somme des acides......	6.64	5 80	5.36	5.37	6.35	6.03	6.75	6.37	6.38
Rapport en équivalents.	1.7	3.0	2.2	2.1	2.0	2.0	1.7	2.0	2.2

(1) Le sel était remplacé par du borax.

En dehors des renseignements généraux qui o .t été fournis à la page 32, ces nombres prêtent à des remarques que le moment est venu de mettre en lumière.

Considérons d'abord les beurres n° 1 à 21, les seuls sur l'authenticité desquels il n'y ait pas de doute, et laissons de côté tout ce qui est relatif à l'analyse des beurres pour nous borner à celle de la matière grasse. Nous voyons que la proportion et la somme des divers glycérides à acides volatils sont plus constantes dans les 8 échantillons n°s 1 à 8 des beurres de Normandie que dans les 5 échantillons n°s 14 à 18 de beurre de Bretagne, et surtout que dans les 3 échantillons n°s 19 à 21 do beurre de Gournay. Ces beurres sont pourtant de la même saison et presque de la même époque, mais il y avait en Normandie une unité de race et une uniformité de nourriture plus grandes que pour les deux autres provenances, et on a d'autant plus le droit de rapprocher de ces circonstances leur uniformité de composition, qu'on la retrouve, au moins en ce qui regarde le rapport de l'acide butyrique à l'acide caproïque, dans les trois beurres du Cantal n°s 10 à 12.

Si on envisage maintenant à part la valeur de ce rapport, on voit qu'il est en moyenne de 2,1 pour les beurres normands, de 2,4 pour les beurres du Cantal, de 1,8 pour les beurres de Bretagne, de 1,6 pour les deux derniers beurres de Gournay. Le premier de ces beurres de Gournay, celui qui a reçu la médaille d'or, et s'est montré très supérieur aux autres, se rapproche au contraire des beurres normands, et il doit y avoir quelque chose de particulier dans son histoire. En le laissant de côté, nous voyons que la proportion de l'acide butyrique à l'acide caproïque est sûrement variable suivant les provenances, et varie plus qu'aucun des autres éléments de la constitution d'un beurre. Si on se rappelle ce que nous avons vu dans le courant du volume, que le rancissement du beurre est surtout dû

à une saponification de ses glycérides à acides volatils, et que, dans le beurre frais, cette saponification est
déjà commencée, on conclura que cette variation
dans la composition des glycérides à acides volatils a
une grande importance. Elle se résume dans cette notion : les beurres de diverses régions sont foncière-
ment différents les uns des autres, au lieu d'être à peu
près identiques comme on l'avait cru jusqu'ici, et aucun soin, aucune méthode de fabrication ne pourront
permettre d'obtenir en Normandie du beurre de Bretagne, ou en Bretagne du beurre de Normandie.

Quelle influence ont sur cette composition des glycérides à acides volatils du beurre les changements dans
la race, le climat et le mode d'alimentation, c'est là une
question qui demandera de longues recherches, et que
je n'ai pas encore eu le temps d'aborder.

Les beurres n°s 23 à 36 ne fournissent pas matière à
des conclusions aussi précises, parce que leurs provenances sont beaucoup moins sûres. J'ai dit que c'é-
taient surtout des beurres commerciaux, destinés à l'exportation, et provenant de grandes maisons qui achè-
tent d'immenses quantités de beurre, et les mélangent,
toujours entre eux, et quelquefois avec des matières
étrangères, avant de les empaqueter. Chez quelques-
uns d'entre eux, la teneur en glycérides à acides
volatils est assez élevée pour qu'on n'ait le droit de soupçonner aucune addition frauduleuse. Mais pour d'autres, le beurre 27 par exemple, il y avait certainement
eu mélange avec un corps gras étranger. Je ne veux
pour le moment faire à ce sujet qu'une remarque,
c'est qu'on sera bien plus sûr dans ses affirmations sur
cet ordre de falsifications lorsqu'on aura réuni, pour
les diverses régions beurrières et pour les diverses saisons, des analyses comme celles des n°s 1 à 21 de cet
ouvrage. On pourra alors contrôler à peu près sûrement par l'analyse, en partant du rapport variable

entre l'acide butyrique et l'acide caproïque, la provenance du beurre, et plus sûrement, par la quantité totale de ses acides volatils, sa pureté ou son mélange avec des corps gras étrangers. Mais il faut pour cela plus de documents que nous n'en avons, et c'est pour inviter les savants à en recueillir que je me suis appliqué à exposer, dans tous ses détails, la méthode qui peut les donner.

C. — LE ROLE PROTECTEUR DES MICROBES DANS LA CRÈME ET LES FROMAGES

Parmi les problèmes soulevés par mes études sur la maturation des fromages, et restés encore sans solution, il y a celui-ci : la matière grasse s'oxyde avec rapidité, même à la lumière diffuse, lorsqu'elle reste exposée à l'air à l'état de division extrême, comme dans la crème et les fromages ; le premier effet de l'oxydation est l'apparition d'une saveur savonneuse ou suiffeuse très désagréable, et par là très facile à percevoir. Comment se fait-il qu'elle ne soit pas plus fréquente dans la pratique, et que de la crème puisse vieillir, que des fromages puissent durer des mois ou des années sans prendre la saveur du savon de Marseille ?

Sans doute l'expérience a appris à se précautionner contre cette viciation de goût. On sait que la crème ne doit pas être exposée à la lumière directe du soleil, même tamisée par des vitres. On conserve le plus possible le fromage dans les caves où il trouve à la fois la fraîcheur et une demi-obscurité. Quand ce fromage doit vieillir, on le couvre, quand cela est possible, d'un enduit coloré, continu et imperméable, qui arrête à la fois l'oxygène et la lumière, en même temps qu'il évite la dessiccation. Voici quelques-unes des réponses qu'on peut faire, en utilisant les faits que j'ai apportés, à la question que je posais tout à l'heure. Mais elles laissent de côté le fait essentiel, l'intervention des microbes, qui consomment à leur profit l'oxygène qui pénètre jusqu'à eux, soit dans la couche de crème, soit dans la masse du fromage. Ce n'est que lorsque le fromage vieillit outre mesure, quand les microbes y ont ralenti ou arrêté leur action, que l'oxygène agit sur le corps gras, et l'oxyde en donnant ces matières résineuses et ces oxyoléates d'ammoniaque auxquels on peut attribuer le noircissement de plus en plus marqué de la pâte.

J'ai visé, en passant, ce rôle des microbes dans les *Principes de laiterie* que j'ai publiés tout récemment ; mais je n'aurais peut-être pas songé à réunir mes études sur ce sujet sans une circonstance qui m'a permis de les étendre et d'en vérifier les premiers résultats. Un grand fabricant de fromages avait cru devoir essayer, dans l'intérêt de son industrie, de déplacer l'époque de maturité des produits qu'il livre, en les conservant pendant quelques mois au voisinage de 0°, température à laquelle il supposait, avec raison, que les actions microbiennes étaient sinon suspendues, du moins très peu actives. Sitôt les fromages moulés, et avant toute fermentation, on en garnissait une cave qu'une puissante machine réfrigérante amenait à — 2° environ. L'expérience montra que dans cette cave le fromage ne mûrissait pas, mais qu'il en ressortait avec un goût de savon très prononcé.

Ce n'était pas son seul défaut. La réfrigération ayant eu lieu par un système à circulation d'air, pour lequel la cave était le point chaud du circuit, il y avait eu dans cette cave une évaporation abondante, de sorte que les fromages s'étaient desséchés. Le déchet était monté à 20 o/o. La facilité de pénétration de l'air dans la pâte avait naturellement augmenté, si bien que c'était dans toute la masse, et non pas seulement à la surface, qu'on relevait du mauvais goût. Seuls avaient été préservés, et encore d'une façon irrégulière, les fromages dans lesquels, malgré le froid, avaient poussé des moisissures, ou bien encore ceux qui, trop largement habités au début, avaient été, malgré le froid, la proie des microbes, et avaient subi un commencement de putréfaction. Il faut remarquer en effet que l'air de la cave, aspiré d'un côté pour aller à l'appareil réfrigérant, et refoulé de l'autre, avait fini par se débarrasser de son oxygène et n'entretenait pas la combustion des bougies quand on rouvrait la cave pour la visiter. La fermentation qui s'était établie dans quelques pièces était donc une fermentation anaérobie ou une putréfaction. Ces fromages n'étaient pas savonneux, mais ils n'en étaient pas meilleurs.

Quand le fabricant est venu me consulter, je lui ai fait observer qu'il aurait pu prévoir une partie de ces effets, et je lui ai demandé des échantillons de ses produits pour savoir si j'y trouverais la confirmation de mes premières expériences. Ce sont les résultats de ce travail que je voudrais exposer ici.

I

Je dois commencer par indiquer quels ont été mes moyens d'étude. D'après les travaux que j'ai publiés jusqu'ici, une matière grasse exposée à l'air subit simultanément deux procès de destruction différents et indépendants l'un de l'autre, bien qu'ils associent leurs efforts : 1º une saponification, qui dédouble les corps gras en acides gras et en glycérine ; 2º une oxydation qui semble porter d'abord de préférence sur l'acide oléique, parce que ce n'est pas un acide gras saturé, mais qui finit par s'attaquer à toute la masse.

L'étude des degrés par lesquels passe cette oxydation et du niveau qu'elle atteint à un moment donné est des plus difficiles. Bien que j'y aie passé beaucoup de temps, je ne suis pas en mesure de publier rien de précis. Nous verrons tout à l'heure quelques-uns des caractères qui permettent de juger, en gros, de l'intensité de cette oxydation.

La science est un peu plus avancée en ce qui concerne la saponification. On sait que c'est là un phénomène normal, irrésistible, que nous pouvons seulement activer ou modérer, mais dont il est impossible d'arrêter la marche. Chevreul avait découvert des traces d'acides gras libres dans le beurre le plus frais, et j'ai montré que dans du beurre conservé à l'abri de l'air, des microbes et de la lumière, dans des boîtes closes, la saponification de la matière grasse croissait fatalement avec le temps de conservation.

Quand ce beurre est exposé à l'air, cette saponification, qui commence et se continue de préférence sur les glycérides à acides volatils, sur la butyrine, la caproïne et la capryline, permet l'évaporation de ces acides. Le beurre se met à sentir le *rance*. Mais cette perte ne se fait vite que dans les couches superficielles, parce que les acides gras, même les plus volatils. quittent péniblement la matière grasse qui les contient. Même à l'ébullition, un beurre ranci ne laisse pas passer dans la vapeur d'eau tout son acide butyrique ni son acide caproïque libres. La perte en acides gras devient au contraire rapide si le beurre peut nourrir des microbes qui les consomment ou les brûlent, surtout des mucédinées, qui, ainsi que je l'ai montré, sont très actives sous ce rapport. Dans le fromage, les microbes de la pâte peuvent jouer le même rôle.

Pour apprécier le degré de saponification auquel est arrivé un corps gras, il y a deux méthodes principales. L'une, que j'ai souvent employée, consiste à additionner la solution éthérée du corps gras de chaux finement éteinte. En agitant, on amène, entre cette poudre impalpable de chaux et les acides gras de la liqueur, la formation d'un savon calcaire insoluble, qui permet de séparer, par une simple filtration, les acides gras libres, et d'en étudier la nature. J'ai toutefois fait observer que ce moyen n'est bon qu'avec les corps gras très faiblement oxydés. Avec les autres, le savon de chaux est soluble dans l'éther, et si on peut en apprécier la proportion en mesurant la quantité de chaux entrée en solution, il devient impossible d'en étudier la nature.

Le second moyen, qui laisse de côté la question de qualité et de nature, permet une appréciation assez exacte de la quantité. Il revient à saturer, par une solution alcoolique titrée de potasse, l'acide ou les acides libres présents dans la solution éthérée. La grosse question est celle de l'indicateur, qui manifeste, par un changement de teinte, le moment où la saturation est terminée. Ce moment ne correspond pas à la neutralité de la liqueur, le savon de potasse étant lui-même alcalin. La teinture de tournesol ne donne rien et commence à virer au bleu dès que les acides dont le poids atomique est le plus faible, les acides butyrique et caproïque, sont saturés. L'orangine vire à peu près au même moment. C'est la phtaléine du phénol qui semble jusqu'ici convenir le mieux. Son virage au rouge est assez brusque quand on ajoute goutte à goutte la solution alcoolique de potasse à la solution éthérée de matière grasse. Ce virage correspond-il exactement au moment où tout l'acide gras est saturé et où il y a de la potasse libre dans la liqueur? C'est ce qui n'est pas démontré. Je me suis assuré, en opérant avec de l'acide stéarique aussi pur que possible, que le virage au rouge violacé correspond assez exactement au moment où il y a de la potasse en excès dans la liqueur. Mais il faudrait pouvoir compter sur une exactitude absolue, indépendante des circonstances extérieures, et l'opération reste encore un peu empirique.

Quoi qu'il en soit, on remarque que le liquide, qu'un petit excès de potasse a fortement rougi, se décolore en quelques minutes si on le laisse à l'air. C'est qu'une nouvelle portion de matière grasse s'est décomposée, en donnant de la glycérine neutre et un acide qui a saturé la potasse libre. En rajoutant de la liqueur alcaline, on a une nouvelle coloration, suivie bientôt d'une décoloration nouvelle, et on peut aller ainsi jusqu'à ce que la couleur finisse par persister. A ce moment, la saponification est terminée.

La présence de potasse en solution dans une liqueur éthérée limpide contenant aussi la matière grasse active donc la saponification. On sait combien, dans les opérations de l'industrie comme dans celles du laboratoire, cette saponification est ennuyeuse. Si on chauffe simplement le corps gras en présence d'une solution de potasse ou de soude dans l'eau, ce sont des heures qu'il faut passer quelquefois à surveiller son ballon avant d'y voir disparaître tout trouble et toute trace de corps gras. On peut accélérer un peu l'opération en ajoutant de l'alcool, mais on s'expose à des pertes par suite de la formation d'éther butyrique, et M. Viollette, qui a confirmé mes indications à ce sujet, a montré que ces pertes pouvaient atteindre 10 o/o de la matière grasse. On saponifie au contraire, en moins d'une heure et sans perte, une quantité quelconque de corps gras en le mettant, en solution éthérée, en contact avec une solution de potasse dans l'alcool, qui sert de trait d'union et assure le contact intime de l'alcali et du cops gras.

Voici comment on peut opérer. On dissout dans environ 20 c. c. d'éther 3 à 4 grammes de matière grasse. On ajoute un volume égal d'alcool à 95°, puis, goutte à goutte, au moyen d'une burette graduée, une solution alcoolique étendue de potasse que l'on a titrée elle-même au moyen d'une solution décime. Du volume versé pour ramener au rouge violacé la liqueur additionnée de quelques gouttes d'une solution alcoolique de phénolphtaléine, on conclut la quantité des acides libres. On rajoute ensuite d'un seul coup la quantité voulue d'une solution plus concentrée de potasse dans de l'alcool fort, dont on connaît le titre approximatif. En comptant sur 250 milligrammes d'alcali par chaque gramme de corps gras employé, on est sûr d'être toujours au-dessus de la dose nécessaire. Il est inutile d'ailleurs d'ajouter un excès d'alcali, la saponification étant presque aussi rapide quand on n'a employé que la quantité strictement nécessaire.

Le liquide doit rester limpide ou se troubler à peine. S'il se trouble à fond, c'est qu'il s'y précipite un peu de savon, qu'on redissout en y ajoutant un peu d'alcool. On l'abandonne à lui-même, sans y toucher, pendant une heure. La saponification est d'ordinaire terminée en moins d'une demi-heure, mais il est plus prudent de lui laisser une demi-heure de plus. On évapore alors au bain-marie le liquide alcoolique éthéré, après avoir eu la précaution d'ajouter quelques petits fragments de papier à filtrer ou de pierre ponce, pour éviter les soubresauts. Puis, quand il ne reste plus que quelques centimètres cubes de liquide, on reprend par l'eau. Le liquide doit rester parfaitement limpide. S'il se trouble, c'est qu'on n'avait pas rajouté assez de potasse, ou qu'on ne lui a pas laissé assez de temps pour agir.

Comme l'opération a eu lieu sans pertes (1), on peut se servir de ce liquide pour y apprécier l'excédent d'alcali, suivant la méthode de Koettstorfer. Il est coloré en rouge par la phénolphtaléine qu'on y a ajoutée à l'origine, et il suffit d'y verser une solution titrée d'acide pour le décolorer. Il m'a toujours paru que cette décoloration n'était pas franche, et je ne sais comment font les chimistes qui emploient avec tant de sécurité la méthode de Koettstorfer à la recherche du *quantum* de falsification d'un beurre. J'ai toujours trouvé préférable de faire servir le savon obtenu à la séparation et au dosage des acides volatils, suivant la méthode que j'ai fait connaître (2).

Dans un vase gradué à 110 c. c., on introduit la solution de savon. On ajoute ce qu'il faut d'acide sulfurique pour sursaturer légèrement la quantité de potasse employée. On laisse les acides gras se rassembler à la surface : au besoin, on les aide par une douce chaleur. Quand ils forment une masse fondue et unique, on complète à 110 c. c. le liquide qu'ils surnagent,

(1) On n'observe à aucun moment l'odeur de l'éther butyrique, qui est constante pendant la saponification à chaud en présence de l'alcool, et au départ duquel est due, sans doute, la perte d'acide butyrique constatée par M. Viollette. Cela tient à ce qu'on ne chauffe ici que lorsque tout l'acide butyrique est combiné à la potasse : c'est entre le moment où il quitte la matière grasse et celui où il se combine à la potasse qu'il est capable de s'unir à l'alcool dans le mode de saponification ordinaire, et de quitter la liqueur à l'état d'éther butyrique.

(2) *Le Lait*, p. 313.

après l'avoir laissé refroidir à la température ordinaire. On introduit enfin le tout dans une fiole de verre de Bohême de 250 c. c. environ, dans laquelle se fait la distillation.

Pour pouvoir employer telles quelles les tables que j'ai publiées, il faut distiller 80 c. c. sur les 110. Le liquide qu'on obtient est trouble par suite de la présence d'un peu d'acide caprylique, dont la plus grande partie forme de petites lentilles à la surface. On sature le tout au moyen d'eau de chaux titrée, et, en multipliant le nombre trouvé par un facteur convenable, on a l'acidité totale due aux acides volatils contenus dans la quantité de matière grasse employée.

L'étude qualitative de ces acides se fait par une distillation nouvelle, dans le détail de laquelle j'ai introduit une petite modification. Autrefois, je comptais comme mélange d'acide caproïque et d'acide butyrique tout l'acide caprylique contenu dans le beurre. J'ai vu depuis qu'il était possible d'en faire la distraction et le dosage approximatif, en profitant de ce que le caprylate de chaux est presque insoluble dans l'eau.

En évaporant au bain-marie le résidu de la première distillation, on voit se former et flotter à la surface des pellicules qui se mouillent difficilement. Quand le liquide est réduit à 25 ou 30 c. c., on le jette sur un petit filtre qui retient ces pellicules, formées presque exclusivement de caprylate de chaux. Un lavage sommaire avec 15 à 20 c. c. d'eau n'en dissout pas une quantité sensible, et entraîne au contraire les sels solubles, butyrate et caproate de chaux.

Dans ce mélange, on met en liberté les acides volatils en y ajoutant la quantité voulue d'acide tartrique, et en laissant au précipité de tartrate de chaux quelques heures pour se former, On décante ensuite le liquide acide. On le ramène à 110 c. c. avec les eaux de lavage, et on l'étudie par les procédés de distillation fractionnée que j'ai fait connaître.

Ces procédés permettent de trouver assez approximativement le rapport entre les quantités d'acide butyrique et d'acide caproïque contenues dans le dernier liquide distillé. Ils permettent aussi de remonter de ce rapport à celui que présentaient les deux acides dans le liquide de saponification de la matière grasse, et par conséquent dans la matière grasse elle-même. Connaissant par le premier dosage à l'eau de chaux la quantité totale d'acides volatils, et par le second, la proportion de l'acide butyrique à l'acide caproïque, on peut trouver les proportions pondérales de chacun d'eux.

C'est ici que nous retrouvons la petite modification dont je parlais tout à l'heure. Le premier dosage à l'eau de chaux correspond à la totalité des acides volatils distillés, acide butyrique, caproïque et caprylique. — Avant de faire le calcul pour les deux premiers, il faut faire le départ du dernier. On y arrive assez facilement et avec une approximation suffisante en opérant de la façon suivante. La première saturation faite sur la partie distillée du liquide de saponification avait par exemple exigé m centimètres cubes d'eau de chaux. Dans la deuxième distillation, d'où a été éliminé aussi bien que possible l'acide caprylique, on en a trouvé m', et de cette quantité correspondant à ce qui a passé dans les 80 c. c. distillés, on peut conclure, par les tables que j'ai données, la quatité n' restée dans les 30 c. c. qu'on a laissés dans le vase de distillation. La quantité d'eau de chaux représentée par $m' + n'$ correspond donc à l'acide butyrique et à l'acide caproïque. En la retranchant de m, la différence $m - m' - n'$ donne l'acide caprylique.

Grâce à l'insolubilité du caprylate de chaux dans l'eau, cette méthode de dosage, qui n'est bonne que pour un mélange de deux acides, peut donc convenir à un mélange de trois. Mais il n'en est plus de même quand, à l'acide butyrique et à l'acide caproïque, éléments normaux de la constitution du beurre, vient se joindre l'acide formique que j'ai démontré être un produit constant de l'oxydation de la matière grasse. On est averti de sa présence en ce que la méthode, qui doit fournir des nombres constants, ou à peu près constants, pour le rapport entre l'acide butyrique et l'acide caproïque, ne donne plus rien, ou ne fournit pour ce rapport que des nombres toujours croissants et sortant tout à fait des limites ordinaires.

Cela tient à ce que l'acide formique, au lieu de passer de préférence avec les premières portions de liquide distillé, comme le font les acides butyrique et caproïque, s'accumule au contraire dans les résidus restant dans le vase de distillation, et la décroissance du titre acide des diverses prises faites dans le liquide distillé, au lieu d'être régulière et rapide, se fait avec plus de lenteur, et peut même quelquefois, lorsque la quantité d'acide formique est notable, aboutir à une augmentation pour les dernières prises. Ainsi averti, on peut aller chercher l'acide formique dans le liquide restant dans la cornue. Il est même prudent, toutes les fois qu'on a affaire à du beurre qu'on peut soupçonner d'être oxydé pour une cause quelconque, de faire cette recherche en poussant plus loin que nous ne l'avons dit plus haut la distillation du liquide de saponification. On recueille d'abord les 80 c. c. destinés au dosage par l'eau de chaux et à la continuation de l'expérience. On recueille ensuite à nouveau 15 à 20 c. c. pour y rechercher l'acide formique par le nitrate d'argent ammoniacal. Comme cet acide reste dans la cornue, il y en a naturellement plus dans le résidu de la première distillation que dans celui de la seconde, et c'est pour cela que nous le cherchons de préférence dans les résidus laissés par le liquide de saponification. Un beurre frais n'en donne pas trace. Il en donne d'autant plus qu'il est plus oxydé et résinifié.

Malheureusement je n'ai trouvé aucun rapport bien visible entre l'intensité probable de l'oxydation et la quantité d'acide formique produit. S'il y a de cet acide formé dès le début de l'oxydation, il se forme en quantités très faibles, et n'est pas décelable. On ne commence à en trouver que lorsque l'oxydation est déjà très avancée. Comme je le disais tout à l'heure, la mesure précise du degré d'oxydation est encore à trouver. On n'en a en ce moment que deux témoins, la présence de l'acide formique que je viens de signaler, et un autre qui est le suivant : quand on ajoute de la potasse à la solution éthérée de la matière grasse qu'on veut saponifier, la teinte du liquide se fonce à peine quand la matière grasse est fraîche ; quand elle est oxydée, au contraire, il se produit une teinte brune plus ou moins foncée, due sans doute à la formation d'un oxyoléate noir de potasse. Il faut surveiller ces deux caractères un peu grossiers, mais cependant utiles à consulter dans un problème aussi compliqué que celui dont nous nous occupons actuellement.

II

Arrivons maintenant à la question que nous nous sommes posée en commençant. Je commencerai par l'étude d'un beurre qui va nous fournir à la fois une application des méthodes qui précèdent, et une notion fondamentale au sujet de cette question.

A. *Beurres maintenus à l'abri de l'air et de la lumière.* — C'est un beurre primé au concours agricole de Paris, en 1886, et analysé une première fois à l'état frais (1). Ce beurre a ensuite été fondu, filtré et enfermé dans un petit flacon à col étroit, hermétiquement fermé par un bouchon, dans lequel il n'était à l'origine en contact qu'avec ce qu'il pouvait avoir absorbé d'oxygène pendant les manipulations. Il a été analysé une seconde fois six mois, puis une troisième fois un an après la première analyse. On ne prélevait à chaque fois que la petite quantité de matière nécessaire pour l'opération, et le flacon était rebouché et conservé à la lumière diffuse.

Ces trois essais n'ayant montré que de très faibles variations dans la proportion et la composition des acides volatils, on a attendu sept ans pour faire une quatrième analyse. Pour abréger, je ne donnerai que les résultats de cette dernière étude, et comme la saponification y a été faite par le procédé que j'ai décrit plus haut, tandis que les trois autres saponifications

(1) C'est le n° 7 de mon livre : *Le Lait,* p. 325, et des *Principes de laiterie,* p. 263.

ont été faites par le procédé que j'avais décrit dans mes livres, à chaud et sans alcool, je ferai la comparaison de la première et de la dernière analyse pour montrer l'identité des résultats.

En mars 1886, 2^{gr}.930 de beurre saponifiés à chaud, et le savon décomposé par l'acide sulfurique, avaient donné, pour 110 c. c. de liquide distillés à 80 c. c., une quantité d'acide volatil saturée par 47 c. c. eau de chaux de 22,8 c. c.

En mars 1893, 3^{gr},130 de beurre ont exigé, saponifiés à froid et la distillation faite dans les mêmes conditions, 50,5 c. c. de la même eau de chaux. La proportion est la même. Elle était la même aussi dans les deux essais intercalaires. *La saponification à froid donne donc les mêmes résultats que la saponification à chaud, et sept années de séjour dans un flacon clos, à la lumière diffuse et en présence d'une quantité d'air limitée, n'ont rien changé à la proportion d'acides volatils contenus dans un beurre.*

Voyons maintenant si la composition de ces acides est restée la même. Il n'y a pour cela, nous le savons, qu'à soumettre à une distillation fractionnée le produit saturé et évaporé de la première distillation, après en avoir séparé la plus grande partie du caprylate de chaux au moyen d'une filtration, et remis en liberté au moyen d'acide tartrique les acides volatils qu'il contient. Le liquide ramené à 110 c. c., on distille en prélevant 8 prises successives de 10 c. c. Chacune de ces prises est saturée à part. Quand tout est terminé et qu'on connaît la quantité totale d'eau de chaux employée, on cherche comment elle s'est distribuée dans les diverses prises, et on obtient une série de nombres, caractéristiques de la marche de la distillation, qui peuvent servir à trouver la nature et la proportion des acides volatils sur lesquels on a opéré. Voici cette série pour l'analyse de 1886 et celle de 1893 :

	1886	1893
1re prise	24.4 °/₀	24.7 °/₀
2e »	43.6 »	43.7 »

3e	»	58.9	»	58.8	»
4e	»	71.0	»	71.2	»
5e	»	80.7	»	81.2	»
6e	»	88.5	»	89.0	»
7e	»	95.1	»	95.1	»
8e	»	100.0	»	100.0	»

La ressemblance est aussi grande que possible, etant données les irrégularités inévitables de toute distillation, alors même qu'elle est faite dans le même appareil, à la même pression et à la même température. Concluons donc que *la composition des acides volatils est aussi restée constante.*

Reste maintenant à savoir quelle est cette composition. C'est une question difficile quand il y a trois acides mélangés, comme c'est ici le cas, et je crois avoir réalisé un petit progrès sur mes publications anciennes en procédant de la façon suivante.

Dans l'analyse de 1893, il avait fallu 50 c. c. 5 pour la saturation des acides volatils dans la première distillation. Il en a fallu 43 c. c. en tout dans la distillation fractionnée pour saturer les huit prises successives de 10 c. c. Le liquide resté dans la cornue dans cette seconde distillation est peu acide et, en comptant que pour le saturer il faut environ 6 o/o de la quantité d'eau de chaux employée à saturer les 8 prises, on se tient très près de la vérité. La quantité d'acide introduite dans la cornue à la seconde distillation correspondait donc environ à 43 c. c. + 0,06. 43 c. c., soit à 45,5 c. c. La différence à 50,5 c. c., soit 5 c. c., correspond donc à la quantité d'acide caprylique passé à la première distillation, et arrêté à la seconde par la filtration du caprylate de chaux. Cette quantité d'acide caprylique est de 0,0316 gr. qui, pour un poids de matière grasse égal à 3gr,130, donnent 1,01 o/o d'acide caprylique.

Quant aux acides restants, ils sont formés d'un mélange d'acide butyrique et d'acide caproïque facile à calculer avec les tableaux que j'ai donnés dans mon livre sur le lait (p. 323 et 324). On trouve facilement ainsi, pour la matière grasse de ce beurre, en 1893, et par suite en 1886, puisqu'il n'y a pas eu de changement, les nombres suivants :

Acide butyrique. . . . . 4.45 °/₀
Acide caproïque. . . . . 2.14 °/₀
Acide caprylique. . . . . 1.01 °/₀

Total. . . . . 7.60 °/₀

En 1886, je laissais l'acide caprylique confondu avec les deux autres acides, et j'avais trouvé 7,58 o/o d'acides volatils. Je crois ma nouvelle évaluation plus voisine de la vérité, mais je ne prétends nullement que j'évalue ainsi tout l'acide caprylique contenu dans le beurre. Cet acide n'est pas à proprement parler volatil à la température de la distillation. Il est entraîné par la vapeur d'eau, ce qui n'est pas exactement la même chose. Il est de plus assez fortement retenu par la matière grasse restant dans la cornue, de sorte qu'il faudrait peut-être insister, et multiplier les distillations, pour le recueillir tout entier. C'est peut-être pour cela que M. Viollette (1) en trouve plus, en moyenne, dans ses essais, que je ne le fais dans les miens.

Quoi qu'il en soit, la conclusion de cette étude est indépendante de la solution donnée ou à donner à cette difficulté. Quelle que soit la composition des acides volatils, elle ne subit pas de variations appréciables dans un beurre conservé pendant sept ans dans les conditions signalées plus haut.

J'ai retrouvé cette même conclusion pour un second beurre : le n° 9 de mon livre sur le lait, qui avait été conservé côte à côte avec le premier, et qui a été analysé deux fois, en 1886 et en 1893. La proportion totale d'acides volatils y était aussi la même, bien que la saponification ait été faite à chaud la première fois, à froid la seconde. Quant à l'identité de composition de ces acides volatils, elle résulte du parallélisme des deux séries suivantes, qui correspondent à celles qui ont été transcrites plus haut.

(1) Viollette, *Comptes rendus de l'Académie des Sciences*, t. CXI, 1690, p. 345.

beurre était resté en contact avec de l'eau légèrement salée. Le contact de l'eau, même salée, active la saponification.

C. *Beurre fortement aéré à l'abri de la lumière.* — Une autre portion de ce même beurre avait été enfermée depuis deux ans dans une boîte de bois mal close et conservée au laboratoire à côté du précédent échantillon. Celle-ci avait subi, à peu près à l'obscurité, l'action de l'air et l'évaporation. Au bout de deux ans, on a fondu le beurre, qui était devenu très odorant, mais n'avait pas perdu sa couleur jaune, sauf dans une couche très superficielle. L'étude faite par comparaison avec le même beurre conservé en flacon a montré : 1° que la quantité totale d'acides volatils avait diminué d'environ un quart par conservation dans la boîte au contact de l'air ; 2° que l'acide butyrique avait diminué dans de plus fortes proportions que les acides caproïque et caprylique ; 3° que la quantité d'acide formique était aussi plus grande que dans le flacon mal clos ; 4° que la saponification était aussi plus avancée dans la boîte, attendu qu'elle atteignait l'équivalent de 71^{gr},6 d'acide butyrique par kilogramme de beurre.

Il faudrait ajouter à ce chiffre celui qui correspond à l'acide butyrique évaporé et évidemment saponifié avant évaporation. J'ai montré depuis longtemps que la saponification, lorsqu'elle se fait ainsi sous l'action du temps, porte de préférence sur les glycérides à acides volatils. Donc, dans ce beurre soumis à une oxydation lente et à une évaporation facile, il y a rancification, perte d'acides volatils par évaporation, et surtout d'acide butyrique qui donne au beurre rancet son odeur caractéristique. La comparaison de ces résultats donne peut-être l'explication des nombreuses contradictions qui se sont produites sur le point de savoir s'il y a ou non diminution des acides volatils pendant la rancification. Voir à ce sujet le livre très complet de Zune (1). Il n'y a pas de perte si le beurre

(1) *Analyse des beurres*, Paris et Bruxelles, 1892.

est conservé en vases clos. Il y en a s'il est exposé à l'air.

D. *Beurre largement exposé à l'air et à la lumière.* — Pour faire un nouveau pas en avant, je mettrai en présence des beurres que je viens d'étudier d'autres échantillons de beurre, analysés par moi à l'état frais, parce qu'ils avaient été primés aux Concours de Paris de 1886 et 1887, et conservés depuis le jour de l'analyse dans un tube à essai, où ils avaient été introduits après fusion et filtration. Ils remplissaient ces tubes à moitié environ, et le bouchon fermait assez bien pour que l'évaporation fût difficile, mais assez mal pour que l'oxygène de l'air fût empêché de pénétrer. Quand le bouchon s'était trouvé enduit de matière grasse, cette pénétration avait été d'abord assez lente, car il avait fallu d'abord oxyder la matière grasse du bouchon ; mais elle avait fini par se faire partout, et on en était averti par cette circonstance qu'à une époque variable le beurre, jaune jusque-là, avait commencé à blanchir par sa surface supérieure, à prendre une odeur suiffeuse très marquée, et que la décoloration et la viciation de goût avaient peu à peu envahi toute la masse.

Le beurre n° 17 de mon livre le *Lait,* analysé comparativement en 1887 et 1893, n'avait subi aucun changement dans la proportion de ces acides volatils. Il en contenait toujours 6,68 o/o. La composition de ces acides n'était pas tout à fait la même qu'à l'origine. Il y avait, en effet, des quantités sensibles d'acide formique, et nous savons que l'influence de cet acide sur la marche de la distillation fractionnée empêche une comparaison précise entre ce beurre oxydé et le beurre primitif. Toutefois à l'apparition de cet acide nouveau devait correspondre la disparition par combustion ou évaporation d'un autre acide, probablement l'acide butyrique. Concluons seulement que, dans ces conditions d'oxydation facile et d'évaporation pénible, le seul phénomène saisissable a été une variation dans la composition des acides, sans changement bien marqué sur leur proportion totale. Quant à la saponification, elle était notablement plus élevée qu'au début, mais pas encore très considérable, car elle n'atteignait que 25^{gr},4 d'acide butyrique par kilogramme.

Le beurre n° 20 du même livre est un peu plus oxydé que le précédent. La comparaison entre les proportions d'acide en 1887 et 1893 montre qu'il y a une légère augmentation. Une comparaison plus étroite est difficile parce que cette augmentation résulte de l'apparition d'un peu d'acide formique. Mais l'augmentation n'est pas douteuse. Quant à la saponification, elle est exactement au même point que pour le beurre ci-dessus, et atteint l'équivalent de 25^{gr},4 d'acide butyrique par kilogramme.

Ainsi, dans ces cas, l'oxydation avait marché plus vite que la saponification.

En résumé, dans tout ce qui précède, nous voyons qu'en dehors de toute intervention des microbes et de celle de l'oxygène la saponification est un phénomène inévitable, mais lent, et dépendant des conditions de conservation. Elle s'exagère quand il y a en même temps oxydation, mais sans rester liée à ce phénomène, qui peut s'exalter beaucoup sans que la saponification marche du même pas, quand l'oxygène pénètre facilement dans le beurre, et que l'évaporation des acides gras est difficile. Quand le beurre a le large contact de l'air, il peut, dans l'obscurité, perdre son acide butyrique par évaporation et prendre l'odeur rance. A la lumière, c'est la saveur suiffeuse qui l'emporte, parce que l'effet de l'oxydation dépasse celui de la saponification.

E. *Fromages conservés dans diverses conditions d'obscurité.* — Nous pouvons maintenant faire entrer en scène les fromages dont j'ai parlé en commençant. J'en avais à ma disposition trois suffisamment comparables.

L'un était un fromage frais, récemment moulé, et tout à fait au début de sa période de maturation, tel qu'on l'introduisit dans la cave pour qu'il y mûrisse. Je serai bref à son sujet. Je n'ai pas étudié sa matière grasse, la jugeant très voisine de celle qu'on rencontre dans les beurres frais ; j'ai simplement constaté ce qu'elle contenait au début d'acides gras saponifiés ; j'en ai trouvé 8 grammes par kilogramme, évalués en acide butyrique.

Le second fromage était la pièce refroidie dont j'ai parlé en commençant, ayant passé cinq mois et vingt jours (du 15 juin au 5 décembre) dans une cave refroidie à — 2º pendant tout cet intervalle, sauf pendant une quinzaine de jours, où des réparations à la machine ont permis à la température de s'élever progressivement jusqu'à + 5º. Cette pièce, qui m'est arrivée le 20 décembre, répandait une odeur de savon très prononcée, surtout sur sa face la plus plane, celle qui était restée appuyée sur la planche de support. Le fromage semble en effet n'avoir pas été retourné pendant son séjour à la cave, et a pris une forme légèrement tronconique par suite de la dessiccation. La face supérieure était couverte d'une croûte un peu visqueuse, faite d'une multitude de bactéries mélangées à de la pâte du fromage.

Pour éliminer l'influence de ces végétations superficielles qui ne sont pas absentes sur la base en contact avec la planche, je racle le fromage sur une épaisseur de 1 millimètre environ : je trouve alors une couche blanche et homogène ; c'est aux raclures de cette portion que j'emprunte la matière grasse à étudier.

Cette fois, la marche de la distillation fractionnée révèle l'existence de l'acide formique en quantité très sensible. Il n'y en avait pas avec la matière grasse de la première pièce. Voilà donc un nouveau témoin du phénomène d'oxydation.

Malgré cette oxydation, qui a rendu le fromage immangeable, la saponification est extrêmement peu avancée. Elle n'atteint, au moment où je reçois la pièce, que $6^{gr},27$ d'acide butyrique par kilogramme, et elle était certainement moindre quand la pièce est sortie de la cave, car elle progresse assez vite depuis le retour à la température ambiante. Au bout d'un mois de séjour dans une pièce non chauffée, je trouve qu'elle a atteint le chiffre de 13gr,4 d'acide butyrique par kilogramme, tant sous l'influence de la chaleur que sous celle des microbes qui se sont réveillés. Concluons qu'*au froid, et dans un fromage soustrait aussi complètement que possible à l'influence des microbes, l'oxydation marche, mais que la saponification est très lente.*

Nous allons constater des résultats tout à fait inverses des précédents en étudiant la troisième pièce, mûrie à la façon ordinaire, et prête à être consommée. Peut-être même avait-elle un peu dépassé la limite de maturité, car ses couches superficielles avaient pris cette teinte grisâtre qui caractérise les fromages très mûrs, et présentaient en outre une saveur un peu sèche et légèrement suiffeuse. J'attribue la saveur sèche à l'augmentation dans la quantité d'acides gras saponifiés, la saveur suiffeuse à un effet d'oxydation ; mais le changement de goût qui en résulte n'est pas défavorable, et il y a des pays où on recherche précisément des fromages arrivés à ce degré de maturité. Étudions donc la matière grasse de ce fromage.

Je devrais dire les matières grasses, parce que, malgré les soins du fabricant et l'homogénéité originelle de la pâte, la maturation ne marche pas partout du même pas, et les transformations de la matière grasse ne se font pas avec la même activité sur tous les points de la pièce.

Une évaluation moyenne du degré de saponification, faite en décembre, me donne le chiffre de 22gr,1 par kilogramme. En janvier, ce chiffre est monté à 24gr,5. En mars, je trouve sur un point 42gr,5 d'acides saponifiés par kilogramme, l'évaluation faite en acide butyrique ; sur un autre, au voisinage de la croûte, le chiffre est de 103 grammes. Si tous les acides gras étaient saponifiés, ils donneraient, en prenant le même mode d'évaluation, environ 330 grammes d'acide butyrique par kilogramme. Il y a donc dans cette partie du fromage environ le tiers de la matière grasse saponifiée et transformée en acides gras. C'est un chiffre très supérieur à ceux que nous avons constatés jusqu'ici sur les beurres, même après de plus longues durées de conservation.

La saponification s'exagère donc notablement sous l'influence de certains microbes, surtout de ceux qui sont des agents comburants. J'avais déjà insisté sur cette notion (1), mais dans un cas plus éloigné de la pratique et moins saisissant.

En revanche, il n'y a pas dans ce cas d'acide formique. L'oxydation a bien un peu fonctionné, puisqu'elle a donné une saveur légèrement suiffeuse aux couches extérieures. Mais cela date sans doute du jour où les microbes, ayant cessé d'agir, n'ont plus été des protecteurs suffisants. Tant qu'ils sont actifs, et j'en ai montré d'autres exemples, *les microbes protègent la matière grasse contre l'action trop intense de l'oxygène de l'air.*

Maintenant quel est le mécanisme de cette action des microbes ? Peut-être n'est-il pas difficile à découvrir, au moins dans un de ses rouages. La saponification est une éthérification, par conséquent un phénomène qui se heurte à un phénomène antagoniste, et qui par là se modère lui-même. Nous avons déjà vu plus haut cette saponification être plus marquée lorsqu'un de ses produits, l'acide butyrique, s'évapore en vertu de sa volatilité. Ce phénomène d'évaporation se produit certainement dans le fromage, mais il est peu marqué. Le fromage ne sent que bien rarement le rance, mais les microbes peuvent faire disparaître l'acide butyrique en le brûlant ou en le combinant à de l'ammoniaque.

Les acides gras combinés à l'ammoniaque comptant comme corps saturés dans la mesure du quantum de saponification, il faudrait ajouter aux acides gras saponifiés, mesurés par les chiffres qui précèdent, ceux qui sont combinés avec l'ammoniaque. Ce fromage contenait 35,18 o/o de matière grasse, et 5,80 d'ammoniaque par kilogramme. Cette ammoniaque aurait exigé pour sa saturation $19^{gr},6$ d'acide butyrique, sur lesquels il y en avait seulement $2^{gr},1$ d'acide butyrique réel. Le

(1) *Le Lait*, p. 57.

reste, $17^{gr},5$, correspondait à des acides gras. Sur 1 kilogramme de fromage, il y avait environ 352 grammes
de matière grasse. C'était donc environ 5 o/o d'acides
gras saponifiés, existant à l'état de sels ammoniacaux,
et il faudrait ajouter ce nombre aux chiffres de saponification donnés plus haut.

Voilà une première cause d'accélération de la saponification ; mais il y en a une autre, c'est que l'acide
butyrique est brûlé peu à peu. Quand on étudie à la
distillation fractionnée la matière grasse de ce fromage,
ce qui est facile parce qu'il n'y a pas d'acide formique
rendant la méthode incertaine, on constate que la proportion de l'acide butyrique par rapport aux autres
acides volatils a beaucoup diminué : ainsi, dans ce
fromage, la proportion de l'acide butyrique dépassait
à peine celle de l'acide caproïque, tandis qu'il est au
moins du double dans la matière grasse fraîche.

Toutefois, après avoir visé ces deux causes d'accélération de la saponification, il ne faudrait pas croire
qu'elles expliquent tout. Il y a évidemment des
influences de milieu. Sans qu'on sache encore pourquoi, certaines substances activent la saponification,
d'autres la retardent. A ces influences d'ordre chimique, les microbes ajoutent peut-être des influences
d'ordre vital. Peut-être saponifient-ils de la matière
grasse au moyen d'une diatase, pour en retirer la
glycérine sur laquelle ils ont action. Ce sont là des
questions que ce travail ne peut avoir la prétention de
résoudre. Il se contente de les poser.

D. — LES PHOSPHATES DU LAIT

Les phosphates du lait sont pour beaucoup dans la
valeur alimentaire de ce liquide. C'est avec eux que le
jeune animal en lactation constitue son système os-
seux ; d'une manière plus générale, Bunge a démontré
que la matière minérale d'un jeune chien, incinéré en

entier, avait à peu près la même composition que les cendres du lait de chienne.

Les sels minéraux du lait exercent en outre une influence considérable sur les propriétés de la caséine, sur sa coagulation, sur son degré de cohésion, sur sa digestibilité. O. Hammarsten a cherché à expliquer théoriquement cette influence en admettant que, sous l'action de la présure, la caséine se dédouble en deux nouvelles substances. L'une, qui est en quantité de beaucoup prédominante, est insoluble dans la solution de phosphate calcique que présente le lait, et se précipite, sous forme de coagulum, en entraînant une proportion plus ou moins grande de chaux et d'acide phosphorique. L'autre corps azoté, qui se forme en quantité très minime dans le dédoublement, constitue la *protéine du sérum*, et reste en solution.

Cette théorie a été reprise tout récemment, avec des arguments nouveaux, par MM. Arthus et Pagès, pour lesquels la présure dédouble la caséine du lait en deux substances : une albumose qui reste dans le petit lait, et une substance caséogène qui donne avec les sels de calcium un composé insoluble, le caséum. C'est la théorie d'O. Hammarsten, sauf que la formation d'un coagulum est considérée, non comme le résultat d'un phénomène d'insolubilité dans un liquide contenant du phosphate calcique, mais comme le résultat de la combinaison chimique d'une substance dite *caséogène* avec le calcium pour donner la substance insoluble, dite *caséum*. MM. Arthus et Pagès considèrent en effet ce caséum comme un composé chimique, parlent de caséum calcique, barytique, sans avoir du reste cherché à démontrer que la composition de ces corps était constante, ni rien fait pour justifier le nom qu'ils leur donnaient.

A ces théories du dédoublement pendant la coagulation, j'ai fait deux objections principales. En premier lieu, lorsqu'on filtre comparativement, sur une bougie de porcelaine, du lait normal et du lait coagulé, pour bien y distinguer ce qui est en solution véritable et passe au travers du filtre, de ce qui est en suspension et qui reste à sa surface, on ne trouve pas plus de matière albuminoïde dissoute dans un cas que dans l'autre ; ce qui prouve que, dans les limites de précision de la mesure, il ne se forme aucune nouvelle matière soluble par suite de la coagulation. En second lieu, les sels de chaux jouent un rôle passif, au lieu de jouer un rôle actif dans la coagulation, comme le veulent les théories précédentes. Le phosphate de chaux du caséum est en simple suspension dans le lait et s'en sépare par le repos. Il ne fait pas plus partie du caséum, que ne font partie de l'eau les limons qui s'en déposent. On n'a pas le droit de le considérer comme faisant partie des *cendres* de cette substance. On a encore moins le droit de compter, sans autre informé, le phosphore trouvé dans ces cendres comme élément du caséum. En se formant, le coagulum enferme dans ses mailles le phosphate de chaux en suspension dans le lait, et ne s'en sépare ensuite que difficilement. La proportion de sel de chaux soluble est en outre la même, avant ou après coagulation, dans la portion qui filtre au travers d'un diaphragme de porcelaine, ce qui est contraire à l'idée d'une combinaison calcique, se produisant pendant la coagulation.

Ces faits, publiés en 1883, n'ont pas été contredits par M. Hammarsten, et MM. Arthus et Pagès, qui, depuis, ont fait leur travail sur le lait, semblent les avoir ignorés. On aurait pourtant pu me reprocher que ma démonstration n'était pas tout à fait correcte. Ma première objection résulte d'un dosage comparatif de la matière albuminoïde dans le liquide filtré du lait coagulé et non coagulé. Cette filtration n'est pas quelque chose d'aussi simple que la filtration d'un précipité cristallin, et il y a de ce fait des difficultés sur lesquelles je reviendrai. Telle qu'elle est, et avec les renseignements que j'ai donnés, la démonstration est suffisante. On a le droit de se montrer un peu plus difficile au sujet de la seconde objection, relative au dosage comparatif du phosphate de chaux.

Je m'étais contenté, pour aller vite, de dissoudre dans l'acide acétique, mélangé au besoin d'une goutte ou deux d'acide chlorhydrique dilué, les cendres provenant du lait entier ou du lait filtré, et de précipiter par l'ammoniaque. Les cendres du lait contiennent toujours plus d'acide phosphorique qu'il n'en faut pour former avec la chaux du phosphate tribasique; il y a en outre dans ces cendres de l'alumine, du sesquioxide de fer, de la magnésie. Le précipité obtenu par l'ammoniaque contenait donc, mélangé au phosphate de chaux, des phosphates de fer, d'aluminium, et du phosphate ammoniaco-magnésien que la calcination transforme en pyrophosphate. Tous ces phosphates mélangés au phosphate de chaux sont en assez faible quantité pour que les conclusions à tirer des dosages soient encore valables, et c'est dans ce sens que je les ai données. Mais il y aurait évidemment intérêt à serrer la question de plus près.

Il n'est pas douteux aujourd'hui que le lait contienne des éléments en suspension et des éléments en solution. Dans les éléments en suspension, en laissant de côté les globules gras, il faut compter surtout la caséine et les phosphates. Quels sont ces phosphates, et, lorsqu'on a recombiné par le calcul, à l'état de phosphates tribasiques, les quantités des diverses bases trouvées par l'analyse avec la quantité voulue d'acide phosphorique, y a-t-il un excédent d'acide phosphorique ou de phosphore imputable au caséum lui-même, et entrant dans sa constitution au même titre que le carbone ou l'azote? Comme les matériaux en suspension comprennent les 7/8 de la caséine et un peu moins de la moitié des éléments salins, ils se prêtent bien mieux à cette étude que le lait entier, parce que, d'un côté, l'évaluation de l'excédent d'acide phosphorique est plus sûre, et que, de l'autre, cet excédent est à répartir sur une quantité de caséine presque égale à celle qui existe dans ce lait.

Si nous passons maintenant aux sels en solution, nous rencontrons d'autres questions qui se posent. Dans les cendres du lait filtré au travers de la porcelaine, nous trouvons encore de l'acide phosphorique et de la chaux. Dans quelle proportion sont ces deux

éléments, et à quel état a-t-on le droit de les supposer
en suivant les règles, arbitraires il est vrai, qui servent
à transformer une analyse élémentaire en analyse immédiate? Le phosphate tribasique de chaux est insoluble, le phosphate bibasique l'est aussi; seul le phosphate monobasique peut se dissoudre, mais il est
acide. L'acidité qui en provient est-elle du même
ordre que l'acidité normale du lait? Les citrates dont
on a signalé la présence dans le lait jouent-ils un rôle
dans la solubilisation des phosphates?

Ce n'est pas tout. Le phosphate de chaux y est à
l'état d'éléments fins, presque muqueux, se dissolvant
très facilement dans les acides les plus faibles. Cet état
de division muqueuse, cette facile solubilité assurent
sa circulation dans l'organisme du jeune animal, soit
qu'il y entre en nature, ce qui lui permet sa division
extrême, soit qu'il y entre en solution acide facile à
précipiter. Pour donner aux phosphates naturels des
propriétés alibiles, on a songé de divers côtés à les
faire passer par l'organisme de la vache, à laquelle on
les sert à l'état pulvérisé, dans l'espoir de les voir re-
paraître dans son lait sous une forme plus digestible.
Ceci revient à demander à la vache ce travail préliminaire qu'on n'ose pas demander à un enfant qu'on
veut soumettre à une alimentation phosphatée. Mais la
vache en est-elle capable? Le lait qu'elle fournit dans ces
conditions d'alimentation renferme-t-il plus de phosphates que le lait naturel? Si oui, sont-ils à l'état de
phosphates solubles ou de phosphates en suspension?
Une réponse à cette question est d'autant plus utile
qu'il y a un moyen très simple d'augmenter, sans passer par la vache, la richesse d'un lait en phosphates,
et de justifier par cette augmentation l'augmentation
du prix. Il suffît d'y ajouter des os pulvérisés ou du
phosphate de soude, suivant qu'on voudra accroître la
proportion des phosphates en suspension ou en solution. Y a-t-il des moyens de se mettre en garde contre
cette fraude?

Toutes ces questions forment l'objet d'un travail considérable dont je ne publie en ce moment que la pre-

mière partie, celle qu'il est possible de faire dans un milieu aussi hostile aux études laitières que l'est Paris. La seconde partie, qui exige des expériences sur des animaux, a été interrompue quand j'ai quitté la Station laitière du Cantal; j'espère pouvoir les reprendre bientôt dans la même région.

I

L'étude de tous ces problèmes exige une analyse exacte des cendres, analyse dont les procédés sont bien connus. J'ai toujours opéré sur 100 c. c. de lait, que j'évaporais au bain-marie, et que je calcinais dans une capsule de platine, à une aussi basse température que possible. Les cendres, pesées lorsqu'elles sont bien blanches, sont reprises par l'acide chlorhydrique étendu où elles se redissolvent intégralement, ce qui démontre qu'il n'y a jamais de silice en proportions sensibles. On ajoute de l'ammoniaque jusqu'à formation d'un commencement de précipité, puis de l'acide acétique ajouté goutte à goutte et en léger excès, de façon à ne laisser indissous que les phosphates de fer et d'alumine.

C'est ici qu'on trouve le bénéfice de n'avoir pas trop chauffé pendant la calcination. Le phosphate de chaux porté à un rouge trop vif se redissout plus péniblement dans l'acide chlorhydrique, et cette dissolution ne semble pas lui faire perdre sa cohésion et son degré de résistance aux acides, car, précipité par l'ammoniaque, il est encore très résistant à l'attaque par l'acide acétique, et peut refuser de se dissoudre. Si on chauffe, on ne réussit qu'à le rendre plus insoluble, et en plus on précipite une partie de celui qui s'était déjà dissous. On évite toute difficulté, en calcinant au rouge naissant dans les portions les plus chaudes de la capsule de platine. Quand on dépasse ce terme, on est exposé à compter une partie du phosphate de chaux des cendres comme du phosphate de fer et d'alumine.

Le fait a dû se produire souvent, car les quantités de

phosphate de fer et d'alumine que j'ai trouvées dans mes analyses n'ont jamais dépassé 5 milligrammes pour 100 c. c. de lait. Cela correspond à 10 milligrammes environ de sesquioxyde de fer par litre de lait. Or la majorité des analyses publiées en donnent 30 à 50 milligrammes.

D'ordinaire le poids de phosphate de fer et d'alumine provenant des cendres de 100 c. c. de lait ne dépasse pas 2 milligrammes. La teneur en acide phosphorique de ces deux phosphates est à peu près la même, et voisine de 50 o/o. On ne commet qu'une erreur négligeable en comptant comme acide phosphorique la moitié du poids des phosphates trouvés, dont il est inutile de pousser plus loin l'étude. Dans le liquide filtré on précipite à la façon ordinaire la chaux par l'oxalate d'ammoniaque, puis la magnésie à l'état de phosphate ammoniaco-magnésien, en ajoutant un excès d'ammoniaque au liquide de filtration et de lavage de l'oxalate de chaux, convenablement évaporé au bain-marie, s'il est trop étendu. On concentre à nouveau les liquides de filtration et de lavage du phosphate ammoniaco-magnésien, et on y précipite les dernières portions d'acide phosphorique en y ajoutant du chlorure de magnésium et de l'ammoniaque. Les éléments autres que l'alumine, le fer, la magnésie, la chaux et l'acide phosphorique, ne nous intéressent pas pour le moment, et nous les confondrons sous la dénomination d'éléments non dosés. Ils sont formés presque exclusivement de chlore, de potasse et de soude.

Pendant que ces opérations s'accomplissent, une autre portion du même lait est filtrée sous pression au travers d'une bougie Chamberland. On recueille une centaine de centimètres cubes du liquide limpide. Il importe que pendant les vingt-quatre heures nécessaires à cette filtration, le lait ne se coagule ni ne s'acidifie pas, pour éviter qu'une partie du phosphate de chaux en suspension ne passe en solution, et que la répartition qu'on veut surprendre ne soit ainsi modifiée. Il faut pour cela soit stériliser le lait sur lequel on opère, soit, ce qui est préférable, le refroidir en y mettant un *nageur* rempli de glace. Il n'y a pas à craindre de voir se peupler le liquide filtré, si on le reçoit dans un vase stérilisé et si la bougie filtrante a été bien flambée. On évapore au bain-marie 100 centimètres cubes de ce liquide filtré et on le traite absolument comme on fait du lait, tant pour la calcination que pour l'analyse des cendres.

Les analyses terminées, il n'y a plus qu'à comparer les deux séries de chiffres. Pour être tout à fait exact, il faudrait tenir compte de ce que 100 centimètres cubes du liquide filtré ne correspondent pas à 100 centimètres cubes de lait. Ils représentent la partie liquide de 100 centimètres cubes de lait, plus la caséine et la matière grasse restée sur le filtre. Mais, dans une première approximation et pour simplifier, nous admettrons la correspondance exacte des deux volumes de liquide. Dès lors, en retranchant pour chacun des éléments étudiés la quantité trouvée dans le lait filtré de la quantité trouvée dans le lait complet, on a la quantité de cet élément existant en suspension dans le lait, et on peut faire pour le détail des sels, ce que j'ai commencé à faire dans mes études sur le lait, à propos de la casé ne et du phosphate de chaux, distinguer les éléments en suspension des éléments en solution.

Prenons comme exemple un lait de Norvège conservé par la méthode de Dahl. La composition des cendres du lait complet et du lait filtré, telle qu'elle a été fournie par l'analyse, était la suivante :

	Lait complet	Lait filtré
Alumine et fer.	0.005	0.002
Magnésie	0.017	0.011
Chaux.	0.178	0.051
Acide phosphorique.	0.213	0.088
Autres éléments non dosés. .	0.339	0.302
Total.	0.752	0.454

En retranchant les nombres correspondants des deux colonnes, on a pour les éléments en suspension dans ce lait les chiffres suivants :

Alumine et fer.	0.003
Magnésie.	0.006
Chaux	0.127
Acide phosphorique	0.125
Autres éléments.	0.037
Total.	0.298

Ces nombres correspondent aux éléments du lait qui, comme le phosphate tribasique de chaux, sont insolubles et ne peuvent exister qu'à l'état de suspension dans ce liquide. Ils correspondent aussi à ceux des éléments solubles ou insolubles qui sont retenus, par voie d'affinité capillaire, dans les mailles du caséum resté à la surface du filtre. On sait, en effet, que les corps gélatineux, colloïdaux, exercent d'ordinaire une action de *collage* sur les substances qu'ils rencontrent dans le liquide qui les contient. Ils en retiennent quelques-unes, de préférence celles qui se rapprochent de l'état colloïde. Ils en repoussent d'autres, et c'est en partie à ce choix, à cette sélection, qu'il faut attribuer les 37 milligrammes d'éléments non dosés, fournis comme éléments en suspension, bien qu'ils soient en majorité formés de chlorures alcalins très solubles ; ce chiffre s'augmenterait encore si on tenait compte de ce que 100 centimètres cubes de liquide filtré représentent, non pas 100, mais environ 104 centimètres cubes de lait, d'après la richesse de ce lait en caséine. Ce lait avait été écrémé avant l'étude.

Tous les éléments dosés sont donc en partie à l'état de suspension, en partie à l'état de solution. L'étude de ces derniers est délicate. L'analyse indique bien leur présence, mais ne nous dit rien sur les combinaisons qu'ils forment entre eux. Il n'en est pas tout à fait de même pour les substances en suspension. Il y en a au moins une dont l'état ne laisse aucun doute. C'est le phosphate de chaux qu'on voit et qu'on peut recueillir par le repos. On peut donc admettre que $0^{gr},127$ de chaux de l'analyse ci-dessus sont à l'état de phosphate tribasique, et immobilisent de ce fait $0^{gr},108$ d'acide phosphorique. L'alumine, le fer, la magnésie accompagnent le phosphate de chaux et sont aussi à l'état de phosphates insolubles. Cela exige encore 3 milligrammes d'acide phosphorique pour l'alumine et le sesquioxyde de fer, 7 milligrammes pour la magnésie, et en somme, avec ces hypothèses sûrement très voisines de la réalité, la composition des sels en suspension peut être écrite de la façon suivante :

Phosphates de fer et d'alumine. . . .	0.006
Phosphate de magnésie.	0.013
Phosphate de chaux.	0.235
Phosphates insolubles.	0.254

Le phosphate de chaux en suspension dans le lait est donc mélangé de phosphates de magnésie, de fer et d'alumine.

Ce n'est pas tout. Nous avons compté ces phosphates comme tribasiques, ce qui revient à dire que nous avons attribué aux bases présentes la quantité minimum d'acide phosphorique. Nous n'en avons ainsi distribué que $0^{gr},118$ sur les $0^{gr},125$ trouvés, à savoir $0^{gr},108$ pour le phosphate de chaux et $0^{gr},010$ pour les autres phosphates. Il nous en reste donc un petit excédent de 7 milligrammes qui nous prouve que nous avons eu raison de nous arrêter à des phosphates tribasiques, car il n'y aurait pas eu assez d'acide phosphorique pour des phosphates bibasiques. Mais nous avons à nous demander d'où provient cet excédent.

Nous verrons bientôt qu'on a toute raison de l'attribuer à un peu de phosphate soluble retenu par le caséum en même temps que les chlorures alcalins. Mais pour faire la part belle à la théorie que nous voulons discuter, nous admettrons que tout cet acide phosphorique trouvé dans les éléments en suspension provient du phosphore de la caséine en suspension restée à l'extérieur du filtre. Il y en avait environ 4 grammes pour 100 centimètres cubes de lait. D'un autre côté, les 7 milligrammes d'acide phosphorique excédent contiennent environ 3 milligrammes de phosphore. Si ce phosphore appartient tout entier à

la caséine, cette substance n'en contient donc que
0,75 o/oo. C'est dix fois moins que la proportion de
0,85 o/o donnée par Hammarsten dans son *Traité de
chimie physiologique*, et cette évaluation de Hammarsten est encore inférieure à celles qui l'ont précédée, inférieure surtout à celles qu'on donne pour
d'autres albuminoïdes, car Ritthausen a été jusqu'à
faire entrer 1,4 o/o de phosphore dans la constitution
de la légumine du pois. Il est clair que dans les études
faites jusqu'ici, on a trop souvent considéré comme
provenant de la molécule albuminoïde le phosphore
contenu dans les phosphates de chaux ou de magnésie
qui accompagnent les corps protéiques des êtres
vivants. Tous ces phosphates sont colloïdaux, sont
retenus avec persistance par les matières albuminoïdes,
mais en sont absolument distincts. On n'a aucun droit
de faire entrer dans la constitution de la molécule
albuminoïde tout le phosphore qu'on y trouve à l'état
de phosphate, même quand on croit l'avoir convenablement purifiée. Les faits qui précèdent montrent
qu'une revision s'impose à ce point de vue pour les
diverses matières albuminoïdes, et lorsqu'elle sera
commencée, on verra qu'elle n'est pas moins nécessaire pour le soufre que pour le phosphore, comme je
le montrerai bientôt.

Avant de commencer l'étude des éléments minéraux
en suspension, je voudrais montrer d'abord que
l'exemple ci-dessus n'est pas isolé. J'ai analysé de même
un lait du Cantal, et voici les nombres que j'ai trouvés.
Je ne cite, pour abréger, que la composition élémentaire.

Phosphates de fer et d'alumine. . . .	0.002
Phosphate de magnésie.	0.009
Phosphate de chaux.	0.213
Acide phosphorique en excès.	0.014
Autres éléments non dosés.	0.024
Total.	0.262

Les nombres sont en moyenne un peu inférieurs à
ceux qui précèdent, mais j'ai quelques raisons de

croire que ce lait avait été additionné d'une petite quantité d'eau. L'acide phosphorique en excès prédomine plus que dans le lait qui précède, mais nous retrouverons tout à l'heure cette question.

Les deux laits que nous venons d'étudier sont de régions bien différentes. En voici un autre, provenant d'une région voisine du Cantal, et qui se distingue des précédents en ce que les animaux qui l'ont fourni sont, au dire du producteur, soumis à une alimentation surphosphatée destinée à augmenter la proportion d'acide phosphorique dans leur lait. En ce qui concerne les éléments en suspension, la composition de ce lait était la suivante :

Phosphates de fer et d'alumine.	0 002
Phosphate de magnésie	0.008
Phosphate de chaux	0.222
Acide phosphorique en excès.	0.006
Autres éléments non dosés.	0.042
Total.	0.280

On voit que pour ses éléments en suspension, comprenant environ les 2/3 du phosphate, ce lait est moins riche que le lait de Dahl. Mais nous le retrouverons tout à l'heure ; contentons-nous pour le moment de remarquer que tous ces laits, de régions et d'origines diverses, présentent les plus grandes ressemblances. Nous les verrons s'accuser encore plus dans ce qui va suivre.

II

Nous en sommes arrivés à l'étude des éléments à l'état de solution. Voyons d'abord ce que fournit l'analyse pour les trois laits étudiés ci-dessus. 100 c. c. du liquide de filtration de chacun de ces laits sur la porcelaine contiennent les quantités suivantes des éléments dosés.

	Lait de Norvège.	Lait du Cantal.	Lait phosphaté.
Oxyde de fer et alumine. . .	0.002	»	»
Magnésie	0.011	0.014	0.016
Chaux.	0.051	0.058	0.061
Acide phosphorique.	0 088	0.096	0.100
Autres éléments non dosés. .	0.302	0.287	0.323
Totaux. . . .	0.454	0.455	0.500

La première remarque à faire, c'est que tous ces laits filtrés contiennent un phosphate de chaux soluble. Il est même remarquable que si on fait abstraction de la magnésie et des autres bases métalliques, toujours en très petite quantité, et si on n'envisage que la chaux et l'acide phosphorique, la quantité d'acide phosphorique est à peu près double de celle qu'il faudrait pour constituer du phosphate tribasique avec toute la chaux présente.

Ainsi, avec le lait de Norvège, on trouve que 51 milligrammes de chaux exigeraient 43 milligrammes d'acide phosphorique ; il y en a 88. Pour le lait du Cantal, les chiffres sont 49 et 96. Voici deux autres laits pour lesquels on s'est contenté de doser la chaux et l'acide phosphorique.

	Lait du Cantal.	Lait de Neufchâtel-en-Bray.
Chaux	0.055	0.070
Acide phosphorique. .	0.090	0.131

Ce dernier lait s'était un peu acidifié pendant la filtration, ce qui a augmenté les quantités de chaux et d'acide phosphorique dans le liquide filtré. Mais on peut voir que le rapport est à peu près le même que dans les autres, et que partout les proportions de chaux et d'acide phosphorique sont telles qu'envisagées séparément, elles donneraient un corps de formule, 3 Ca O, 2 Ph O⁵.

La formule de ce corps fait venir à l'esprit l'idée d'un mélange de phosphate bibasique et de phosphate monobasique de chaux, mais alors les cendres devraient être acides. Or elles sont constamment alcalines, et leur alcalinité, dans tous les laits du Cantal que j'ai étudiés, correspond à peu près à la moitié de l'acide phosphorique présent. Dans le cas du lait analysé plus haut, et contenant dans sa partie filtrée $0^{gr},096$ d'acide phosphorique, les cendres ont été lavées, et le liquide de lavage exigeait, pour être amené à saturation, l'équivalent de $0^{gr},045$ d'acide phosphorique. Il y avait donc de l'alcali libre, soit de la potasse, soit de la soude, et comme le phosphate tribasique de soude est précisément alcalin, et se comporte vis-à-vis de la teinture de tournesol comme s'il contenait environ le tiers de sa soude à l'état libre, c'est-à-dire une molécule de soude pour une molécule d'acide phosphorique, cette coïncidence paraîtra sans doute suffisante pour faire admettre, dans les cendres du lait filtré, la présence du phosphate tribasique de soude.

La quantité de ce phosphate tribasique correspondant à $0^{gr},045$ d'acide phosphorique est de $0^{gr},104$. A l'aide de la réaction du chromate de potasse, on a trouvé en outre $0^{gr}140$ de chlorure de sodium ; nous retrouvons donc, sur les $0^{gr},455$ de cendres provenant de la calcination du liquide filtré :

Phosphate de chaux.	0^{gr} 107
Phosphate de soude	$0^{gr}.104$
Chlorure de sodium	0^{gr} 140
Soit en tout.	$0^{gr}.351$

Nous sommes donc à peu près fixés sur la nature des 3/4 des éléments salins du lait filtré. Il est bien entendu que nous ne voulons pas dire que tous ces sels existent en nature dans le lait, car le mode de groupement des éléments nous est inconnu, mais seulement que les cendres du lait se comportent, non seulement quant à leur composition, mais quant à leur réaction sur les papiers colorés, comme contenant, dans les proportions indiquées, trois sels qui sont très répandus dans le monde vivant et dans les végétaux alimentaires de la vache.

Cette interprétation à son tour n'est pas complète : elle est passible de deux objections. En premier lieu, elle fait intervenir du phosphate de soude qui est alcalin, en proportions qui ne sont pas négligeables, car elles atteignent un gramme par litre. Le lait devrait dès lors avoir une réaction alcaline ; or il est légèrement acide. De plus nous ne comprenons pas comment le phosphate tribasique de chaux de la formule ci-dessus peut être en solution dans le liquide de filtration. Cette double objection disparaît quand on se souvient que Soxhlet a démontré dans le lait l'existence d'un peu d'acide citrique, dont les proportions sont voisines de 1 gramme par litre. C'est évidemment cet acide citrique qui, combiné avec la soude que nous retrouvons libre après calcination, maintient en solution le phosphate tribasique de chaux. Dès lors, le phosphate tribasique de soude de nos cendres repasse dans le lait à l'état de phosphate bibasique, et nous arrivons à cette conclusion que le lait analysé ci-dessus contient dans sa partie soluble des nombres à peu près égaux de molécules de phosphate tribasique de chaux, de phosphate bibasique de soude et de citrate de soude. Telle est au moins l'interprétation la plus légitime des nombres qui précèdent. Il restera à voir si elle est vraie pour tous les laits.

En résumé, si on généralise les notions fournies par cette étude, nous voyons que le lait contient, comme éléments insolubles, des phosphates de fer, d'alumine, de magnésie et de chaux. Sa partie soluble se comporte comme si elle contenait le même nombre de molécules, ou à peu près, de phosphate tribasique de chaux, de phosphate neutre de soude, et de citrate de soude. Il est très remarquable aussi que dans tous les laits étudiés, il y ait environ deux fois plus de chaux dans la partie insoluble que dans la partie soluble, et que le phosphate de chaux en solution soit environ la moitié du phosphate de chaux en suspension.

Il est clair qu'aucune de ces dernières relations ne peut être bien précise, puisque la proportion du phosphate de chaux en solution et en suspension varie suivant le degré d'acidité. Mais il n'en est pas moins curieux de les voir approximativement réalisées : cela témoigne, pour le lait, d'une constance de composition minérale sur laquelle nous allons revenir tout à l'heure.

Il y a à tirer de là une conclusion pratique, c'est que l'addition au lait d'un phosphate soluble ou insoluble troublerait cet équilibre en faisant prédominer soit le phosphate en suspension, soit le phosphate en solution. Un gramme par litre de phosphate de soude ordinaire ferait varier du simple au double le rapport du phosphate de chaux à celui du phosphate de soude dans le lait filtré. Du phosphate de chaux pulvérisé, introduit en nature dans le lait, tomberait rapidement au fond, et serait reconnaissable au microscope. On est donc armé vis-à-vis de ces deux formes de falsification.

Voyons maintenant ce que donnent, au point de vue de leurs sels en solution, les laits phosphatés dout nous avons parlé tout à l'heure, et dans lesquels on s'est appliqué, en modifiant la nourriture de la vache, à changer la composition des cendres du lait. L'analyse citée, pp. 11 et 12, montre que ce lait est un peu plus riche que le lait du Cantal, mais dans une proportion très faible. Ce qui semble y avoir le plus augmenté, ce sont les sels solubles de potasse ou de soude. Deux autres laits, vendus comme laits phosphatés naturels, se tiennent au niveau de celui qui précède, ou même à un niveau inférieur. Je n'ai pas fait leurs analyses complètes. Je me suis contenté de déterminer la chaux et l'acide phosphorique dans le lait entier et dans le lait filtré. Il ne s'est révélé, par comparaison avec les laits normaux, aucune différence marquée dans la composition générale, ce qui met hors de doute la bonne foi des producteurs. Mais en même temps ces laits n'ont montré, en ce qui concerne leurs phosphates solubles ou insolubles, aucune supériorité sur les laits naturels. Pour qu'on en puisse juger, je donne la richesse en chaux et en acide phosphorique de 100 c. c. de chacun de ces laits, pris dans leurs flacons de vente.

Je place à côté un lait du Cantal, différent de celui
dont il a été question plus haut.

	Lait n° 1.	Lait n° 2.	Lait n° 3.	Lait du Cantal.
Chaux.	0.182	0.189	0.168	0.182
Acide phosphorique..	0.227	0.224	0.194	0.220
Éléments non dosés..	0.347	0.337	0.388	0.346
Totaux.	0.756	0.750	0.750	0.748

Deux de ces laits phosphatés sont un peu plus riches
que celui du Cantal, un est plus pauvre. Mais tous
sont infidèles aux promesses de leur étiquette ; aucun
ne justifie les hauts prix auxquels ils sont vendus, et
quelle que soit la conscience avec laquelle les producteurs font avaler à leurs vaches des phosphates pulvérisés, il n'est aucun de ces laits qui ne puisse être
argué, devant un tribunal, de tromperie sur la nature
de la marchandise vendue.

Rien que le chiffre relatif à la proportion de cendres
avertit du reste que la composition de ces laits n'est
pas éloignée de la composition normale ; ce chiffre
de 0,75 o/o de cendres présente une grande constance
dans les laits que j'ai étudiés, et dont j'étais sûr. Ses
variations sont beaucoup plus faibles que celles de l'un
quelconque des autres éléments du lait, si bien que ce
serait peut être par l'étude des cendres qu'on serait le
plus sûr d'atteindre les falsifications. Cette régularité
dans la richesse en cendres se retrouve du reste dans
la composition de ces cendres. Pour le démontrer, je
rassemble dans un tableau commun tous les laits analysés dans le présent travail, phosphatés ou non. Et
comme la discussion faite ci-dessus nous autorise à
considérer comme étant à l'état de phosphate de chaux
toute la chaux contenue dans le lait, j'ai inscrit ce sel
dans mes analyses. L'acide phosphorique excédent est
en grande partie, nous le savons, à l'état de phosphate
d'alumine, de fer, de magnésie et de soude ; quant aux
autres matières minérales, elles sont comptées en bloc
dans tous les laits, même dans ceux pour lesquels
l'analyse en a été faite.

	Lait du Cantal.	Lait de Norvège.	Lait de Normandie.	Lait phosph. 1.	Lait phosph. 2.
Phosph. de chaux...	0.337	0.329	0.311	0.336	0.350
Ac. phosph. en excès.	0.065	0.062	0.051	0.073	0.063
Autres sels.	0.346	0.379	0.388	0.357	0.337
Totaux...	0.748	0.750	01750	0.766	0.750

Des laits de diverses provenances et ayant subi des traitements divers ont donc de grandes analogies de composition. Je pourrais trouver d'autres exemples, en puisant dans les travaux déjà publiés sur la matière, dans ceux de Söldner, en particulier, qui a poussé le détail des analyses plus loin qu'aucun de ceux qui l'ont précédé, et avec lequel je m'accorde sur les chiffres moyens fournis par l'analyse. Si je m'en sépare tout à fait au point de vue de l'interprétation à donner à ces chiffres, j'attribue la différence à ce que Soldner, au lieu d'opérer comparativement sur le lait entier et sur le lait filtré à la bougie, a opéré sur le lait et sur son sérum après coagulation, ce qui change, dans une large mesure, la distribution des éléments en solution et en suspension.

Il me reste, pour terminer, à relier les résultats qui précèdent à ceux de mes travaux antérieurs dans lesquels je me contentais de précipiter par l'ammoniaque la liqueur acide obtenue en dissolvant les cendres dans l'acide acétique additionné d'une goutte ou deux d'acide chlorhydrique étendu. Dans les trois laits dont l'étude complète a été faite, on aurait dû avoir, dans ce précipité :

	Lait du Cantal.	Lait de Norvège.	Lait phosphaté.
Phosphates de fer et d'alumine .	0.002	0.010	0.002
Phosphate de magnésie. . . .	0.039	0.037	0.042
Phosphate de chaux.	0.320	0.329	0.336
Totaux.	0.361	0.376	0.380

Or, le traitement par l'ammoniaque a donné les nombres suivants :

0.350   0.375   0.375

Le précipité par l'ammoniaque, obtenu dans les conditions indiquées, contient donc des phosphates de magnésie, de fer et d'alumine mélangés au phosphate de chaux. On peut donc se contenter de cette méthode simple de dosage pour apprécier la rapidité avec laquelle les phosphates en suspension se dissolvent dans un lait qui s'acidifie peu à peu. En recueillant pour ce fait le liquide qui s'écoule au travers du filtre, on peut assister à l'augmentation progressive du préci-pité obtenu par l'ammoniaque dans le résidu de la calcination dissous dans un acide, et quand ce préci-pité est devenu aussi abondant que dans le lait total, c'est que tout ce qui était en suspension est arrivé à l'état de solution. Avec un lait de Paris, j'ai trouvé qu'il n'y avait plus que des traces de phosphate en suspension, quand le liquide filtré contenait seule-ment $0^{gr},45$ d'acide lactique par litre. Le lait devait en contenir un peu plus ; mais n'importe, ces chiffres témoignent qu'il suffit d'une très faible acidité pour changer notablement le rapport entre le phosphate en suspension et le phosphate dissous ; et voilà pourquoi il est nécessaire de suivre la recommandation que j'ai faite plus haut, de n'opérer que sur du lait maintenu au froid ou gardé stérile.

TRAVAUX DE M. DUCLAUX SUR LE LAIT

Rapport à M. le Ministre de l'Agriculture et du Commerce sur les travaux de la station laitière du Fau, Cantal. (*Annales agronomiques*, 1878 à 1885.)

Mémoire sur le lait (*Annales de l'Institut agronomique*. T. IV, 1880.)

Deuxième mémoire sur le lait. (*Ibid.* T. VIII, 1883.)

Troisième mémoire sur le lait. (*Ibid.* T. IX, 1884.)

Sur le Rôle protecteur des microbes dans la crème et les fromages. (*Annales de l'Institut Pasteur.*)

Sur les Phosphates du lait. (*Annales de l'Institut Pasteur.*)

Ces mémoires, remaniés et augmentés des résultats de mes derniers travaux, forment le fond de ce livre, qui est en somme une réimpression de publications déjà anciennes que les éditeurs ont cru utile de réunir en un volume.

TABLE DES MATIÈRES

DEUXIÈME PARTIE

ÉTUDE DE LA CASÉINE

TROISIÈME PARTIE

ÉTUDE DU FROMAGE

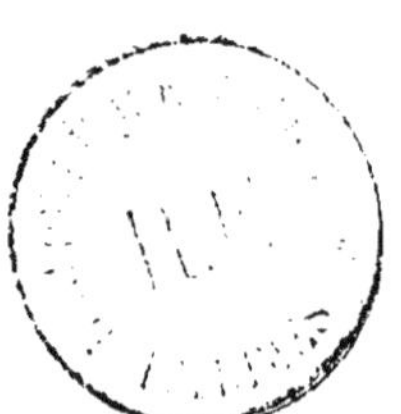